余国友中医药治疗消化系统肿瘤经验辑要

主 编 吴国琳
主 审 余国友

科学出版社
北京

内 容 简 介

本书为浙江省名老中医余国友主任医师行医 40 多年临床经验总结精选，结合病案分析、用药特点和诊治经验剖析，较翔实地记录了余师辨证论治食管癌、胃癌、肝癌、胆囊癌、胰腺癌、大肠癌等消化系统常见肿瘤的临床经验及典型病案。从中医药理论研究，到临床病案分析，从临床用药特点，到诊治经验剖析，系统整理了余国友名中医治疗消化系统肿瘤的主要学术思想、辨病辨证规律以及临床用药特点。

本书为余国友名老中医临床经验和学术思想的总结，具有较高的学术价值和较强的实用性，适合于中医临床医师、中医药专业学生及研究人员阅读和参考。

图书在版编目（CIP）数据

余国友中医药治疗消化系统肿瘤经验辑要 / 吴国琳主编. —北京：科学出版社，2020.1

ISBN 978-7-03-062701-8

Ⅰ. ①余⋯　Ⅱ. ①吴⋯　Ⅲ. ①消化系肿瘤–中医治疗法　Ⅳ. ①R273

中国版本图书馆 CIP 数据核字（2019）第 242896 号

责任编辑：刘　亚 / 责任校对：王晓茜
责任印制：徐晓晨 / 封面设计：北京图阅盛世文化传媒有限公司

科学出版社出版
北京东黄城根北街16号
邮政编码：100717
http://www.sciencep.com

北京凌奇印刷有限责任公司 印刷
科学出版社发行　各地新华书店经销
*
2020年1月第 一 版　开本：787×1092　1/16
2021年5月第二次印刷　印张：19 1/4
字数：456 000
定价：98.00 元
（如有印装质量问题，我社负责调换）

编 委 会

主　编　吴国琳

主　审　余国友

编　委　（以姓氏笔画为序）

卢雯雯　　李天一　　应国荣

汪玉良　　宋　诞　　陈　玖

陈忆莲　　普兴宏　　熊福林

前　言

　　名老中医学术经验的传承研究，是推动中医药学术继承和创新的需要，而医案整理研究是名老中医学术经验传承的有效手段，能全面总结和准确提炼名老中医的学术思想和丰富的临床经验，有利于名老中医药专家学术经验的传承、发扬和创新。

　　吾师余国友教授系浙江余姚人，浙江省名中医，第五批全国老中医药专家学术经验继承工作指导老师，师承博导。老师从事中医、中西医结合医疗、教学、科研工作 40 年，提出了"中西整合，辨病辨证，分期治疗，疗效评价"的独特学术思想和治疗方法，突出"以人为本，以病为标"，强调个体差异的理念，从整体上对机体进行调治，突出中医药优势。余师在临床医疗工作中，主要从事中医药防治肿瘤、消化系统疾病的临床研究与基础研究，临床疗效卓越，在医患中享有较高知名度和信任度。于 2012 年成立"浙江省余国友名老中医专家传承工作室"，2016 年成立"全国余国友名老中医药专家传承工作室"。

　　本书内容是通过余国友名中医学术经验继承人及名老中医药专家传承工作室成员跟师学习整理而成，结合病案分析、用药特点和诊治经验，较翔实地记录了余师辨证治疗食管癌、胃癌、肝癌、胆囊癌、胰腺癌、大肠癌等消化系统常见肿瘤的临床诊疗经验。系统整理了余国友名中医治疗消化系统肿瘤的主要学术思想、辨病辨证规律以及临床用药特点。本书主审为浙江省名中医余国友主任医师，主编为余老学术经验继承人浙江大学医学院附属第一医院的吴国琳主任医师，编委有浙江大学医学院附属第一医院的熊福林、陈玖、卢雯雯，浙江中医药大学的李天一、陈忆莲，浙江省淳安县中医院临岐分院的汪玉良，树兰（杭州）医院的宋诞，云南省曲靖市中医医院的普兴宏，浙江省兰溪市红十字医院的应国荣。

　　本书为浙江省名中医余国友主任医师 40 年行医经验总结精选，具有较高的学术价值和较强的实用性，适合于中医临床医师、中医药专业学生及研究人员阅读和参考。

编　者

2019 年 4 月

目　　录

第一章

余国友中医诊疗学术思想

余国友主任医师，是浙江省级名中医，博士生导师，全国第五批老中医药专家学术经验继承工作指导老师，浙江大学医学院中西医结合临床学科带头人，浙江大学医学院附属第一医院中医科主任、中医学教研室主任、资深专家。余老师从事中医药医疗、科研与教学工作 40 年来，热爱本职工作，一直坚持"行医以德为先，治病以人为本"的高尚理念，早年就提出了"中西互用，协同互参，扬长避短"的思想，创立"识病辨证、治证兼病"的独特学术理论和治疗方法，突出"以人为本，以病为标"，强调个体差异的理念，从整体上对机体进行调治，发扬光大中医药优势。余师擅长中医药、中西医结合治疗肝胆疾病、胃肠功能失调、中晚期肿瘤等疾病以及各种虚证的调理，临床疗效卓越，在医患中享有较高知名度和信任度，深受医患称赞和敬重。

一、倡导中西医学互补，辨病与辨证结合

中医学是中华民族的传统医学，是我国人民在长期医疗实践中逐渐形成的具有独特理论特点和诊疗特色的医学体系，长期有效地指导着人类的健康和临床实践。中医的思维体系与现代科学思维体系有所不同，中医学思维方式主要是形象思维，而现代医学主要运用逻辑思维，注重探究人体的内部结构和功能变化。因此，两种思维方式的区别决定了各自对疾病的认识和理解不同。中医常通过四诊合参进行辨证，在整体观与恒动观的基础上，确定相应的治则治法，这就决定中医对疾病的认识侧重于宏观临床表现。

通常情况下，中医中药偏重于针对改善机体的整体机能，而西医西药则偏重于针对疾病局部病理改变进行治疗，而在全身机能整体调节方面尚嫌不足。因此，余师认为中医和现代医学各有所长，临床上应注意中医和西医相互补充，注重全身与局部相结合。老师指出临床有一些患者，现代医学检查、检验结果发现已有严重的微观病理变化，而其临床表现却较为轻微，有时甚至无任何异常临床症状，此时中医很难辨证，稍有疏忽会延误疾病诊治。因此，要借助现代医学先进的检测手段，对疾病微观病理变化有较为全面的了解，从而做到宏观与微观相结合，辨病与辨证互参。另外如治疗老年人肺部感染，既要明确所感染的细菌类型，又要结合中医临床四诊合参，全面辨证论治，是肺热壅盛证，还是热毒内壅证，或是虚实夹杂等，若一味用清热解毒类中药，或只针对细菌感染运用抗生素治疗，

很难迅速起效，甚至会延误病情。此时如果针对年老体弱，正气不足，邪易伤正的生理病理特点，适当佐以益气扶正治疗，往往会起到较为明显的临床疗效。

在肿瘤的诊治中，余师从中医理论体系出发，突出整体观，辨证与辨病密切结合。辨病当注重两个方面，一是辨病位，明确病变位置，如大肠癌系癌肿发生在肠道，可以用白花蛇舌草、半枝莲、天葵子、白茅根、夏枯草、仙鹤草、蒲公英等针对肠道肿瘤的中药为主。二要辨病证或病性，随证选药，如肿瘤阻塞肠道多辨证为癌瘀内阻，故加莪术、三棱、枳实、荔枝核、海藻、昆布等以化瘀软坚，祛痰散结类药物为主。由于气滞所致者，酌加郁金、薤白、桔梗、枳壳、乌药、青皮等以开郁散结，行气导滞；大便秘结属阴液不足、无水不能行舟者，多加生地、天花粉、玄参、麦冬、桃仁、火麻仁、柏子仁等以增液润燥，润肠通便；排便无力属气血两虚者，多用黄芪、当归、玉竹、沙参、甘草、何首乌、蜂蜜等以补益气血；便中带血多属热邪内扰，用生地、白芍、地榆、槐角、仙鹤草等以止血敛阴。病人因脾虚引起胃纳差、大便不畅者，也可用茯苓、生白术、神曲、山楂、炒谷麦芽、莱菔子等健脾化湿通便。

因此，余老师临证时，强调既要掌握用中医四诊，辨中医之证，又要运用现代诊疗技术和手段，辨西医之病，要善于取二者之长，扩大中医治疗的研究范围，促进中医学术的发展。在临证中多采用中西互参互补，辨证与辨病相结合，倡导"识病辨证、治证兼病"理念，辨证与辨病相统一，全面认识疾病，运用双重诊断更有利于确诊，正确处方用药，使中医药辨证论治与西医诊治有机结合，方能提高疗效。

二、善用经方，遵古创新

《黄帝内经》《伤寒论》《金匮要略》《温病条辨》《温热论》等著作，是中医学的经典著作，涵盖中医基本理论的核心内容，构成了中医理论基础的框架，对后世医家的理论及实践指导价值巨大。学习经典是掌握中医理论知识，建立中医辨治体系最有效的途径，使医师真正运用中医理论去解决临床问题，切实提高中医临床决策及诊治能力。

余老师从医40年来，深究经典，善用经方，同时非常重视古今医家学术及临床经验。他学书而不唯书，深造细研，博采众长，融合经典医学和临床经验，并在实践中继承挖掘，不断加以创新，辨证施治。余师指出古方是前贤临证经验的总结和宝贵遗产，经过了长期的临床验证，其配伍和剂量均有一定的科学性，若与病证相符，疗效显著。但随着医学的飞速发展、疾病谱的变化，中医经方、古方也有其更加宽泛的适应证，老师常根据疾病的病因病机，灵活应用适当的经方、古方，取得较好的临床疗效。如葛根芩连汤出自张仲景《伤寒论》，一般认为葛根芩连汤适用于太阳病误下后形成表邪未解，邪热内陷，出现下利、喘、脉促的太阳阳明合病，是治疗下利的常用经方。余师用本方治疗大肠癌术后腹泻患者，老师指出肠癌早期患者其证候特点以湿浊、热毒、瘀阻等表现为主，而术后肠道功能失调，大肠传化糟粕功能受到影响，肠道湿浊、热毒、瘀阻不能及时排出，而致大便次数增多，腹中气机不畅，出现腹胀腹痛，故老师用葛根芩连汤加减以清热解毒，清除肠道积聚湿热、毒瘀。常用本方加败酱草、半枝莲、香茶菜等清热解毒，用山药、薏苡仁、茯苓、党参等健脾化湿类药物，标本同治。

三、善抓主症，分期论治

随着疾病谱的不断变化，临床上疑难重症逐日增多，有些现代医学治疗效果不佳，而中西医结合治疗往往会有一定效果。中医认为，危重症疾病是由多种因素综合作用的结果，既可以因于脏腑虚损，亦可因于邪气亢盛，如心、肝、脾、肺、肾的阴阳气血虚损，气滞、血瘀、寒凝、热结、痰浊等邪气的亢盛。一脏或多脏虚损与一种实邪乃至多种实邪合而为病，致使临床表现复杂多变，辨证论治繁杂多样，对临床治疗带来诸多困难，影响疗效。但是，如果能够透过复杂的表面现象，抓住主症，综合分析四诊所收集到的材料，寻求关键病因病机，亦能促进疾病康复。症是指单个的症状，是病人自我感到的异常变化或医者通过四诊获得的异常特征。症往往体现患者最主要或最严重的病痛。每一种疾病都有很多症状，每一证型也有各自的不同症状。余老师在辨证基础上，善抓主症，分析病因病机，制定治则治法，处方施药，疗效显著，体现治病求本原则之"急则治其标"的治则。

胃肠功能衰竭是一种急危重症，属中医学"腑实证""癥瘕积聚""痞证""腹痛""便秘"等范畴。此病起病急骤，变化多端，病情重，病程久，老师临床常分早、中、晚期分期诊治，并且针对主要症状（主诉），结合辨证施治。早期多表现为高热、腹胀腹痛、大便干结、气促，甚者神志不清、高热惊厥，舌质红舌苔黄厚腻或黄燥，证属中医的"阳明腑实证"，老师抓住腹胀、大便秘结为早期主要症状，常用大承气汤合四磨饮子加减以通腑泄热、理气消导，使腑气通则邪毒去。中期患者可见口唇紫绀、发热、腹痛如刺、大便干结、胸闷气促、舌淡紫暗、舌底脉络迂曲，脉弦涩或弦细等，证属热毒血瘀内盛，老师治疗主要以活血化瘀兼解热毒，常用血府逐瘀汤化裁以活血化瘀，兼有热毒者可加用四妙勇安汤清热解毒化瘀。后期患者长期卧床，食少纳差，脾胃失于运化，湿浊内生，此时老师治以醒脾健运、利湿化浊，常用香砂六君子汤为主加减治疗。整个治疗过程，老师抓住各期患者主症，结合病机，辨证施治，随症加减，获得较好疗效。

如大肠癌多以正虚为本，湿热蕴毒为标。虽然只是大肠的局部病变，但从整体观念出发，又是全身机能失调的局部表现。治疗应首重健脾益气，扶正培本，调整机体的免疫功能，使正胜邪却。临床常选用太子参、炒白术、茯苓、生黄芪、薏苡仁等。因本病多为湿热毒邪，无明显虚寒之象，一般慎用人参、干姜之类温补之品，以免助热生变。祛邪则根据痰、湿、毒、瘀的不同，选用败酱草，白花蛇舌草，藤梨根，半枝莲，草河车，山慈菇，夏枯草，瓜蒌，土贝母，红藤，白英，白屈菜，龙葵，蛇莓，鸦胆子，大黄，地榆，土鳖虫等药。

中医扶正祛邪法治疗肿瘤，除突出辨证施治、整体观念的特点外，一般认为"扶正"能提高机体免疫力，增强内分泌的调节功能，抵抗和修复放、化疗的毒副反应，能增强机体自动控制系统的能力，从而保持内环境的恒定。"祛邪""活血化瘀"能改善微循环、改变血液的高凝状态，提高放、化疗的敏感性。"清热解毒"具有抗菌抗病毒作用，清解癌毒在体内的瘀积，纠正久病伤阴的状态，维持体内平衡。"软坚散结"能改善或干扰癌细胞的生活环境和增殖条件，抑制或削弱癌细胞的生长。对于手术切除病人，因其仍有不少症状，又因化疗而正气日虚，体力不支，若继续化疗，或加速恶化重笃。以扶正祛邪为大法，随症略作加减，可以收到较好的疗效。

四、专病专方，用药灵活

中医治病疗效主要是通过精准的辨证和用药来实现的。余老师博览群书，研读经典，广搜众采，在 40 多年的临床诊治过程中，集各家治病经验，通过临床实践的不断总结，逐步形成了一些专方专药，取得较好的临床疗效。老师认为，每一种疾病发病机制有所不同，但都有各自最根本的病机所在，因此临床可以某一方为主加减治疗。在处方时，他主张以灵活准确为原则，以经验用方与辨证用药相结合，方从法出，法随证立，灵活增减。

如老师常用专方扶脾益胃饮（由黄芪、茯苓、苍术、薏苡仁、豆蔻、半夏、佩兰等组成），不仅具有改善大肠癌化疗后不良反应的作用，并能提高患者生活质量，延长生存期。大肠癌术后化疗患者，在化疗期间或化疗后常出现纳差、乏力、恶心、呕吐、腹泻或便秘等临床症状，老师认为这与脾胃虚弱、失于运化有密切关系。老师指出大肠癌患者因手术引起脾胃气虚，正气虚弱，术后化疗药物更易伤脾胃，脾胃为气血生化之源，脾主运化，脾胃虚弱，则气血生化乏源；另外化疗药物引起骨髓抑制也多属于中医气血虚弱证，因此老师用扶脾益胃方药来配合化疗，诸药合用，具有健脾和胃、补气养血之功效，并能增强机体免疫力、调整胃肠功能。在临床用药中，老师常根据患者不同症状随症加减，若患者恶心呕吐明显，加芦根、淡竹茹等护胃止吐；若乏力明显，往往加生晒参、黄精等益气扶正；若腹泻明显，加藿香、地锦草、山药以醒脾止泻；血细胞减少明显，加阿胶珠、丹参、当归等补血。可见老师不只以专方论治，而是辨证论治，随症加减。

五、辨识体质，治养结合

人体体质是人群及人群中的个体在遗传的基础上，在生活环境的影响下，在生长、发育和衰老过程中形成的功能、结构和代谢上相对稳定的特殊状态。这种特殊状态往往决定着他的生理反应的特异性及对某种致病因子的易感性和所产生病变类型的倾向性。王琦等研究指出，先天禀赋、饮食营养、生活起居、精神情志、地域环境等均与体质形成有关。陈士铎在《石室秘录》一书中把治法归纳为 128 法，其中的女治法、男治法、瘦治法、肥治法、老治法、少治法、劳治法、逸治法等，都与人体体质密切相关。

余师认为人体疾病与体质因素有很大的相关性，机体体质因素与疾病的发生、证候的性质、证候的转归、治疗用药密切相关，根据体质不同须采用不同的治法。因此，辨证时须与辨识体质相结合，掌握患者体质特点，抓住疾病本质而随证施治。老师在临床上如遇形体肥胖患者，不管患何病，根据其痰湿体质特性，处方用药适当加入祛痰化湿类中药，如厚朴、陈皮、半夏、荷叶、白芥子等，可提高疗效；对于形体偏瘦患者，根据其阴虚体质，用药时避用辛燥伤阴中药，适当加青蒿、生地、知母、天冬等固护阴津。另外，老师根据《灵枢·论痛》所言："胃厚色黑大骨及肥者，皆胜毒；故其瘦而薄胃者，皆不胜毒也。"对于偏瘦轻盈者采用中药性味宜清、量宜轻，肥胖体重者用中药性味宜重、量宜大，随体质施治。

另外，余师在长期临床工作中，除考虑体质因素外，还注重把治病防病与养生密切结合，共同促进疾病康复。养生又称摄生、道生、保生、寿生，要求人们顺应自然，即人们的饮食、起居、运动、情志、保健、护肤、家庭等生活方式都要与自然、环境和谐统一。他认为，防止疾病的发生与传变，是养生长寿的前提，也是养生学的主要内容，须把防病治病与养生长寿统一起来。在临床诊治疾病的同时，老师经常告知患者一些与疾病相关的养生保健知识。首先，老师指出人的精神活动与人体的生理病理变化有密切的关系，故强调必须精神平和，内保真气，气血和平，可增强其抗邪能力，使正气存内，邪不可犯。同时告知患者须正确认识疾病，保持良好心态，调畅情志，医患合作共同战胜疾病。其次，老师尊崇《素问·生气通天论》："味过于酸，肝气以津，脾气乃绝；……味过于辛，筋脉沮弛，精神乃殃"的饮食原则，倡导"节制饮食，五味和调"的养生之道。饮食是维持生命活动不可缺少的最基本物质，进食是充养正气的必需措施，五味和调才能使人体获得身体所需的各种营养，正气内盛，邪无所侵。最后，老师处方用药谨遵"既病防变"原则，即《内经》所谓"见肝之病，知肝传脾，当先实脾"之延伸。防止疾病传变的方法，应根据疾病的传变规律，先安未受邪之地，使尚未受到病邪侵犯的脏腑得到保护。如老师在治疗慢性乙型肝炎、肝癌、黄疸等疾病时，常加用茯苓、白术、山药、藿香、佩兰等健脾化湿中药，以使脾健而勿令肝克。

总之，辨体质而施治，养生与治疗相结合，是中医"治未病"思想在临床诊治中的体现，同时也体现中医"治病求本"的治则和"整体观"的特点，对促进机体康复、疾病痊愈有显著协调作用。

（吴国琳）

第二章

余国友中医药诊疗肿瘤的经验

第一节　中医理论阐释肿瘤病因病机

中医古代文献中早就有恶性肿瘤的记载，如《黄帝内经》的"石瘕"、《难经》中的"积聚"等。历代医家大多认为恶性肿瘤的病因机理是痰湿瘀滞，如《丹溪心法》曰："凡人上、中、下有块者，多是痰"。中医对肿瘤的认识最早可以追溯到殷商时期，甲骨文中已有关于"瘤"的记载。余师认为肿瘤的发生一般有以下几方面的因素。

一、正气不足是肿瘤发病的内在因素

中医历来强调正气在疾病发展过程中的作用。《素问·刺法论》说："正气存内，邪不可干。"当人体正气虚弱，防御能力低下时，邪气乘虚而入，使人体气血紊乱，阴阳失调，疾病发生，故《素问·评热病论》又说："邪之所凑，其气必虚。"因此，正气不足是疾病发生的内在依据。恶性肿瘤的发生发展也和正气不足密切相关。若机体正气不足，不能抵御邪毒，易形成气滞血瘀、湿聚痰凝、火热内盛等，若不能及时清除这些致病因素，导致邪气长期滞留于体内，就能滋生癌毒，最终发为恶性肿瘤。《医宗必读·积聚篇》所说"积聚之所成，正气不足而后邪气踞之"，是对正气不足导致癌瘤发生最好的诠释。

二、癌毒内生是恶性肿瘤发病的关键因素

余师指出，"癌毒"是一种特殊的毒邪，是可以促使恶性肿瘤发生的一种特异性致病因素，多因内伤七情、饮食劳倦等各种病因长期作用于机体，导致癌毒迅速积聚，经脉阻滞不通，气血阴阳失调，脏腑功能严重紊乱，组织器官受到重大损害。临床实践表明，恶性肿瘤是一类有特殊本质的疾患，和一般内科病证并不完全一样，不仅仅是脏腑局部的病变，更是可侵及脏腑经络的复杂的全身性疾病，"癌毒"是其致病最关键的因素之一。

三、情志内伤是恶性肿瘤发病的重要因素

喜、怒、忧、思、悲、恐、惊七种精神活动本为人之常情，但如果人的情志变化过于剧烈或持久，就可能引起脏腑功能紊乱，导致气血阴阳失调，日久气滞血瘀、湿聚痰凝、火热内盛，进而形成恶性肿瘤。其多起病隐匿，证候复杂，症状多样，但大多数患者体内或体表有肿块，或大或小。其肿块之形成，多由于情志内伤导致气滞血瘀、湿聚痰凝、火热内盛，因此说，情志内伤是恶性肿瘤发病的重要因素。

四、明确诊断是肿瘤治疗的前提条件

恶性肿瘤的确诊从根本意义上说，是细胞学与病理学的确诊（尤其是早期）。这当然也不排除特殊情况下的临床诊断。传统中医学的四诊方法无法对恶性肿瘤进行早期诊断。因此，西医诊断中常用的检查手段，如免疫学、生化、超声、内窥镜、X线、同位素、CT、磁共振、病理学等，则成为必不可少的诊断条件。中医肿瘤诊断应将中医辨证与西医辨病相结合，传统的四诊与现代医学各种检查手段相结合。这样才能既明确诊断肿瘤，又能辨别所属证候，达到指导肿瘤临床治疗的目的。

中医肿瘤诊断属于中医诊断学的范畴。它是从整体观念出发，根据中医理论，运用四诊等手段，采取辨证的方法，对肿瘤患者诊察病证，辨别证候，推断病情，为肿瘤防治提供依据的一门科学，对指导中医防治肿瘤有重要意义。

中医肿瘤诊断与中医诊断学一样，包括四诊和辨证两个方面的内容，这两者既各自独立，又互相依存。它包括从最初接触病人到最后完成辨证分析这一完整的认识过程。这个过程第一阶段是四诊，第二阶段是辨证分析。四诊就是通过望、闻、问、切收集肿瘤病人各方面的病情信息，这是辨证的基础；辨证分析则是根据四诊所得的各种病情信息，按中医理论，采用八纲、脏腑、气血津液、经络等多种辨证方法进行归纳、分析和综合，发现疾病的本质和症结所在，直接指导肿瘤的临床治疗。

虽然中医学对恶性肿瘤的确诊尚有不足，但是，由于中医药抗肿瘤治疗有其独到之处，一方面可以作为手术、放疗和化疗的辅助治疗，另一方面可直接发挥抗肿瘤作用。因此，在中医药抗肿瘤临床实践中，必须发挥中医诊断的特点，这是中医药抗肿瘤的依据和基础。

五、中医药在肿瘤治疗中的优势

1. 配合手术治疗，提高患者对手术的耐受性，缓解手术带来的不良反应

目前，手术治疗仍是治疗各种肿瘤最有效的手段。但是中医认为手术治疗耗气伤血，损伤人体正气，造成人体免疫力低下，引发术后并发症，中药可促进术后恢复。一般认为

大肠癌患者往往伴有正气不足，加之手术过程损伤气血，使得正气更虚，且脾胃虚弱不能运化水谷而致腹泻，久泻不止致中气下陷或阳气虚衰。因此治疗当以健脾益气、温补脾肾为主，可用四君子汤、补中益气汤等，补气健脾以治气之本，还可升阳举陷，使浊降清升，脾胃强壮，才能生化有源。

2. 配合化疗和放疗，提高患者对治疗的耐受性及敏感性

大多数临床研究表明，中药配合化疗和放疗可以起到减毒增效的作用。余师临床常用扶脾益胃方药改善大肠癌术后化疗的毒副作用，有效降低骨髓抑制的程度及发生率，协助化疗顺利进行，特别是能明显改善和控制临床症状，对放化疗具有增效减毒作用，同时能提高机体免疫力，改善生存质量。

3. 预防或减低复发和转移，发挥抗肿瘤作用，提高机体免疫力

正气不足，脏腑虚弱是肿瘤复发和转移的根本，因此扶助正气，顾护脾胃，是预防复发和转移的关键。中医药联合化疗能够有效缓解因化疗产生的不良反应、降低复发转移率、增强化疗效果、延长患者生存期。

4. 对不宜接受手术或放化疗治疗的患者改善临床症状，提高生存质量

余师指出对晚期肿瘤患者，不应该一味地消灭肿瘤，而是要设法与肿瘤和平共处，即"带瘤生存"。改变肿瘤细胞及机体的内环境，使肿瘤宿主机体不适合肿瘤的生长，正是中医药治疗的优势所在。中医药综合治疗的目的主要是减轻临床症状，提高生存质量，稳定瘤体，带瘤生存，延长生存期。

第二节　中医药治疗肿瘤的特点

一、扶正祛邪相兼

众所周知，肿瘤的发生机制为"正虚与邪盛"，虽然各医家临床经验及学术观点不尽相同，但肿瘤的基本治疗原则离不开"扶正与祛邪"。余师指出，肿瘤的发生虽然只是某脏腑局部的病变，但从整体观念出发，又是全身机能失调的局部表现。余师治疗一般首重健脾益气、扶正培本、扶正祛邪、邪去正安。中医扶正祛邪法治疗肿瘤，一般认为"扶正"能提高机体免疫力，增强内分泌的调节功能，改善放、化疗的不良反应，从而保持机体内环境的恒定。"祛邪"（解毒散结、祛痰化瘀等）能改善微循环、改变血液的高凝状态、增加癌肿的血灌量和氧含量，清解癌毒在体力的瘀积，干扰癌细胞的生活环境和增殖条件，抑制或削弱癌细胞的生长，提高放、化疗的敏感性，维持体内平衡。突出中医整体观及辨证施治特点。余师临床常选用黄芪、党参、太子参、茯苓、白术、薏苡仁、山药、女贞子、黄精等益气扶正之品。但扶正补益必须根据患者气、血、阴、阳虚弱程度及不同体质合理

用药，以免"闭门留寇"。祛邪则根据痰、湿、毒、瘀等的轻重不同，常选用白花蛇舌草、半枝莲、藤梨根、败酱草、山慈菇、夏枯草、莪术、红藤、白毛藤、龙葵、蛇莓、蚤休、大黄、土鳖虫等药祛邪化瘀散结。

二、辨病辨证结合

辨证论治是中医学的基本特点，是中医诊治疾病的依据，也是中医药治疗疾病的精华所在。余师在 40 年临床实践中，中医药治疗肿瘤坚持辨证与辨病，整体与局部结合，从中医理论体系出发，整体察病，辅以辨证，根据病情及疾病不同阶段，确定治疗原则和方法，常从调节机体脏腑功能入手，攻补兼施，清补结合，一方面提高机体免疫力，增强身体的抗癌能力，另一方面可通过清热解毒、化瘀散结等法达到抗癌效果，这样既可治疗肿瘤，又可防止或延缓肿瘤复发及转移，提高生活质量。

辨病应注意两个方面，一是辨病位，明确病变位置，如肠内癌肿可以白头翁、地锦草、天葵子、白花蛇舌草、白茅根、夏枯草、仙鹤草等为主。二是根据症状证候，辨证选药，如肿瘤阻塞肠道多辨证为癌瘀内阻，可加三棱、枳实、厚朴、荔枝核、海藻、昆布、穿山甲等以化痰软坚，散瘀消肿。腹胀者多由于气滞所致，酌加枳实、枳壳、乌药、青皮、苏梗、豆蔻、薤白等以理气散结、行气导滞；大便干结属阴液不足者，无水行舟，多加生地、玄参，麦冬、天花粉、杏仁、桃仁、火麻仁、郁李仁等以增液润燥、滑肠通便；排便不畅属气血两虚者，则用黄芪、当归、玉竹、白芍、沙参、苁蓉、何首乌、蜂蜜等以补益气血通便。

三、给药方式多样

余师在肿瘤诊治中，除传统的中药煎剂口服给药外，根据患者病情及需求使用不同剂型。余师指出，尽管中药汤剂有很多优点，临床上多数患者采用中药饮片治疗，但因患者病情不同、疾病阶段及个体差异等原因，所需治疗的剂型也应有所区别。如住院患者，特别是在放疗、化疗期间，恶心、呕吐、纳差等消化系统症状明显者余师常主张可用中药注射剂配合放化疗，如消化系统肿瘤患者可用鸦胆子油注射液、消癌平注射液、榄香烯注射液、康莱特注射液等解毒抗癌，同时能增强放化疗治疗效果，也可适当减轻放化疗不良反应。若有些肿瘤患者不想服用中药汤剂治疗，多根据病情予相应的中成药治疗，如经典中成药西黄丸、片仔癀等具有解毒消肿散结功效，大多数肿瘤都可适当应用；肺癌患者常用紫龙金胶囊，肝癌患者常用槐耳颗粒、金龙胶囊，胃癌、大肠癌患者可用复方斑蝥胶囊、鸦胆子油软胶囊等。若患者伴有大量腹水、尿量少，常用中药外敷神阙穴、中脘或腹部以利水消肿。静脉化疗前在注射部位外敷三黄膏（黄连、黄芩、黄柏）可有效防止静脉炎的发生。若是肿瘤患者病情稳定，可考虑予中药散剂口服，外出携带方便，也可根据病情辨证施治。

四、兼顾调畅情志

中医学注意到情绪和心理与身体的生理疾病有很大的关系，认识到心理情志活动改善有助于生理病理的恢复，如《素问》中就提到"恬淡虚无，真气从之，精神内守，病安从来"。余师指出肿瘤的发生及预后与患者的心理因素密切相关，肿瘤患者普遍存在焦虑、恐惧、绝望、抑郁等情绪障碍。现代研究有报道，长期紧张的情绪、人际关系不顺畅及生活中的重大挫折，是心理致癌的3个重要原因。

余师通过多年临床观察，发现影响肿瘤患者的情志因素主要表现在患者本身、家属及其社会等各方面。首先，当患者得知自己的病情后，心理无法接受或恐惧心理，极易产生多种不良情绪，导致自暴自弃、放弃治疗等行为，进一步造成神经、内分泌和免疫系统的紊乱及功能降低，往往会影响病情变化和治疗效果。再者，由于患者家属对肿瘤的认识不够，或者出于"善意"，对患者隐瞒病情，或者家属及亲戚朋友因为患者罹患肿瘤，过度关心，让患者自我怀疑生命是否面临终结，这些都会引起患者对病情及生命的担忧或猜想，影响病情预后。余师在临床中常常耐心向患者讲解一些医学知识，明确癌症不等于绝症，在多数情况下，积极配合治疗能够有效缓解癌症带来的影响，并根据患者所存在的思想顾虑，针对性解释与开导，使患者及其家属对于所患疾病形成正确的认知，引起足够的重视，并增强战胜疾病的信心，积极配合治疗，争取早日康复。

余师在肿瘤治疗中坚持以心理疏导为主，做到身心交互，改善患者整体状况。同时辨证运用中医药配合，从心、肝、脾入手，如对于伴有抑郁情绪的患者，因其忧虑太过，肝气郁结，肝木太过则易克脾土，肝胃不和，则临床多见情志不畅、抑郁、胁肋胀痛、腹胀、腹痛、纳差、恶心呕吐、嗳气、腹泻或便秘等为主要表现。治疗以疏肝理气、健脾和胃为主。常用柴胡、郁金、绿萼梅、白芍、香附、醋延胡索、川楝子、八月札等；肝郁化火者则用桑叶、黄芩、茵陈、栀子、丹皮等。同时可适当增加一些安神之品，如远志、龙骨、牡蛎等。平时余师也常用逍遥散、柴胡疏肝散、四逆散、越鞠丸等中医经典方剂达到疏肝解郁、调畅情志的效果，不仅有助于调节患者情绪和内分泌激素水平，还可调节胃肠道菌群，有些还可抑制肿瘤。

五、使用肿瘤"引经药"

引经理论是中医药理论的一大特色，是中医文化博大精深的结晶。《外科启玄》中"引者，导引也，引领也。如将之用兵，不识其路，纵其兵强将勇，不能取胜。如贼人无抵，脚不能入其巢穴"。清代《医学读书记》的"兵无向导则不达贼境，药无引使则不通病所"等相应的记载对引经药有了很形象的描述。

余师指出，中药的归经是中药药性理论的重要组成部分，是指中药对某脏腑经络的选择性作用，具有明显的作用趋向，可引导药物作用于具体病变部位。在肿瘤治疗中，根据药物的归经，结合辨证，也可以引导抗癌药物到达肿瘤病变部位，真正实现减毒增效的化疗目的，虽然尚缺乏引经药的分子机制或生物信号通路等方面的基础研究，但余师认为这是宏观的靶向思维，也是中医精准治疗的具体体现，与西药靶向药物治疗理论可相通，值得深入研究。

余师根据中医归经理论，密切结合临床实践，总结出针对性的中药治疗肿瘤药物，如治疗胃癌用半枝莲、白术；肝癌用柴胡、郁金；前列腺癌用乌药、王不留行；肺癌用桔梗、杏仁；大肠癌用马齿苋、苦参；乳腺癌用漏芦、山慈菇；鼻咽肿瘤用辛夷、苍耳子；脑肿瘤用天麻、全蝎；食管癌用威灵仙、通草；甲状腺癌用白芥子、僵蚕；舌肿瘤用莲子心、淡竹叶；卵巢、子宫肿瘤用白花蛇舌草、鸡冠花；膀胱癌用龙葵、萆薢等。

六、多学科综合治疗

余师认为，肿瘤是一个长在局部器官又影响到全身的疾病，单一的治疗手段对于肿瘤的治疗往往不能取得良好的效果，只有借助多学科的综合治疗才能达到最佳的疗效，任何一种肿瘤的治疗必须是一个整体综合治疗的过程，仅仅依靠某一种治疗手段是不可能为患者带来最大益处的。多学科综合治疗是恶性肿瘤的基本治疗原则，特别是对于中晚期恶性肿瘤或单一治疗手段效果较差的肿瘤，多学科综合治疗的疗效优于单一治疗手段。包括手术、化疗、放疗和辨证论治的中医中药，当然目前生物免疫治疗方法也有一定的治疗作用。其中根据病理分型的化疗、放疗对癌细胞具有明显的杀伤作用，应用最为广泛，但有一定的毒性和不良反应；中医中药、生物治疗在于调整、增强机体免疫状况，某些作用点位在肿瘤分子生物学水平，基本无毒性反应，然而作用缓慢，有一定的临床疗效。肿瘤不是一个局限于脏器内的肿瘤，它具有向四周组织器官侵犯，沿血管、淋巴管转移的特性，治疗原则应根据病期、类型、病变范围、器官功能能给予局部结合全身治疗，因此，余师一贯主张多学科综合治疗。那种主观夸大或弱化化疗、放疗、中医中药、生物治疗等治疗效果的做法都是不可取的，无论从患者角度，还是肿瘤本身的治疗角度，多学科综合治疗都是行之有效的。

总之，余师认为多学科综合治疗已成为现代肿瘤治疗最基本的原则，在常规西医治疗基础上，单味中药和中药复方具有多种有效成分，奠定了中药多靶点、多环节、多部位效应的物质基础，而中药的多性味、多归经和中药分子的多样性则显示了传统中药多靶点效应的固有特性。深入研究恶性肿瘤中医药多靶点联合治疗的机制，不仅有助于阐明中医肿瘤治疗内涵，也为肿瘤治疗和抗复发、转移提供新的重要手段。

第三节　肿瘤的常用中医治法

中医治疗疾病以调节机体的平衡状态为主，即"阴平阳秘，精神乃治"。余师在平时临诊中，常根据肿瘤患者病情、病程及既往诊治经过，整体辨证施治，再结合患者体质、病位、病性、主症等寻求最适合的治疗原则及方药，做到精准诊治，方可疗效显著。

余师提倡"带瘤生存"，指出消除肿瘤并不是中医治疗肿瘤的长处所在，其治疗优势主要在于遵循整体观念、辨证论治，控制肿瘤生长，提高患者的生存质量以及延长其生存期，实现带瘤生存。

中医文献就有关于肿瘤治疗的记载，如《黄帝内经》曰："大积大聚不可犯也，衰其大半而止，过则死，此治积聚之法也"，提示肿瘤治疗应"衰其大半而止"，不可过度；明代陈实功《外科正宗》也提及肿瘤患者可带病延年；清代《医宗金鉴》提出肿瘤若能够早期发现并且施治得法，患者可以"带疾而终天"。"带瘤生存"的观念不仅推动了肿瘤治疗策略的改变，也有效地防止了过度治疗的出现，使得肿瘤在治疗过程中更加凸显合理化及人性化。余师常用治疗肿瘤方法有以下几方面。

一、扶正固本法

中医学认为肿瘤的形成、生长以及发展的过程，是机体正邪斗争的过程，当机体正气不足，邪毒侵袭，滞留体内，导致癌瘤。《内经》记载"邪之所凑，其气必虚""正气存内，邪不可干"等，《医宗必读》中提到"积之所成也，正气不足而后邪气踞之"等。均说明肿瘤的发生与正气不足密切相关。

当机体正气亏虚时，人体中的多种生物功能都容易遭到破坏，导致出现整体的内环境异常，在致癌因素的影响之下，易形成肿瘤。因此，扶助正气是中医治疗肿瘤的根本大法之一，当然扶正固本法也要根据具体病因病机而灵活用药。采用扶正培本中药，既可增加机体免疫力，杀灭肿瘤，还可起到放疗增敏作用。经实验证实，如人参、黄芪、女贞子、枸杞子、补骨脂、薏苡仁等可以改善血象和细胞的免疫功能，并增强对外界恶性刺激的抵抗力，加强激素调节功能，促进垂体-肾上腺皮质功能，提高环腺苷酸的相对值而抑制癌细胞的生长，并利于保护骨髓，增强放疗效果。

余师认为恶性肿瘤应当扶正为主，祛邪为辅。正气充足，机体具有足够的能动性，方能遏制癌毒，机体才能够耐受攻伐之品的损伤。临床常用健脾补肾、益气滋阴、温阳等方药扶助正气。常用药物有黄芪、党参、太子参、白术、茯苓、薏苡仁、南北沙参、麦冬、天冬、山茱萸、鳖甲、黄精、灵芝、枸杞子、女贞子、淫羊藿、菟丝子、补骨脂、杜仲、山药等。

二、清热解毒法

普遍认为邪热毒聚是恶性肿瘤发生的一个重要因素，清热解毒法相应成为肿瘤治疗中最为常用的治法，一方面对肿瘤细胞产生直接杀伤或抑制作用；另外一方面又能显著提高免疫力。恶性肿瘤的形成、发展、转移与热毒的存在密切相关。大多数中晚期患者，随着病情的进展，出现肿块增大、疼痛、发热、头痛、淋巴结肿大、口干、尿赤、便秘等症状，因此临床上常采用清热解毒的治疗方法。清热解毒中药能够明显减轻患者的临床症状，能够对发展到某一个阶段的恶性肿瘤起到良好的控制作用。现代医学研究已证实，许多具有清热解毒功效的中药都能直接抑制肿瘤的生长和发展。余师常用白花蛇舌草、半枝莲、半边莲、石上柏、石见穿、龙葵、山慈菇、土茯苓、金银花、蒲公英、山豆根、夏枯草、藤梨根、七叶一枝花等。

三、化痰散结法

痰为有形之邪，作为载体，可与他邪兼夹，是形成肿瘤的重要物质基础。局部的气机不通，一方面是导致津液不能正常运行，湿聚成痰；另一方面，气机郁滞日久容易生热化火，凝痰成结，化生痰毒，致使痰结内生。痰浊蔓延浸渍，积于脏腑，流注脉络，更易阻滞气机运行。若患者久郁而化火，或情志过极而化火，火热之邪易耗气伤津，煎熬津液，炼而成痰，结聚成块，痰结始成。因此，气滞痰浊与火热之邪相互作用，导致癌症的发生。

另外痰邪本身具有易于流动的特点，痰饮无形，渗于脉中，在气的推动下周流全身，无处不到，故"痰不自动也，因气而动，故气上则痰上，气下则痰下，气行则痰行，气滞则痰滞"。脾胃乃气血生化之源，若脾气虚弱，无力气化，水液代谢失常，则聚而生痰。其次，痰邪性滑利易渗润于血液，在气的推动作用下，随血流动，其因胶黏之性附着于脉管壁上，易于阻塞脉道，影响血液运行，导致脉络瘀阻。因此，痰邪日久，必致血瘀。痰瘀互结，凝结成块，形成肿瘤，不易清除。

余师认为痰往往与气、瘀、火等邪相杂而产生肿瘤，痰浊郁滞是导致肿瘤的主要因素，结合"百病皆由痰作祟""怪病治痰"的中医治疗疾病的原则，在肿瘤的治疗中，多从"痰"考虑，常规治疗基础上，擅用半夏、山慈菇、瓜蒌、前胡、苦杏仁、白芥子、泽漆、刺五加等具有化痰软坚散结中药针对"痰凝致瘤"病机。

软坚散结法主要适用于癥瘕积聚、喘咳痰鸣、乳腺包块、痰核瘰疬、不痒不痛、无名肿毒、脉滑苔腻，舌质晦暗等症。在肿瘤的治疗中，软坚散结法的运用较为普遍，多与其他治法相结合。通常情况下，肿瘤瘤体稍软者为结，肿瘤瘤体质坚硬如石者为坚，《内经》云"坚者削之……结者散之"，说明肿瘤硬块以软化为主，结块以消散为主。软坚散结中药多具有咸味，现代药理研究表明，具有一定的抑制肿瘤细胞生长的作用，同时也可刺激T细胞而增强细胞免疫功能。余师常用的软坚散结中药有穿山甲、鳖甲、海藻、土鳖虫、半夏、天南星、生牡蛎、海藻、浙贝母、龟板、白芥子、瓜蒌、王不留行等，在临床中多配合清热解毒、化痰祛瘀等药使用。

四、活血化瘀法

肿瘤在中医学中属于"癥瘕""积聚"等范畴，其形成与气滞血瘀密切相关，《医林改错·积块》记载："血受寒则凝结成块，血受热则煎熬成块。"

血瘀是肿瘤形成的多种原因之一，既是病理产物，又是致病因素。因此运用活血化瘀法治疗恶性肿瘤已越来越受到人们重视，常可取得较好疗效。现代医学研究表明活血化瘀法能抑制肿瘤组织血管生成，改善微循环，改善血液高凝状态，降低肿瘤细胞的黏附性与黏稠度，抑制肿瘤血管的形成，从而达到抗肿瘤的目的，同时提高机体免疫力，与放、化疗相结合，具有减毒、增敏的作用，即减轻放、化疗引起的不良反应，并在一定程度上提高放、化疗的疗效。

余师指出，目前多数观点认为，在肿瘤不同阶段适当使用化瘀药，能阻断癌前病变恶化，抑制肿瘤细胞生长、侵袭和转移，增加放化疗敏感性，减低毒副作用，并抑制肿瘤细胞及其在体外的侵袭行为。而另有观点认为，化瘀药会导致癌肿局部血瘀证的化散，易化癌毒向他处扩散过程，促进了肿瘤的转移。同时活血药改善局部微循环，为肿瘤的生长提供了更丰富的血供，部分活血药还有抑制免疫功能的作用，最终促进肿瘤的发展。因此，余师在临床使用活血化瘀药指出务必注意辨别瘀血原因和兼夹症状，须分清是气滞血瘀，或是血出致瘀，或血寒致瘀，或血热致瘀，或因虚致瘀。老师临床结合肿瘤患者病情的具体情况，在疾病发展的各个阶段，适时、适量地选用活血化瘀类药物。

余师根据自己临床治疗经验并结合现代相关研究指出，化瘀药对肿瘤有抑制和促进双重作用，不同类的活血化瘀药的调控作用有差异，在临床使用时必须根据辨证而灵活应用化瘀药，处方时必须严格按照中医辨证论治的原则正确选用活血化瘀的方药，才能获得满意的临床疗效。若患者有血瘀证的表现，即可使用活血化瘀药治疗。对于肿瘤患者，应根据化瘀药物的作用特点分别使用，临床常用的有：活血化瘀药（桃仁、红花、苏木、赤芍、丹皮等）、行气活血药（川芎、元胡、郁金、香附等）、养血活血药（当归、赤芍、丹参等）、破瘀散结药（三棱、莪术、水蛭、土鳖虫等）、清热化瘀药（大黄、牡丹皮、虎杖等）、祛瘀止痛药（川芎、元胡、乳香、没药、血竭等）。若有出血倾向者禁忌使用活血药。

虽然化瘀药在肿瘤的治疗中还有争议，但临床疗效已肯定了活血化瘀法在肿瘤中的运用。今后尚需探讨肿瘤血瘀证的证候学特点及其分布、演变规律，继续研究肿瘤血瘀证与肿瘤生物学行为（特别是肿瘤的复发、侵袭和转移）之间的病理生理机制，阐明活血化瘀药的分子调控机制，为临床运用提供理论依据。同时，在肿瘤血瘀证的临床治疗上，应辨证与辨病相结合，宜分病种、阶段、证型、药性综合治疗。另外，不同类型活血化瘀药物及活血化瘀方剂的组成、作用靶分子都较为复杂，应利用现代基因组学、蛋白质组学、代谢组学为核心的生物组学和生物信息学、系统生物学相结合的生物医学研究模式来深入研究化瘀药的作用机制。

总之，余师根据多年诊治肿瘤的经验认为，中药抗肿瘤有较强的临床应用价值和独特的优势，如不良反应相对较小、不对机体免疫系统造成损伤、不易产生多药耐药性、同其他化疗药物联用具有不同程度的协同作用等，是我国独有的治疗特色。但对中药抗肿瘤作用及其机理的研究目前还需进一步深入化、精确化，如目前的研究多集中在单体成分的研究上，由于单体成分的逆转作用单一，相对于西药，在逆转效果上没有太多的优势，更不能体现中医整体观念、辨证论治的治疗思想。另外，还应重视中医复方治疗肿瘤的基础和实验研究，应重视研究挖掘并运用中医理论阐述肿瘤的病机、总结其治法，以更好地发挥中药多靶点抗肿瘤的优势，为治疗肿瘤开辟可行的新路径。

第四节　中医药防治放化疗不良反应的经验

目前肿瘤的治疗手段仍以手术、放化疗为主，随着中医药研究的不断深入，中医药在预防肿瘤复发转移中的作用日益受到重视。大量临床研究证实中医药通过改善肿瘤术后患者临床症状、调节机体免疫功能、增强放化疗敏感性、减轻放化疗不良反应、减少耐药发生等方面有一定的优势，同时在改善肿瘤患者预后、降低肿瘤复发转移率方面也发挥着重要作用。余师一贯坚持"带瘤生存"，在肿瘤术后以及放化疗过程中出现的不良反应具有独特的临床经验。

对于失去手术机会的中晚期癌症患者，或一部分早期肿瘤术后患者，或术后转移、复发患者，放化疗是目前公认的主要治疗方法，在抑制肿瘤生长、提高患者生存率等方面取得了较明显效果。但放化疗在杀伤肿瘤细胞的同时，对机体产生一定的毒副作用，最常见的有骨髓抑制、消化系统反应、免疫功能下降、肝肾功能损害等，使得一部分肿瘤患者不愿或不能完成化疗周期，降低了患者的生存质量。而临床已证实，中医药对化疗药物有明显的增效减毒作用。

老师在治疗肿瘤放、化疗患者时，往往遵循中医整体观念，从病人全身的角度考虑，而不是局限在癌症病灶本身。首先，合理应用中药能提高免疫功能，促进机体恢复，纠正身体的某些失调，减少肿瘤的复发因素和转移的机会；其次，中药对正常细胞的损伤比较小，一般不会因治疗本身的原因对身体产生新的破坏，在癌症好转的同时，身体也会逐渐得到恢复。

余师指出，肿瘤患者在术后如能及时配合中医治疗，可扶正固本，增强体质。化疗的同时或化疗后配合益气养阴、健脾和胃、补益肝肾、解毒散结等中医药治疗，则可以较好地减少化疗毒副反应，有助于化疗的顺利进行，提高整体疗效。

一、中医药治疗化疗后不良反应

（一）消化系统反应

化疗药物对消化系统的毒副作用的产生，主要是由于化疗药物对消化系统黏膜产生各种炎症刺激，以及对植物神经系统和延髓化学感觉区的毒副作用，恶心呕吐、纳差、胃脘不适、大便失调等是最常见的化疗后消化系统不良反应。老师认为化疗期间由于毒邪直中脾胃，脾胃失于运化故见脘腹疼痛、纳差；脾胃气机升降失常，故见恶心、呕吐、便秘或腹泻等。若毒邪内蕴中焦，郁而化热，脾胃湿热上蒸故见发热、口干、舌苔厚腻等。因此，老师认为化疗期间消化系统不良反应的中医基本病机是脾胃气机升降失司，邪蕴中焦，治疗常以健脾、和胃、降逆、燥湿药为主，如党参、茯苓、白术、陈皮、薏苡仁、竹茹、旋覆花、半夏、苏梗、佩兰、神曲、焦山楂、鸡内金、炒谷芽、麦芽、木香、元胡、肉豆蔻、山药、藿香等理气和胃、健脾化湿、降逆止呕中药为主。

老师指出，现代医学更注重对化疗后呕吐症状的防治，虽然呕吐消失，但患者胃纳并无明显改善，有些患者出现便秘、腹胀等脾胃运化失职表现，腹泻、便秘、恶心、呕吐等一些消化系统症状的发生都与肠道菌群失调有密切联系。因此，可适当加用消食中药，如神曲、莱菔子、炒山楂、炒麦芽、炒谷芽、鸡内金等药，健脾胃、促消化、增食欲，同时常用茯苓、山药、薏苡仁、苍术、白扁豆等中药调节肠道菌群，有助于患者化疗后体质的康复。

排便异常也是肿瘤放化疗后出现的常见症状，如排便次数增加，或排便困难，或排便不规律等。余师根据患者病情，辨病辨证论治，若见大便次数增多，伴有乏力、腹胀等症状者，往往是脾胃气虚，脾虚失运，或肠道湿热，升降失常，可予口服中药汤剂健脾、理气、化湿为主，虚证常用香砂四君子汤、参苓白术汤、四神丸、真人养脏汤等加减，实证常用葛根芩连汤、芍药汤、升阳除湿汤、痛泻药方等加减。若出现大便秘结，腹胀明显，适当选用四磨汤、承气汤方类等化裁促进肠蠕动。

（二）骨髓抑制

骨髓抑制是肿瘤化疗最常见的不良反应之一，也是临床中常见且较为危险的不良反应，甚至有些患者因化疗后骨髓抑制严重而终止化疗。中医药治疗放化疗后所致的骨髓抑制，主要在于调动机体机能，调养气血、阴阳及脏腑功能平衡，提高患者免疫力，改善患者生活质量，延长生存周期。

余师将外周血细胞减少归纳属于"虚劳""气虚""血虚"等范畴。临床常表现为乏力、气短、头晕、面色萎黄或苍白、心慌、腰膝酸软、自汗、畏寒肢冷等。老师指出化疗药物（药毒）伤肾，肾主骨生髓，髓化血，肾虚则不能生髓导致血虚；脾胃为"气血生化之源"，药毒损伤脾胃，导致脾胃运化水谷精微失常，气血生化乏源致气血两虚。故老师常用补益气血、补肾健脾、填精益髓等中药治疗化疗所引起的血细胞减少。若白细胞减少多用生晒参、黄芪、麦冬、五味子、补骨脂、黄精、山药、女贞子、枸杞子、菟丝子、紫河车等。若血小板减少者，常用黄芪、仙鹤草、生地、玄参、大枣、鸡血藤、紫河车、女贞子、龟板胶、鳖甲胶等。若红细胞减少者，多用人参、党参、黄芪、熟地、当归、鸡血藤、龟板胶、紫河车、阿胶、大枣、枸杞子、桂圆肉等。

（三）肝肾功能损害

大部分化疗药物经肝脏、肾脏代谢，往往造成肝细胞损害，或肾功能异常。且肿瘤治疗临床用药复杂，常需联合多种化疗药物同时应用，而加重肝肾损害。余师临床上在综合基础上，常根据患者肝肾功能损害程度加减中药，针对性治疗。若检验结果显示血清谷丙转氨酶、谷草转氨酶等升高者，常用茵陈、山栀子、大黄、五味子、大蓟、小蓟、金钱草、马齿苋等保护肝细胞、降低转氨酶；若肌酐升高提示肾功能损害者，常加用山萸肉、落得打、猪苓、女贞子、旱莲草、茯苓、冬虫夏草等补肾中药，改善肾功能。

（四）脱发

化疗后脱发是肿瘤患者化疗治疗过程中最常见的不良反应之一，引起化疗后脱发的机制主要是由于抗肿瘤药物在杀灭肿瘤细胞的同时，影响增殖旺盛的细胞包括毛囊细胞，诱导毛囊细胞快速凋亡，使生长期毛囊提前进入退行期，从而导致脱发发生。余师根据多年的临床诊治经验指出，化疗后脱发给患者身心带来很大的痛苦，甚至有时降低了肿瘤患者对化疗治疗的依从性。中医理论认为发为"血之余"，肾"其华在发"，化疗后脱发与化疗药物引起血虚、肾虚相合，因此老师常用补肾、生血、生发中药配合化疗，如用生地、熟地、当归、黑芝麻、何首乌、阿胶、鹿角胶、龟板胶、紫河车等补肾养血，同时配伍如桑叶、防风、升麻、旱莲草、侧柏叶等中药凉血祛风。

（五）身心不适

化疗药物导致的神经系统毒性常累及周围神经，主要表现为肢端麻木、针刺样疼痛等，甚至出现运动功能障碍。同时，患者因对疾病的担忧及化疗的恐惧，往往出现焦虑、抑郁等精神异常。临床常表现为倦怠乏力、精神不振、心慌失眠、口干舌燥、易汗出、手足麻木等神经精神反应，余师在整体辨证基础上，常常用钩藤、夜交藤、鸡血藤、灵芝、红景天、石斛、铁皮石斛、西洋参、淮小麦、郁金等补气、养血、滋阴、安神中药以改善精神、神经症状。

中医认为，"肾为先天之本"，藏精主骨生髓；"脾为后天之本"，为气血生化之源。因此，老师认为，脾肾两脏在机体中非常重要，化疗后脾肾损伤也较常见，故有些患者在化疗后可表现为纳呆食少、气短懒言、自汗或盗汗、头晕耳鸣、腰酸乏力、五心烦热等症状，此时治疗以健脾益气、补肾养阴为主，以补养先天、后天之本。常用四君子汤合右归丸化裁治疗，药用太子参、白术、茯苓、黄芪、山药、女贞子、白芍、麦冬、怀牛膝、杜仲、枸杞子、山茱萸等以扶正为主。若盗汗者，用当归六黄汤（当归、黄芪、黄连、黄芩、黄柏、生地黄、熟地黄）加减治疗。

（六）周围神经毒性

恶性肿瘤化疗所致的周围神经毒性是临床常见的药物剂量限制性不良反应，严重的周围神经毒性反应常迫使患者降低化疗药物剂量甚至停药。主要临床表现为以肢体远端为主的对称性感觉、运动及自主神经功能障碍，且常以下肢较重。初期常以指（或趾）端烧灼、疼痛、发麻等感觉异常或感觉过敏等刺激症状为著，逐渐出现感觉减退乃至消失，久病后可有肌萎缩，重者也可有肢体瘫痪。具有明显周围神经毒性的化疗药物主要有长春碱类、铂类、紫杉类、烷化剂、氟尿嘧啶类和硼替佐米等。西医对周围神经毒性的防治主要通过调整化疗药物剂量和神经保护，但至今尚无有效的治疗手段，同时对患者的心理、生理和生活质量都可能产生影响。而中医药可以显著地降低神经毒性、改善生活质量、提高患者对化疗的耐受性和依从性。余师常用鸡血藤、络石藤、桑枝、地龙、蜈蚣、黄芪、桂枝、当归、川芎、红花、路路通等有效减轻化疗所致的周围神经毒性。手足麻木明显者，也可用中药煎剂（忍冬藤、鸡血藤、桑枝、五加皮、皂角刺、艾叶、红花等）熏洗浸泡来减轻化疗所致周围神经毒性反应。同时化疗期间配伍三黄膏。

（七）静脉炎

化疗药物对局部血管及邻近组织的刺激性较强，在静脉给药时常常导致静脉炎。余师认为，化疗药物属于"药毒"，其性温热，静脉给药，可刺激血管，血热外溢则出现静脉炎，表现为静脉局部红、热、肿、痛，往往在静脉化疗之前在注射部位外敷三黄膏（黄连、黄芩、黄柏）可有效防止静脉炎的发生。同时可采用中药（红花、大黄、蒲公英、黄柏等）煎后弃渣留液，用无菌纱布湿敷治疗化疗性静脉炎，疗效明显。

（八）口腔黏膜损伤

口腔黏膜损伤是恶性肿瘤放、化疗常见的并发症之一，主要表现为口腔黏膜红肿、脱皮、溃疡、味觉障碍、出血和渗血等。肿瘤患者在接受放化疗后，口腔自洁作用显著降低，大量化疗药物的使用导致口腔黏膜出现不同程度的损伤，出现的疼痛会增加患者的痛苦，影响患者生活质量。

余师指出，化疗药物与放射线等属"火热"外邪之毒，热毒攻伐人体则火热极盛，耗伤气阴，毒瘀交结，津液亏耗。临床治疗多用养阴生津、清热解毒、益气养阴、解毒散结等为主，常用方药有沙参麦冬汤、麦味地黄汤、导赤散等化裁，常用药有连翘、银花、栀子、生地、知母、玄参、石斛、淡竹叶、黄连、山豆根、胖大海等清热解毒、养阴生津。同时也可用康复新液漱口，清热解毒，促进口腔黏膜修复。亦可用中药硼砂、冰片、青黛等外用消炎，治疗溃疡。

二、中医药治疗放疗后不良反应

放射治疗（放疗）是一种在肿瘤治疗中应用广泛、疗效确切的局部治疗手段。鼻咽癌、喉癌、恶性淋巴瘤、宫颈癌、皮肤癌等肿瘤通过放疗可以得到根治，食管癌、肺癌、直肠癌、上颌窦癌、乳腺癌、脑瘤等通过放疗可提高疗效，减少复发，脑、骨、椎体转移瘤等肿瘤通过放疗可减轻痛苦以及肿瘤压迫阻塞，提高生活质量。但放射治疗在杀灭癌细胞的同时，往往导致全身和局部出现一系列不良反应，不良反应的严重程度主要与放射的剂量以及正常组织对放疗的耐受剂量有关。全身反应主要表现在周身疲乏、四肢酸软、易疲劳、头晕头痛、嗜睡、反应迟钝、失眠等，以及食欲下降、恶心、呕吐、腹痛、腹泻或便秘等消化系统反应，白细胞下降、血小板减少、贫血等骨髓抑制现象。局部反应主要表现有放射性皮炎、放射性口腔炎、放射性咽炎、放射性食管炎、放射性肺炎、放射性肠炎等。

余师结合中医理论及放射线的特性，认为放射线属性温热，与中医六淫的"火邪"性质相近。火为阳邪，易伤津耗气、生风动血。火热邪毒过盛，热极化火，伤津耗液，引起阴虚火旺之证候；阴阳互根互用，阴液不足导致阳气衰微，出现气阴两虚之证；气虚则脾失运化，出现气血不足、脾胃失调之证。在放疗早期多出现鼻燥咽干、口唇皲裂、舌上少津、干咳无痰、痰中带血、大便干结或皮肤干燥、毛发不荣等局部反应；随着放疗时间及次数的增加，射线剂量的逐渐累积，患者的毒副反应也相应地加重。余师指出，早期放疗的不良反应比较轻，属"温燥证"；后期不良反应属阴津亏虚之征象。临床治疗多以清热润燥、益气养阴、健脾和胃、益气活血、解毒散结、补益肝肾等为主，随证灵活用药。大量的临床研究证实，中药合并放射治疗，不仅能够提高疗效，增强放疗的敏感性，改善患者的生活质量，减少复发转移，延长生存期，同时还能有效减轻放疗引起的放射性炎症、白细胞下降和免疫功能低下等不良反应。

（一）放射性肺炎

放射性肺炎是胸部肿瘤放疗中常见并发症，是发生在放射野内的正常肺组织受到损伤而引起的炎症反应。轻者无症状，炎症可自行消散；重者肺脏发生纤维化，导致呼吸功能减退，严重者出现呼吸衰竭。目前放射性肺炎西医治疗以糖皮质激素为主，但不良反应较大。

根据临床表现，在中医学中，放射性肺炎属中医"肺痹""肺痿""咳嗽""喘证"等范畴。余师指出，放疗属"火""热"之毒邪，虽然能抗癌，但对周围组织造成不同程度的损伤，邪毒内侵，肺气失宣，气机失调，肺脾肾心俱虚。火热之毒灼伤肺之津液，渐生痰浊，气机郁闭则血瘀不行，最终形成本病。本病病性属本虚标实，虚实夹杂，虚在气阴两虚，脏责于肺脾肾；实为痰浊痹阻，气滞血瘀。

余师治疗放射性肺炎以滋阴润肺为主，辅以化痰祛瘀、补益清解，常用方有千金苇茎汤、清燥救肺汤、百合固金汤、沙参麦冬汤、二陈汤、血府逐瘀汤等化裁。常用玄参、麦冬、天冬、芦根、沙参、知母、石斛、芦根、天花粉等养阴润肺；射干、百部、桔梗、八月札、郁金、浙贝母、僵蚕、地龙等宣肺利气；用丹参、赤芍、莪术、桃仁、红花、王不留行、石见穿、穿山甲等化瘀散结；用肺形草、白花蛇舌草、半枝莲、石上柏、七叶一枝花、鱼腥草、冬凌草、黄芩等清热解毒抗肿瘤；用黄芪、太子参、白术、西洋参、山药等益气养阴。

（二）放射性肠炎

放射性肠炎是腹腔、盆腔或腹膜后恶性肿瘤经放射治疗后引起的肠道常见并发症，可累及小肠及结、直肠。有资料显示，临床上有 50%～70% 接受盆腔放疗的患者可出现不同程度的放射性肠炎。根据病程分为急性和慢性。急性放射性肠炎主要症状包括腹泻、腹痛、里急后重等，是黏膜隐窝有丝分裂细胞死亡、肠道黏膜屏障（包括机械屏障、免疫屏障、化学屏障及生物屏障）破坏及急性炎症的结果，这些症状常有自限性。慢性放射性肠炎临床表现主要为反复发作的便血、腹泻、腹痛，严重者出现肠梗阻、肠穿孔等，其病理表现为血管硬化及进行性肠壁纤维化，进一步发展为肠梗阻、穿孔，甚至出现癌变。目前对放射性肠炎尚无标准的规范化治疗方法，西医主要以营养支持、局部肠道内给药、内镜下治疗及高压氧治疗、手术及对症治疗为主要手段，且疗效不理想，症状易反复发作，严重影响患者生存质量。

余师根据放射性肠炎的主要临床症状及体征，认为其属中医学的"下痢""便血""腹痛""肠癖""泄泻"等范畴。多因肿瘤患者正气不足，放疗后毒邪入侵，正虚邪盛，致脏腑、气血、津液受损，湿热、瘀血内聚，肠失固涩，故本病病位在大肠，涉及脾胃、肾，病机总属本虚标实。治疗宜扶正祛邪、标本同治，扶正以健脾、补肾、益气为主治本，祛邪以清热祛湿、活血化瘀、涩肠止泻等为主治标。常用葛根芩连汤、参苓白术散、六君子汤、芍药汤、真人养脏汤、桃花汤等随症加减治疗放射性肠炎，往往取得较好疗效。

（三）放射性食管炎

放射性食管炎是放射治疗的主要并发症之一，凡食管癌、胸部或头颈部恶性肿瘤患者在接受放射治疗剂量达 20~40Gy 时，照射野内正常的食管黏膜可发生充血、水肿或糜烂，70%的患者将不同程度出现吞咽困难、胸骨后烧灼、吞咽疼痛及一过性食管狭窄放射性炎症反应。给患者带来很大的痛苦，既限制了放射的剂量，同时也影响了治疗的效果。西医防治放射性食管炎患者的主要措施为减少放射剂量，使用激素、抗生素类药物，疼痛明显时给予利多卡因等止痛，进食困难时予以补液对症治疗，疗效一般。激素及抗生素副作用较多，如免疫抑制药可加重或诱发感染、菌群失调、血糖升高等。而中药在治疗放射性损伤方面具有一定疗效。中医认为辐射属火热毒邪，具有燔灼急迫、耗津伤液之性，《素问·阴阳应象大论》言"热胜则肿"，辐射可致热瘀肿胀，竭阴耗液，可致肉腐肌败。

余师认为急性放射性食管炎的基本病机为火热毒邪炽盛，瘀肿肉腐，阴亏液竭。而火毒炽盛，瘀肿肉腐又为急性放射性食管炎的主要病理机制。余师治疗上分清虚实标本，初期以热毒为主，重在治标，宜清热解毒、消瘀散结，及时预防和治疗放射治疗中吞咽疼痛和吞咽困难等症状，临床常配伍银花、连翘、黄连、苦参、黄芩、三叶青、半枝莲、赤芍、丹皮等；后期以气阴两虚为主，重在治本，宜益气滋阴润燥，常配伍用太子参、西洋参、石斛、生地黄、麦冬、玄参、白芍、玉竹、知母、黄精、天花粉等。

第五节　中医药诊治癌痛的经验

癌痛是指肿瘤压迫、侵犯有关组织神经所产生的疼痛，是晚期癌症常见症状之一，严重影响患者生存质量，直接影响肿瘤治疗效果。目前世界卫生组织推荐"三阶梯药物止痛法"规范治疗，该方法使许多患者癌痛得到缓解，但西药存在着一定的毒副作用，且依赖性强，患者久用往往出现耐受性。中医药在治疗癌痛方面具有一定的疗效，且使用安全毒副作用轻，一般无依赖性，与西药止痛治疗配合可减轻其副作用，并可提高止痛效果，改善患者生活质量。

（一）中医对癌痛的认识

癌痛的病因很多，余师认为疼痛无非系"不通则痛""不荣则痛"两大类。肿瘤中晚期一般虚实夹杂，癌痛主要责之于气血不足、气滞血瘀、寒凝痰阻、癌毒内聚等。中晚期消化系统肿瘤患者，久病损伤机体精气，导致人体气血阴阳之亏虚，不能荣养、温煦脏腑、经络组织，即所谓"不荣则痛"；另外，患者癌瘤多系气滞、痰阻、癌毒、寒凝积聚而成，经络阻滞不通则痛，即"不通则痛"。由此可知，癌痛多属虚实夹杂、本虚标实。

（二）中医药治疗癌痛经验

针对癌痛患者，余师往往采用中西药结合治疗，以提高止痛效果。肿瘤的疼痛主要以实证为主，湿浊、血瘀、痰凝、毒聚所致"不通则痛"，治疗往往以祛湿、散瘀、化痰、解毒为主，常用药物有三七、元胡、川芎、透骨草、姜黄、莪术、郁金、乳香、半夏、白芷、徐长卿、全蝎、僵蚕、蜈蚣等。常用自拟治癌痛方辨证加减治疗。主要处方为：山慈菇、九香虫、元胡、莪术、全蝎、干蟾皮、肿节风、徐长卿等。若伴有气血不足者，可加黄芪、白术、茯苓、白芍、当归等以补益气血；若阳虚寒凝者，可加附子、桂枝、干姜等；若气滞者，可加苏梗、厚朴、枳壳、柴胡、香附等；若血瘀明显者，可加水蛭、三棱、郁金、三七、红花等；若痰凝者，可加半夏、胆南星、白芥子等；若癌毒内聚者，可加白花蛇舌草、半枝莲、蚤休、三叶青、天葵等。

总之，余师指出，中医药治疗癌痛必须根据中医"辨证论治"和"整体观念"思想，体现中医药治疗使用安全，毒副作用轻，既能止癌痛又能抑制癌瘤，标本兼治。配合西医癌痛"三阶梯药物止痛法"，中西结合，提高止痛效果，改善患者生活质量。

第六节　治疗肿瘤常用药对

药对，又称对药，专指临床常用的、相对固定的两味中药的配伍形式，是复方最小的组成单位。药对并非两味药物的随机组合，也并非两种药效的单纯累积相加，而是医家积累临证用药经验的升华，其配伍规律符合中药"七情"的理论，是中医处方用药的特色之一。老师经过 40 年临床经验总结，常用一些中药药对相须为用，治疗肿瘤疗效确切，总结如下。

一、白花蛇舌草+半枝莲：解毒、散结、抗癌

白花蛇舌草又叫蛇针草、尖刀草、龙舌草、甲猛草、蛇总管等，其味苦、淡，性寒，归肝、胆、胃、大肠、膀胱经，其主要功效是清热解毒、消痈散结、活血化瘀、利尿除湿。本品苦寒能清热解毒，消痈散结，尤善治疗各种类型炎症。在临床上，白花蛇舌草还能活血消肿，散结止痛。老师指出，若在临床上辨证准确，配伍得当，白花蛇舌草可治疗多种疾病。现代研究证明，该品具有较为广泛的抗肿瘤作用，对各种肿瘤具有一定的拮抗作用，也具有镇痛、镇静和催眠作用，同时白花蛇舌草还能显著增强机体的免疫力，这对防治肿瘤有积极意义。

半枝莲，别名并头草、狭叶韩信草等，其性味辛、苦、寒，入肺、肝、肾经，具有清热解毒、化瘀利尿等功效，主治虫蛇咬伤、疮肿肿毒、传染性肝炎、肝硬化腹水、肾炎水肿、跌打损伤等。现代药理研究表明，其含有的主要活性成分黄酮类化合物，具有抗肿瘤、抗氧化、抗菌等多种药理活性，并具有天然、低毒、高效等特点。余师指出半枝莲抗肿瘤可能主要通过抑制肿瘤细胞增殖、免疫调节、抗肿瘤血管生成、抑制肿瘤细胞的端粒酶活性、抗氧化等药理作用而起效。

据《中华肿瘤治疗大成》载，半枝莲主治原发性肝癌、胃癌、直肠癌等消化系统肿瘤和鼻咽癌、肺癌及子宫颈癌等肿瘤，并与其他中药联合复方治疗多种肿瘤。老师常将白花蛇舌草和半枝莲两味中药联合使用入煎剂，常用于治疗胃癌、肝癌、食管癌、肺癌、乳腺癌、大肠癌、恶性淋巴瘤、子宫颈癌、卵巢癌、膀胱癌等，两药有协调作用，取得良好疗效。老师常用剂量为 30g，最大剂量可用至 60g，且在治疗剂量下，无明显毒副作用。但余老师指出，体虚明显者慎用。

二、茯苓+薏苡仁：健脾、和胃、抗癌

薏苡仁，性凉，味甘、淡，入脾、肺、肾经。《本草纲目》记载其："健脾益胃，补肺清热，祛风胜湿。"《名医别录》记载其"有除筋骨邪气不仁，利肠胃，消水肿，令人能食"。老师指出薏苡仁具有健脾渗湿、除痹止泻、补肺、清热、利湿作用。主治小便不利、湿痹拘挛、脾虚泄泻等症。现代药理研究发现其具有抗肿瘤、提高免疫功能等作用，同时对于久病体虚及病后恢复期的患者来说，可以作为食疗，是一味价廉物美的营养品。茯苓味甘、淡，性平，《用药心法》云："茯苓，淡能利窍，甘以助阳，除湿之圣药也。味甘平补阳，益脾逐水，生津导气。"《医学启源》曰："除湿，利腰脐间血，和中益气为主。治溺黄或赤而不利。"

老师指出，因茯苓的功效非常广泛，不分四季，将它与各种药物配伍，不管寒、温、风、湿诸疾，都能发挥其独特功效，因此古人称茯苓为"四时神药"。总之，茯苓入药具有利水渗湿、益脾和胃、宁心安神之功用。现代医学研究表明，茯苓能增强机体免疫功能、

抗肿瘤、保护肝脏、抑菌、抑制胃酸、预防消化系统溃疡等作用，同时发现其能使化疗所致白细胞减少加速回升，并有一定的镇静作用。

余老师指出，薏苡仁和茯苓合用，主入脾经，具有健脾、化湿、益气、和胃作用，同时具有提高机体免疫力和抗肿瘤的作用。老师常用于治疗慢性胃炎、肠炎、关节酸痛、免疫力低下以及各种肿瘤证属脾胃虚弱兼有湿邪者。

三、苏梗+豆蔻：健脾、理气、化湿

江南气候潮湿，导致多数患者夹有内湿，因此，老师临床根据肿瘤患者病情常常加用一些健脾化湿中药以运脾化湿。其中豆蔻、苏梗是最常用的药对。老师指出，白豆蔻为姜科植物，味辛、性温，归肺、脾、胃经，功效化湿行气、温中止呕、开胃消食。主治湿阻气滞、脾胃不和之证，症见脘腹胀满、不思饮食、湿温初起、胸闷不饥、胃寒呕吐、食积不消等。《名医别录》云："主温中，心腹痛，呕吐，去口臭气。"《珍珠囊》载："益脾胃、去寒，又治客寒心胃痛。"现代研究其主要含挥发油，具芳香健胃、祛风，能促进胃液分泌，促进肠管蠕动，驱除肠内积气，并抑制肠内异常发酵。对痢疾杆菌有抑制作用，还有较强的平喘作用。

苏梗是紫苏干燥茎，具有理气宽中、止痛、安胎功效。用于治疗胸膈痞闷，胃脘疼痛，嗳气呕吐，胎动不安等病证。《名医别录》云："主下气，除寒中。"《滇南本草》曰："发汗，解伤风头痛，消痰，定吼喘。"其主要含挥发油，有促进消化液分泌，增进胃肠蠕动的作用；能减少支气管分泌，缓解支气管痉挛。

老师认为，脾主运化，运化水谷、水液，水液的吸收、转输和布散，与脾运化水湿功能有关。若素体虚弱，或劳倦过度，或久居潮湿之地，或饮食失调，甚或呕吐、泄泻太过，损伤脾胃，易导致脾运化水湿失职，形成脾虚湿困证。肿瘤患者化疗后多出现脾胃虚弱，易生内湿，湿性黏滞，感受湿邪者，起病缓慢，病情缠绵，病程绵长，不易治愈。临床多表现为食欲不振、腹胀腹泻、嗜睡、体倦乏力、舌苔白腻或黄腻等。故此时需健脾化湿为主，若阳气不足，需适当用温补阳气药物。所以老师常用豆蔻、苏梗作为药对以达到健脾、理气、化湿之功效。两药合用，使脾气健、湿气除、腹胀消、大便调。

四、莪术+赤芍：化瘀、散结、止痛

莪术性味辛、苦、温，归肝、脾经，具有行气破血，消积止痛功效。主要用于血瘀腹痛、肝脾肿大、心腹胀痛、积聚、妇女血瘀经闭、跌打损伤作痛、饮食积滞等病证。现代研究表明其有效成分主要为莪术酮、莪术醇及榄香烯等，具有直接抑制或破坏癌细胞，诱导肿瘤细胞凋亡，提高免疫力，抗纤维组织增生，抗病毒及防治血栓形成等作用。

赤芍味苦，性微寒，归肝经，具有清热凉血，散瘀镇痛之功效。主要成分为芍药苷、芍药内酯等，现代药理研究其具有抑制血小板聚集、改善微循环、抑制肿瘤生长、抗肝纤维化、促进肝细胞再生等作用。

老师认为，莪术辛散温通，气香走窜，既能活血化瘀，又能行血中之气滞，赤芍苦寒，活血通经，散瘀消癥，行滞止痛。二药配对，辛开苦降，既增活血化瘀之功，又借行气活血祛瘀而具止痛之效，化瘀止痛之力尤强。临床常用于瘀血所致的癥瘕、肢体麻木、半身不遂、痛经、闭经、血痹、痈肿疮毒、跌打损伤、瘀血肿痛等病证。尤其用于癌痛患者，止痛效果尤佳。

五、黄芪+女贞子：益气、养阴、扶正

黄芪味甘，性微温。余师言，金元时期张元素的《珍珠囊》中记载："黄芪甘温纯阳，其用有五：补诸虚不足；益元气；壮脾胃；去肌热；排脓止痛，活血生血，内托阴疽，为疮家圣药。"黄芪能补脾益气、补肺固表、利尿消肿，具有补气固表、利尿托毒、排脓、敛疮生肌的功效。现代药理分析黄芪皂苷、黄芪多糖是黄芪的主要有效成分，大量的研究证实，黄芪及其有效成分具有保护心脏及肾脏、双向调节血糖及血压、抗缺氧、抗衰老、抗肿瘤及增强机体免疫力等功效。

女贞子性平，味甘、苦。入肝、肾经。具有补肝肾阴、乌须明目作用，主要用于治疗肝肾阴虚引起的目暗不明、视力减退、须发早白、腰酸耳鸣及阴虚发热等病证。现代药理研究表明，中药女贞子含三萜类、环烯醚萜类、黄酮类、苯乙醇苷类等化合物以及氨基酸、脂肪酸、微量元素等化学成分，具有保肝、抗氧化、防衰老、免疫调节、抗癌等药理作用，临床应用广泛。

老师指出，肺主气司呼吸，脾主运化统摄血液，脾将吸收的水谷之精气与肺吸入的清气相结合，贯注心脉来化生血液，所谓"脾为气血生化之源"之说。黄芪入脾肺，补脾肺之气，即可补气又可养血，为气血双补。女贞子性平，滋补肝肾之阴，肝主藏血，肾主精，肝肾同源，精血同源，因此，老师常用二药配伍使用，补气生血，同时能增强免疫功能、升高外周白细胞。老师常用于治疗气血虚弱证，特别用于肿瘤术后、化疗、放疗后提高机体免疫力，同时改善血细胞低下。

六、猫人参+八月札：针对胃癌

猫人参是猕猴桃科植物对萼猕猴桃或大籽猕猴桃的干燥根及粗茎，其味苦、涩，性寒，归肺、胃、肝经，具有解毒消肿、祛风除湿的功效，主要用于治疗痈、疖，脓肿，妇女白带，麻风病。在民间，猫人参用于治疗深部脓肿、骨髓炎、风湿痹痛、疮疡肿毒等常见外科疾病。研究发现，猫人参富含人体所需的各种无机元素，根茎部位含有丰富的氨基酸，特别是一些具有特殊生理活性的氨基酸含量较高，文献报道从猫人参中提取的单体化合物科罗索酸在体外对人结肠癌细胞、白血病细胞、人宫颈腺癌细胞、人胃癌细胞等具有明显抑制作用，能诱导细胞周期阻滞，导致细胞凋亡。猫人参常用量 30～60g，水煎服，若只用根皮，用量可达 120～150g，否则效果不佳。

八月札又名预知子，为木通科植物木通、三叶木通、白木通的干燥近成熟果实。其性寒味苦，归肝、胆、胃、膀胱经，具有疏肝理气、和胃止痛活血、软坚散结、利尿功效，常用于肝胃气滞、脘胁胀痛、饮食不消、下痢便泄、痛经闭经、疝气疼痛、痰核痞块、小便不利等病证的治疗。《食疗本草》载："厚肠胃，令人能食，下三焦，除恶气。"现代研究发现其茎含豆甾醇等，根含皂苷。常用于治疗肝癌、胃癌等消化系统肿瘤，以及肺癌、乳腺癌等癌性疼痛及肝胃气痛，赤白痢疾。

余师指出，两药性寒，均入胃经，具有解毒散结之功效，两者作为药对用于治疗消化系统肿瘤，以胃癌最为常用。

七、菝葜+艾叶：针对胰腺癌

菝葜为多年生藤本落叶攀附植物，其性平，味甘、酸，具有祛风利湿，解毒消痈等功效。主风湿痹痛，淋浊，带下，泄泻，痢疾，痈肿疮毒，顽癣，烧烫伤，还有发汗，祛风，利尿及治淋病，癌症，消渴症的功用。近年研究发现，菝葜化学成分主要有白藜芦醇、山奈酚-7-O-β-D-葡萄糖苷、柚皮素等多种活性成分，有抗炎、镇痛、抗肿瘤、抗氧化、免疫抑制等多种生物活性。入煎剂常用剂量为 10～30g；可浸酒；也可入丸、散。

艾叶其性辛、温，味苦，归肝、脾、肾经，内服温经止血、散寒止痛，外用祛湿止痒，主要治疗吐血、衄血、崩漏、月经过多、胎漏下血、少腹冷痛、经寒不调、宫冷不孕等。艾叶多糖显著抑制肝癌细胞的增殖，高浓度多糖抑制效果更好。亦有实验证明艾叶提取物对肺癌、乳腺癌、消化系统肿瘤以及人鼻咽癌等有抑制活性。艾叶的主要化学成分为挥发油、黄酮、多糖、鞣酸、萜类及微量元素等，其药理作用较广，具有抗菌、抗病毒、抗氧化、保肝利胆、止血及抗凝血、抗过敏、免疫调节、抗癌等多种活性。余师常用此两种药配伍，化瘀散结、抗肿瘤，用于治疗胰腺癌。

八、藤梨根+浙贝：针对肝癌

历代本草记载的均为藤梨根的果实猕猴桃，藤梨根别名圆枣子、藤梨、洋桃藤，具有健胃、清热、利湿的功效，主要用治胃癌、食管癌等消化系统癌肿；并擅长祛风除湿、活血利尿消肿，治疗风湿痹痛、黄疸、痢疾、淋浊带下、疮疖、瘰疬和水肿等症。现代药理研究表明，藤梨根对多种肿瘤细胞生长均有抑制作用，其提取物具有明显的抗肿瘤活性。中医认为其根气微，味苦、涩，具有清热解毒、活血消肿、祛风利湿之功效。在临床上用于治疗肝炎、水肿、风湿性关节炎、胃癌和乳腺癌等疾病。现代药理学研究发现，藤梨根在抗肿瘤方面具有较好的活性。

浙贝母苦，寒，归心、肺经。功能清热化痰，散结消痈。可用治痰火瘰疬结核。焦树德《用药心得十讲》云："浙贝母辛散，清热之力大于川贝母。对于痰火郁结而致颈部起瘰疬，可用本品散郁清热、消痰清热。"浙贝母为百合科植物浙贝母的干燥鳞茎，具有清热散结、化痰止咳等功效，常用于治疗风热犯肺、痰火咳嗽、肺痈、乳痈、疮毒等，是著名的浙八味之一。浙贝母的主要组分为总生物碱类、总核苷类和总多糖类。浙贝母的传统药理作用主要包括平喘、镇咳、祛痰、镇静、镇痛、降血压、抑制中枢、抑菌、抗溃疡、抗血小板聚集等。近年来的文献表明浙贝母及其制剂能逆转肿瘤细胞的多药耐药性。余师常用两药配伍，用于治疗肝癌。

九、红藤+败酱草：针对肠癌

红藤为大血藤科落叶木质藤本植物大血藤的藤茎，别名大活血、血藤、大血藤等，红藤根和藤可入药。其味苦、性平、无毒、归大肠、肝经，具有清热解毒、活血化瘀、祛风湿止痹痛等功能，用于肠痛腹痛、热毒脓肿、跌打损伤、妇女痛经等症。现已研究表明其化学成分有毛柳苷、鹅掌楸苷、香荚兰酸、大黄酚、大黄素、大黄素甲醚、胡萝卜苷、β-谷甾醇和硬脂酸、红藤苷、无梗五加苷 D、二氢创质酸等。

败酱草又称鹿肠、泽败、苦菜等，为败酱科多年生草本植物黄花败酱、白花败酱的带根全草，新鲜时无其他异味，晒干后则有强烈的臭酱气味，故名败酱草。败酱草始载于《神农本草经》，味辛、苦，性微寒，具有清热解毒、消痈排脓、祛瘀止痛之功，《本草纲目》中记载："败酱，善排脓破血，故仲景治痈及古方妇人科皆用之。"可用于治疗肠痈、肺痈、妇科腹痛、燥热便秘、痢疾、产后瘀血和疔疮肿毒等症。目前已经确定其有效成分主要为黄酮类、三萜皂苷类、环烯醚萜类、挥发油类、甾醇类和苯丙素类（香豆素类和木脂素类）等。研究已证实败酱草皂苷确实具有抗肿瘤作用，其机制可能是通过影响肿瘤细胞的细胞周期，使肿瘤细胞主要受阻于 G0 /G1 期，导致 S 期细胞减少，使参与分裂的细胞数减少和诱导肿瘤细胞凋亡。

余师将两药配伍使用，取二者解毒散结、祛瘀止痛功效，用于治疗肠癌，尤适宜伴有腹痛的患者。

十、威灵仙+徐长卿：针对食管癌

威灵仙为毛茛科植物威灵仙、棉团铁线莲或东北铁线莲的干燥根及根茎。由于产地和不同历史时期使用的植物品种差异，其别名有铁脚威灵仙、铁扫帚、青龙须、山木通、灵仙等。其味辛、咸，性温，有小毒，归膀胱经，具有祛风湿、通经络、消骨鲠等功效，传统中医主要用于治疗痛风、风湿顽痹、腰膝冷痛、脚气、癥瘕积聚、破伤风及诸骨哽噎等。随着对其药理作用研究的深入，威灵仙在抗氧化、降血压、降血糖、免疫抑制、利胆、镇痛抗炎、抗肿瘤、利尿、松弛平滑肌等多方面表现出药理作用。威灵仙中所含的皂苷和多糖具有抗肿瘤作用。威灵仙中的多糖对人舌鳞癌细胞的生长具有明显的抑制作用，随着威灵仙多糖浓度的增大或作用时间的延长，抑制作用逐渐增强，呈一定的剂量和时间依赖关系。内服过量则引起口腔灼热、肿痛，腹痛或剧烈的腹泻，呼吸困难，瞳孔散大，严重者死亡。

徐长卿又名鬼督邮、石下长卿、料刁竹、寮刁竹、千云竹、钓鱼竿、逍遥竹、一枝箭、英雄草、料吊、土细辛、九头狮子草、竹叶细辛、铃柴胡天竹、溪柳、蛇草、瑶山竹等，是常用中药和民间草药，首见于《神农本草经》。来源于萝藦科植物徐长卿的干燥根及根茎。其性温、味辛，归肝、胃经，具祛风化湿、止痛止痒之功，可治疗风湿痹痛、胃痛胀满、牙痛、腰痛、跌扑损伤、荨麻疹、湿疹等。徐长卿含有丹皮酚、肉珊瑚苷元、去酰牛皮消苷元、茸毛牛奶藤苷元、去酰萝摩苷元、乙酸、桂皮酸、氨基酸、黄酮苷等成分。

余师将两药配伍使用，具有通利、散结、止痛之效，针对食管癌吞咽不利尤为有效。

十一、虎杖+姜黄：退黄、抗癌、止痛

虎杖别名阴阳莲、苦杖、酸杖、斑杖、土大黄、大叶蛇总管等，入药始见于《雷公炮炙论》。药用历史悠久，具祛风利湿、散瘀定痛、止咳化痰功效，主要用于关节痹痛、湿热黄疸、闭经、癥瘕、咳痰、水火烫伤、跌扑损伤、痈肿疮毒等。虎杖为蓼科植物虎杖的根茎，性味苦平，具有活血定痛、清热解毒等功效。中药虎杖的主要活性成分为虎杖苷、大黄素、白黎芦醇等。虎杖的传统功效为利湿退黄，清热解毒，散瘀止痛，止咳化痰，用于湿热黄疸，淋浊，带下，风湿痹痛，痈肿疮毒，水火烫伤，经闭，癥瘕，跌打损伤，肺热咳嗽。现代药理学相关研究表明，虎杖苷具有镇咳，降血脂，抗血栓，抗休克，防治脑缺血，改善微循环，抑制心肌细胞收缩等作用，虎杖苷对乳腺癌、肺癌、宫颈癌、卵巢癌、肝癌、鼻咽癌等肿瘤细胞均具有明显的抑制作用。

姜黄，姜科植物（如温郁金、姜黄、莪术等）姜黄的干燥根茎，形似姜而色黄故得名，味辛、苦，性温，归肝、脾经，可入气分行气散滞、入血分活血化瘀。姜黄的主要化学成分姜黄素类取自姜黄根茎，主要包括去甲氧基姜黄素、去二甲氧基姜黄素、姜黄素三种。姜黄素是其中最主要的生物活性成分，具有抗肿瘤、抗炎、抗氧化、抗纤维化、促进伤口愈合等多种生物学作用。姜黄素可以调控多种肿瘤标志物和肿瘤发生发展过程，包括细胞增殖、信号通路、转录因子、肿瘤血管形成和转移等。姜黄素可以通过 CDK2 高表达使细胞周期阻滞，也可以通过作用于 PI3K、AKT、Ras 等蛋白抑制多种癌细胞株增殖；也可以抑制肿瘤血管形成和转移过程中的一些关键分子，具有多靶向作用及高效安全的特点。

余师将两药合用，共达散瘀、止痛、抗癌效果，广泛应用在肿瘤的治疗中。

十二、莪术+三棱：破血、散结、止痛

莪术来源于姜科姜黄属多种植物，其性味辛、苦、温，归肝、脾经，能破血祛瘀行气、消肿止痛，用于治疗癥瘕积聚、经闭、跌打损伤、瘀肿疼痛等疾病。现代医家常用莪术治疗鼻咽癌、食管癌、肝癌、胃癌、肝纤维化、卵巢癌、黑色素瘤等肿瘤类疾病。现代药理

研究表明莪术根茎主要含有姜黄素类、挥发油以及多糖类、酚酸类、甾醇类、生物碱类等成分，挥发油主要含有莪术醇、β-榄香烯、莪术二酮、异莪术烯醇和吉马酮等，这些成分通过调节多种关键信号通路，发挥抗炎、抑制肿瘤细胞增殖、促进肿瘤细胞凋亡等作用。其中姜黄素、β-榄香烯、莪术醇应用最为广泛，在抗炎、抗肿瘤中发挥主要作用。

三棱为黑三棱科植物黑三棱的干燥块茎，三棱味辛、苦，性平，归肝、脾经，可破血行气、消肿止痛，用于癥瘕痞块、痛经、瘀血经闭、胸痹心痛、食积胀痛。现代研究表明，三棱中主要含挥发油类、苯丙素类、黄酮类等化学成分，具有抗血栓、抗炎、镇痛、抗肿瘤等药理作用。

余师将莪术和三棱相须为用，主要起到破血、散结、止痛功效，多用于胃癌、肝癌、肠癌、膀胱癌等。

十三、鸡内金+金钱草：祛湿、散结、退黄

鸡内金始载于《神农本草经》，为雉科动物家鸡的干燥沙囊内壁，其功效为消食运脾、固精止遗、化坚消石，多用于食积不化、消化不良、小儿疳积、肾虚遗精、遗尿、泌尿系或肝胆结石及癥瘕痞块。古籍中有许多有关鸡内金药用功效的记载。《中药大辞典》中载有消积滞、健脾胃。《中华本草》记载：主消化不良，饮食积滞，泄泻下痢，遗精遗尿，癥瘕经闭。现代药理学研究证实，鸡内金具有调节消化系统功能、血液系统功能，改善血液流变学，抑制肿瘤生长等药理作用。鸡内金用于食疗，起到良好的保健作用，用于药疗，起到了诸多的药理活性作用。现代研究表明，其主要含有蛋白质、多糖、氨基酸等，在刺激肠胃运动，改善血脂、血液流变学和心肌保护方面具有潜在的生物活性。

金钱草能够清热祛湿、利尿通淋，常用于治疗尿路感染、肾炎水肿、泌尿系结石、胆囊结石、黄疸、疳积、痛肿等。金钱草中分离得到黄酮类、生物碱类、萜类、甾醇类、酚酸类、挥发油等化学成分。通过抗炎作用保护胆囊上皮细胞，防止水肿和黏蛋白的大量分泌，从而促进胆汁淤积的消除；同时通过降低血清 ALT 含量，升高总胆汁酸，保护肝脏细胞，减少肝脏分泌"致石性胆汁"，从而促进肝细胞分泌，起到利胆排石的作用；此外，还通过降低胆汁黏度以及游离胆红素、钙、β-葡萄糖醛酸酶浓度，防止胆色素结石核心的形成和结石的增大。广金钱草治疗胆石症的作用机制是增加血浆胆囊收缩素从而收缩胆囊、增加胆汁分泌和扩张奥迪括约肌。

临床上使用金钱草、鸡内金二者合理配伍有显著的化石消坚作用，增强患者体质，减少复发的风险。有增强胆囊收缩、胆汁分泌和排泄的作用，排石、溶石效果显著。余师将两药配伍使用，主要用于肝癌、胆管癌等伴有黄疸症状的患者，具有较好疗效。

（吴国琳　熊福林　李天一　普兴宏）

第三章

余国友治疗消化系统肿瘤医案选

第一节 食 管 癌

一、概　述

（一）食管癌流行病学

食管癌是主要起源于食管上皮和柱状上皮的恶性肿瘤，其中，食管鳞癌约占90%，食管腺癌约占10%。我国是食管癌高发区，食管癌死亡率在我国农村居所有癌症死亡率的第二位，仅次于胃癌。我国的食管癌患者大多数在 40 岁以后发病，且发病率随年龄的增加而增加。死亡率亦随着年龄的增加而增加，50～69 岁年龄组的病死率占病死总数的 60%。我国食管癌高发区域广，年死亡率超过 100/10 万以上者有 19 个县市，年死亡率最高者达303.37/10 万人，危害极大。

中医古籍虽无食管癌的病名，但是古代文献所描述的"噎膈"与食管癌十分相似。早在秦汉时期就有对其流行及有关发病因素的叙述，如《素问·阴阳别论》说"三阳结谓之隔"；《素问·至真要大论》"饮食不下，膈咽不通，食则呕"；《素问·通评虚实论》"隔塞闭绝，上下不通，则暴忧之病也"。认为本病与津液及情志有关，并指出其病位在胃："食饮不下，膈塞不通，邪在胃脘"。《太平圣惠方》对其病因进行了确切的描述："寒温失宜，食饮乖度，或忧怒气逆，思虑伤心，致使阴阳不和，胸膈痞塞，故名膈气也。"关于其病机，《景岳全书·噎膈》指出："必以忧愁思虑，积劳积郁，或酒色过度，损伤而成。"宋代《济生方》对噎膈症状描述颇为详尽："其为病也，令人胸膈痞闷，呕逆噎塞、妨碍饮食，胸痛彻背，或肋下支满、咽噎气不舒。"明代赵献可将噎膈描述为"噎膈者，饥欲得食，但噎塞迎逆于咽喉胸膈之间，在胃口之上，未曾入胃即带痰而出"。从以上描述的病状来看，噎、膈分别与食管癌、贲门癌有十分相似之处。

（二）病因病理

1. 病因

目前，食管癌的病因还没有完全了解，根据已有资料分析，食管癌不是单一因素引起的疾病，而是多因素综合作用的结果。

（1）亚硝胺　亚硝胺类是被公认的化学致癌物质，其包括：硝酸盐、亚硝酸盐、二级或三级胺等，在高发地区普遍存在于饮水与食物中。

（2）真菌　食用霉变食物可诱发动物上消化系统癌变，真菌与亚硝胺有协同促癌作用。在食管原位癌旁增生上皮内可分离出白色念珠球菌的纯株，故食管真菌病可能是食管癌的癌前期病变之一。

（3）食管壁的损伤　过热食物、刺激性食物、粗糙食物及进食过快等长期刺激食管上皮而造成慢性炎症、糜烂、增生、溃疡而诱发癌变。

（4）营养不良和微量元素缺乏　无论国内外，食管癌高发区都在贫困不发达、自然条件差、水资源少、物产不丰的地区。饮食中缺乏维生素、蛋白质，另外，必需脂肪酸及氟、硼、镁含量低均与食管癌的发生间接相关。

（5）食管慢性炎症　长期食管慢性炎症与癌变有密切关系。普查中发现食管癌高发区，食管慢性炎症发病率也高。

（6）饮酒　酒本身并未证明有致癌性，但有促癌作用，并可作为致癌物质的溶剂，高浓度酒可直接破坏食管黏膜，为致癌物质创造条件。大量饮酒者比基本不饮酒者，食管癌发病率增加 50 倍。而酗酒、嗜烟者比既不饮酒又不吸烟者高出 156 倍。

（7）吸烟　吸烟是一种主要的致癌因素。烟雾和焦油中含有多种致癌物，如苯并芘等亚硝胺或亚硝胺前体。吸烟与食管癌呈正相关，在流行病学调查中，吸烟量多者比基本不吸烟者发病率要高出 7 倍。

（8）遗传因素　食管癌患者有明显的家族聚集性。在我国高发区本病有阳性家族史者近 25%～50%，其中父系最高，母系次之，旁系最低。流行病学调查发现某县高发区居民迁至他县后，其发病率与死亡率仍保持较高水平。

2. 病理

（1）组织学分类　可分为鳞癌、腺癌、腺棘癌、小细胞未分化癌和癌肉瘤，其中鳞癌约占 90%，一般临床治疗方案及预后均以此为准。根据癌细胞分化程度分为 Ⅰ、Ⅱ、Ⅲ 级，本病可分布于食管任何部位，以食管中段为最多，其次为下段，发病在上段者最少。腺癌约占 5%，主要来源于黏膜上皮，部分起源于食管黏膜腺，其中在食管与贲门相连处，很难与贲门癌具体区分，治疗上与鳞癌有所不同。腺棘癌、未分化癌及癌肉瘤均很少见。前者又称黏液表皮样癌，内有鳞癌和腺癌两种结构。未分化癌在食管内罕见，但恶性程度很高。癌肉瘤是源于上皮与间叶组织，有癌与肉瘤的成分，一般预后较好。

（2）病理形态分型

1）早期食管癌：分为隐伏型（充血型）、糜烂型、斑块型和乳头型，其中隐伏型是食管癌最初期阶段，为原位癌；斑块或糜烂有半数在 2cm 以上侵犯食管全部或大部周径者为早期浸润癌，乳头型相对较晚。

2）中晚期食管癌：病理上可分为 5 个类型：髓质型、蕈伞型、溃疡型、缩窄型和腔内型。髓质型较常见，因常有较明显外侵，手术切除率较低，外科治疗预后较差，放、化疗效果中等，复发率也高。蕈伞型比较常见，由于外侵常不明显而有较高的手术切除率，对射线敏感度较高，放疗或化疗效果比较满意。溃疡型比较少见，切除率中等，本类型有穿孔危险，化疗效果较好。缩窄型比较少见，典型硬癌，切除可能性一般。从外科手术治疗效果看，缩窄型最差，其次为髓质型和溃疡型，蕈伞型和腔内型效果较好。

3. 转移复发趋势

（1）局部蔓延　中晚期食管癌，癌块大多侵及深肌层乃至侵出食管壁外，癌发部位不同：中段可侵入气管，形成结节状肿块，或有的与气管相通，形成食管气管瘘、食管肺间瘘；上段食管癌侵犯气管高达 62.5%，蔓延倾向及转移较中下段大。

（2）淋巴源性转移　早期食管限于黏膜下层者淋巴结转移比侵犯到肌层者少。切除标本见局部淋巴结转移者仍有超过 40%。而中、晚期的淋巴结转移超过 70%。一般上段食管癌主要侵犯食管旁、喉后、颈深与锁骨上淋巴结，如出现声音嘶哑，则大多为转移淋巴结压迫喉返神经。

（3）血源性远处转移　确诊时发现有远处转移者达 30%～50%；转移至肺者最多，达 20%～30%；其次为肝，达 14%～23%；骨、肾、肾上腺、脑也分别有 8.2%、8.25%、6.4% 及 1.8% 的转移。

（三）临床表现

1. 症状

（1）早期症状　症状一般较轻，持续时间较短，常反复出现，时轻时重，可有无症状的间歇期。主要症状是胸骨后不适、烧灼感或疼痛，食物通过时局部有异物感或摩擦感，时有吞咽食物在某个部位有停滞感或轻度梗阻感，下段癌还可以引起剑突下或上腹部不适、呃逆、嗳气等。

（2）中期症状　其表现为持续性、进行性吞咽困难，开始吃干食受阻，以后出现半流食，或流食下咽困难，可伴体重下降、消瘦等。

（3）晚期症状　病情严重，患者进行性消瘦，呈恶病质，同时可有发热、胸痛、呕血或便血等表现，并可触及锁骨上肿大淋巴结。

2. 体征

早期体征可缺如，晚期则可出现消瘦、贫血、营养不良、脱水或恶病质等体征。当癌肿转移时，可触及肿大而坚硬的浅表淋巴结，或肿大而有结节的肝脏。

（四）临床诊断

1. 肿瘤标志物

食管癌的发生发展及治疗康复过程中，未发现特异或敏感的肿瘤标志物提示病情状况。临床上食管癌相关的肿瘤标志物有 CEA、p53、CerB-2、SCG，无特异性。

2. 影像学诊断

（1）食管 X 线钡餐造影检查　早期食管癌 X 线钡餐造影的征象有：黏膜皱襞增粗，迂曲如虚线状中断，或食管边缘毛刺状；小充盈缺损；小溃疡龛影；局限性管壁僵硬或有钡剂滞留。中晚期病例可见病变处管腔内不规则狭窄，充盈缺损、管壁蠕动消失、黏膜紊乱以及腔内型巨大充盈缺损而管腔变宽的矛盾现象，其近端有轻至中度的扩张和钡剂滞留。

（2）食管拉网脱落细胞检查　将双腔塑料管线套网气囊细胞采集器吞入食管内，通过病变处后充气膨胀气囊，再缓缓拉出气囊。取套网擦取物涂片作细胞学检查，阳性率可达90%以上，常能发现一些早期病例。方法简便，病人痛苦小，准确率高，是门诊检查和大规模普查的重要检查方法。

（3）食管 CT 扫描　了解癌与邻近器官的关系及纵隔和腹腔转移情况。CT 扫描可充分显示食管癌病灶大小，肿瘤外侵范围及程度，有助于确定外科手术方式，放疗的靶区及放疗计划。但 CT 扫描难以发现早期食管癌。

（4）内镜检查　由于纤维内镜具有可弯曲、光源良好、视野广泛清晰等优点，加之近来发展的电子内镜可按图像显示仪，能极清晰地显示病变，使直观诊断跨越到观、显、录、印的现代诊断手段，所以被广泛应用。近年内镜技术已发展到集诊断、治疗于一体的一个新的医学高度，它除了用于辅助诊断外，对于吻合口狭窄的扩张治疗，吻合口病变的监测，肿瘤复发或不能手术的肿瘤病灶的局部治疗，包括激光、局部性注射化疗药物、内照射治疗等，均起到积极作用。

（5）内镜超声波扫描可了解肿瘤管壁和腔外的情况，有助于临床分期，对手术的估计，术后复发和疗效评定。

二、食管癌中医辨证论治

（一）证候病机

1. 痰气郁结，交阻食管，忧思伤脾

思则气结，脾伤则水湿不运，滋生痰浊；或饮食所伤，脾虚酿湿成痰；忧怒则伤肝，肝伤则气郁，而致痰气搏结，阻于食管，出现吞咽梗阻，胸膈痞满，甚则疼痛；情志所伤，肝脾气结，故情绪舒畅时可减轻；气滞痰阻，胃失和降，故伴嗳气呃逆，呕吐痰涎；气结津不上承，故口干咽燥；舌偏红，苔薄腻，脉弦滑，为气郁痰阻，兼有郁热伤津之象。在痰气交阻的基础上，因气滞而血行不畅，因痰阻而脉道不利，或痰热伤津，血燥而凝，均可产生瘀血内结，阻滞食管，食管狭窄，而见吞咽梗阻，饮食难下，或食入即吐，甚至水饮难进；瘀血内阻，故胸膈疼痛，固定不移；若络伤血溢，则见呕吐物如赤豆汁，或便血；由于病久，阴血更伤，肠失润泽，故大便坚如羊屎；因饮食不入，生化乏源，气血不能充养肌肤形体，故肌肤枯燥，形体消瘦，面色晦滞；舌紫暗，或舌红少津，脉细涩，为血亏瘀结之征。

2. 邪郁化火，津亏血燥

气郁化火，或痰瘀生热，或过食辛香燥热之品，胃肠积热，而可致火热伤津，津亏液耗，食管失于濡养；或房劳年老，肾阴不足，失于濡养，食管干涩，故造成吞咽困难梗涩而痛，食物难进，水饮可下；胃肠津亏热结，故口干舌燥，大便干结；化源告竭，累及肝肾，肝血肾精交亏，故五心烦热，形体消瘦，肌肤枯燥；舌质红，或有裂纹，脉弦细数，均属津亏内热之候。

3. 阴损及阳，气虚阳微

病变进展，由阴损以致阳衰，则肾之精气并耗，脾之生化耗竭。脾胃阳气虚衰，饮食无以受纳和运化，津液输布无权，而见长期吞咽受阻，饮食不下，泛吐清涎；脾肾俱败，蒸化失司，故精神疲惫，面浮足肿，腹胀便溏；面色苍白，形寒气短，舌淡苔白，脉细弱，均属气虚阳微之证。

总之，食管癌病位在食管，属胃气所主，故其病变脏腑关键在胃，并涉及肝、脾、肾三脏。病理因素主要为痰瘀与气结。病理性质为本虚标实，所谓本虚，系指阴津损伤以致阴津干涸，严重者为气虚阳微。标实乃气滞、痰火、血瘀阻塞食管，食管狭窄，故《古今医案按》引叶天士谓："食管窄隘使然。"标本之间又互相影响，促进病情的深入发展，初期以痰气交阻为主，继则瘀血内结，痰、气、瘀三者交互搏结，久则化火化热，津亏液耗，终则阴损及阳，而致气虚阳微。而津亏、气耗又可加重痰瘀，使虚实之间交结错杂，病变深重难治。

（二）辨证论治

1. 痰气交阻

主证：吞咽困难，胸膈痞满，甚则疼痛，情志舒畅可稍减轻，嗳气呃逆，呕吐痰涎，苔薄腻，脉弦滑。

治法：开郁化痰，降气润燥。

方药：启膈散加减。药用郁金、砂仁、沙参、贝母、茯苓、半夏、丹参、陈皮等。

2. 津亏热结

主证：吞咽梗涩，胸膈胀痛，水饮可下，食物难进，形体消瘦，肌肤枯燥，口干咽燥，大便干结，五心烦热，舌质红，或有裂纹，脉弦细数。

治法：滋养津液，泻热散结。

方药：沙参麦冬汤加减。药用沙参、麦冬、玉竹、天花粉、扁豆、生地、石斛、玄参等。

3. 瘀血内结

主证：吞咽梗阻，胸膈疼痛，痛有定处，饮食难下，或食入即吐，甚至水饮难进，面色晦滞，形体消瘦，肌肤枯燥，大便坚如羊屎，或呕吐物如赤豆汁，或便血，舌紫暗，或舌红少津，脉细涩。

治法：破结化瘀，滋阴养血。

方药：通幽汤加减。药用桃仁、地黄、当归、槟榔、升麻、贝母、瓜蒌等。

4. 气虚阳微

主证：长期吞咽受阻，饮食不下，面色㿠白，精神疲惫，形寒气短，面浮足肿，泛吐清涎，腹胀便溏，舌淡苔白，脉细弱。

治法：温补脾肾，益气回阳

方药：可用补气运脾汤合右归丸加减。药用黄芪、党参、附子、茯苓、菟丝子、熟地、枸杞、山茱萸、白术、砂仁、陈皮、半夏、旋覆花等。

随症加减：若痰涎甚，可加陈皮、旋覆花；若气郁化火、心烦口干，可加栀子、黄连、山豆根；若津伤便秘，可加火麻仁、全瓜蒌；若服药即吐，难以下咽，可加姜半夏、竹茹等。

三、余国友诊治食管癌经验及认识

（一）余国友对食管癌诊疗的认识

1. 西医治疗概要

食管癌是一种恶性程度较高的癌种，临床上容易发生扩散和转移，由于细胞学上的特点，全身化疗不佳，而临床上食管癌早期检出率很低，绝大多数发现时已为中、晚期，其中多数虽能切除，手术时癌多长达 3～5cm 或更长，侵犯食管壁已很深乃至侵出食管壁外与周围组织器官粘连，难以彻底切除，故 5 年生存率只有 30%左右。而欧美文献显示只达到 5%～15%，日本文献显示最高达 23%。

早期食管癌病变较局限，应力求手术切除，部分病亦可单纯放射治疗而治愈。早期食管癌术后 5 年生存率达 90%。术后或放疗后辅以生物治疗和中药治疗巩固疗效，防止转移复发。

中期病人仍以手术为主。可以先放疗或化疗，或同时放化疗，再争取手术治疗或术后化疗、放疗，以提高切除率和远期疗效。病变有广泛转移或明显外侵，不能完全根治者，应争取姑息性切除，力求减少肿瘤残存体内，并结合放疗或适度化疗治疗，也可辅以生物治疗。

晚期病人以化疗和放疗为主，以延长生存期和提高生活质量。肿瘤已侵犯周围器官形成冻结状态，确定不能切除时，应根据病人吞咽困难程度考虑是否中止手术。对不能手术者，可做放疗以解除局部梗阻。也可以结合化疗、激光生物学治疗手段，中医中药此时也有很好的疗效。

食管下段癌有利于手术切除，上段和中段癌对放疗敏感，但放疗对缩窄型和深溃疡型癌效果不佳。对缩窄型病人可给腔内近距离放疗，腔内激光治疗或试用电化学治疗。为缓解吞咽困难症状，也可向腔内放置支架。对于那些全身状况差、营养不良、极度消瘦、糖尿病、冠心病、肝肾功能不全、多脏器转移或高龄患者，尽量少用放化疗等严重损害机体的治疗方法，转而应用中医中药，以提高人体对疾病的耐受性，增强体质，改善症状，延长生命，提高生存质量。

食管癌的西医治疗，手术是最主要的手段，不能手术者或行姑息术者可运用放射治疗。食管的鳞状细胞癌对放疗较敏感，局部疗效明显。而化疗因其对鳞状细胞癌的敏感度较差，目前仍不作主要治疗方案。在转移复发上以弥补手术、放疗之不足，且不宜疗程过多，通常主张 1～3 个疗程为宜。

2. 中医治疗概要

食管癌在中医病机上与胃、肝、脾、肾功能失调有密切关系，在病邪上又离不开痰、瘀，故临床上常见邪实而正虚之证。早期治疗当以祛邪为主，扶正为辅；缓解期在扶正时仍当顾及病邪的治疗。食管癌初期常以标实为主，主要为气、痰、瘀、毒内阻，每见多邪互结，以致食管狭窄，胃失和降；临床多见吞咽哽噎，甚至汤食难下，呕吐等症；治当理气、化痰、消瘀而除邪，和胃降逆，以调节脾胃升降，缓解饮食难下，呕吐等症状。后期由实转虚，津液枯槁，阴血亏虚，阴损及阳，脾肾之阳皆虚，治当滋阴补血，补气温阳；以治本为主，可酌情配以祛邪。总之，应强调标本兼治，且须注意治疗上不能过分急躁。例如，此病之本虽多为虚证，虚证的治疗虽常用健脾益气、补益肝肾之法，但也不能忽略胃津亏损，阴虚火旺的情况，因病久伤津而过分滋腻，恐碍胃气。

由于食管癌转移复发率高，中晚期的手术，化放疗效果又差，故食管癌的 5 年生存率较低。食管癌中晚期局部症状很突出，尤其是手术、放疗后局部狭窄造成的吞咽障碍更为常见。中医药不仅对改善局部症状有明显作用，而且对一些棘手的患者，标本兼治还可以有直接的疗效。此外，食管癌相当一部分患者中有营养不良、消瘦、体质虚弱，中医中药在改善体质增加营养方面也有相当优势。在手术放化疗期间采用中药治疗，特别是标本兼治，起到减毒、增效、增敏等作用；晚期多脏器转移的患者，由于放疗无法应用，化疗效果又欠佳，严重的毒副反应患者无法承受，此时中药顾本治标，常能缓解病情、提高生存质量、延长生存周期，甚至能抑制肿瘤生长，达到带瘤生存的目的。近数十年来，由于中医药在肿瘤领域的广泛应用，大大减少了食管癌的转移复发率，并使大多数晚期患者延长了生命，部分可完全康复。

在食管癌的手术和放化疗中应用中药辅助治疗不但提高了治疗效果，也明显减轻了它们的不良反应。对康复期、老年及晚期患者以中医药为主治疗也同样可取得较满意的疗效。在手术放疗过程中结合中药以提高疗效，减轻毒副反应。西医治疗结束后，后续的中医中药治疗很重要，可减少转移复发率。

此外，本病虽有气、痰、瘀、毒四邪内阻，但四者中，尤以痰结为主。故食管癌病人常见呕吐痰涎。痰涎是由癌的鳞状细胞所分泌，痰涎过多，局部管壁肥大增厚，管腔变窄受阻，吞咽障碍则明显。反之，病人症状减轻，饮食增加，局部病变易于控制。中医药减轻痰涎有一定效果。因此，化痰一法，在本病治疗中就常有特殊意义。

总之，中医治疗食管癌应以辨证与辨病相结合，整体与局部兼顾，治标与治本兼顾，应充分利用标本兼治减毒增效的优势，同时，不可大量运用以毒攻毒、清热解毒之药，也不可滥用益气补阳之品，当根据不同病情、不同阶段制定不同的治疗方案。

（二）余国友诊治食管癌经验

1. 中医治疗用药和禁忌经验

（1）放射治疗时的中医中药治疗　食管上段、中段癌以及手术困难者，目前常用放射治疗，中医认为放射治疗时射线易伤人体阴液，放射治疗可出现放射性食管炎，表现为局部疼痛，吞咽时加重，中药治疗常以养阴清热，理气止痛法。常用药物有沙参、麦冬、石斛、天花粉、郁金、瓜蒌、草河车、芦根等。由于放射治疗还可能引起骨髓抑制，出现白细胞或血小板减少，可采用益气健脾、滋补肝肾、补气养血等治疗法则，在放射治疗的同时配合活血化瘀中药如丹参、川芎、红花、三七等，能改善微循环，提高肿瘤对放射线的敏感性，提高放射治疗的效果。

（2）化疗时的中医中药治疗　食管癌以鳞状上皮癌为主，对化疗不敏感，疗效较差，化疗常用于无法手术、放疗及术后复发的病例。食管癌化疗时的中药治疗以减轻化疗的毒副作用为主要目的。常采用补益气血、健脾和胃、滋补肝肾等法。如八珍汤、益气养荣汤、六味地黄汤、参芪注射液等药物。可根据临床实际情况选用。但食管癌化疗方案中常用博来霉素或平阳霉素，有引起肺纤维化的可能。另外，联合化疗中常用的顺铂，有损伤肾功能的不良反应，除按要求大量输液以外，中药可加渗湿利尿之品，如猪苓、茯苓、车前子、车前草、泽泻等以减轻毒副作用。

（3）临床兼证的中医中药治疗

1）进食梗阻：临床中因手术放疗所致者，可通过西医的食管扩张缓解，而由肿瘤引起的梗阻，采用化痰散积、祛瘀消肿之法症状会有所减轻。方药：半夏、白芥子、代赭石、天龙、黄药子、苏梗、山慈菇、枳实、桔梗等；或用硼砂、礞石、冰片、火硝、沉香等药研末，温水服用，有软坚散结、祛瘀解毒的作用。

2）食管穿孔：有条件作食管修补术者当手术，临床很多已无法做修补术或瘘管比较局限而不作手术者，可用中药补瘘。补瘘方（上海民生中医肿瘤诊疗中心），药用白及、珍珠粉、海螵蛸、怀山药等，调成糊状，徐徐吞服，具有生肌敛孔作用。

3）胸腔胃的食物反流：食管癌手术后为胸腔胃，尤其食管下段癌，常出现胃、食管反流现象。症状为胸骨后烧灼痛或刺痛，严重可出现呕血。在中医仍属肝气犯胃所致，当重用左金丸加柴胡、金铃子、制半夏、黄芩、海螵蛸；有食滞者加入保和丸；湿重者加理气和中的香砂六君汤。

4）食管糜烂、溃疡：由于癌块的局部糜烂、溃疡、坏死、损伤血管而导致出血，临床非常常见。症见面色不华，大便隐血，经常弱阳性，痰涎中带血，甚则出现大出血的情况。在治疗上，有肝火犯胃和脾不统血之分。在止血之时，还当改善糜烂、溃疡、坏死、损伤血管的内环境。

（4）中医中药治疗禁忌　食管癌患者有阻塞或溃疡的，不宜盲目逼患者喝汤剂，以免诱发剧烈呛咳或穿孔，尤其是辛辣、大温和发散之药剂。

2. 整体调整

（1）纠正认知与心理治疗

1）许多患者文化水准不高，而过去的经历又让他们误以为噎膈（食管癌）就是死证，故许多人拒绝或放弃治疗。这是绝对错误的。其实，合理的综合治疗后，食管癌的生存率还是不低的。特别是近年来由于诊断技术和治疗方法的不断发展，食管癌通过中西医结合、扶正抗癌的运用，生存率有了明显的提高。因此，我们需要了解有关癌症知识，正确认识肿瘤，做到心中有底，采取相应措施，此外，我们还需树立信心，积极采取中西医结合的综合治疗措施。

2）部分食管癌患者会因错误认识而产生恐惧和绝望，特别是分化程度差或中晚期食管癌患者，甚至因绝望而拒绝治疗。这是一种常见的认知偏差，会严重影响正常的治疗效果。因此排除绝望忌医心理，树立战胜食管癌的信心，势在必行，要使他们摆脱肿瘤的阴影，采取积极的治疗措施而不能消极对待、轻言放弃，勇于面对现实，树立坚定信念，学会在困境中看到光明、看到自己的优势。

3）食管癌是一种需要长期治疗追随观察的疾病，往往需经过漫长的治疗过程，病情才能得以缓解或控制。在此期间，我们可以培养患者的兴趣，找乐趣保持心身开朗、愉悦，如下棋、聊天、看电视、集邮、养花等均能分散注意力，有利于养病，避免在家中胡思乱想。而保持后继治疗也尤其重要，因为手术、化疗、放疗等治疗后残留在体内的食管癌细胞经过一段潜伏时间后，可在一定的内因和外因作用下重新活跃增殖而复发，且很容易局部浸润或纵隔转移。

4）食管癌患者常性急，吃得快，喜食烫，且常抽烟嗜酒。有些患者一旦症状稳定，常又旧习复发，难以自控，不良生活习惯对本病的复发影响很大。因此，患者需要学会自我调控，放慢生活节奏，改变不良的生活和饮食习惯，要戒烟戒酒；禁食油煎、烧烤、腌制食品；避免进食酶变、发芽食物；生活起居要安排妥当，不能太过疲劳、适度休息，改变急躁易怒脾气。

（2）饮食调护治疗

1）饮食防治：食管癌的饮食治疗重在预防。注意防止粮食发霉，秋季收粮要快收快晒，加强保管，多吃新鲜蔬菜水果，改变不良的饮食习惯。要用漂白粉处理饮水，使水中亚硝酸盐含量减低，经常服用维生素C以减少胃内亚硝胺的形成。另外给蔬菜施肥时，要避免亚硝酸盐的积聚，可施钼肥。对有食管上皮细胞中度或重度增生者应给予维生素B_2，纠正维生素A缺乏，要尽量做到早检查、早诊断、早治疗。

2）饮食调护：治疗期间应给予清淡、营养丰富、易于消化的食物，并应注重食物的色、香、味、形，以增进食欲，保证营养；治疗间歇阶段则宜多给具有补血、补气作用的食品，以提高机体的抗病能力。

3）食管癌术后的饮食：手术后要禁止饮水一段时间。根据医嘱可以饮水时，可以喝少量的水，防止吻合口瘘。一般要在3天后进食。半流质阶段可稍长一些，不要急于过渡到普食。术后1～5天，病人刚好处在手术的创伤期，吻合口尚未愈合，胃肠功能也未很好恢复，消化功能差，其间只能采取鼻饲。鼻饲阶段可喂病人混合奶、菜汁、果汁、米汤等，注入量可由第一天的 500ml、分 2~3 次滴注，以后每天根据病人的耐量增加至 1500~2000ml。滴入时的温度以与体温近似为宜。要求鼻饲营养液尽量达到蛋白质、脂肪、碳水化合物、维生素、盐和水的比例适当。手术后的食管不同于正常食管，更应注意饮食卫生，避免食用刺激性食物及调料，食物不宜过热、过硬等，少量多餐。

4）放射治疗中及后期的饮食：放射治疗对食管黏膜会造成一定损伤，主要表现黏膜充血水肿，患者出现进食疼痛，这时可尽量扩大饮食范围，除油炸和甜食及医师出院时特别强调不能食用的食物外都可进食，但要注意细嚼慢咽，并可指导病人做一些适当的体力活动，以利消化吸收。注意饮食卫生，避免食用刺激性食物及调料，食物不宜过热、过硬等，做到少量多餐。

3. 社会家庭关爱

在食管癌病人的整个诊治和康复过程中，家属和社会的理解、关怀支持给病人希望和勇气。由于食管癌患者大多在疾病的折磨下变得急躁不安，家属要充分地理解和关爱。使患者消除孤独、自卑和绝望感，勇敢地面对自己，面对疾病、面对社会，使他们真正能从心理上摆脱肿瘤的阴影，融入到社会大家庭中。

四、典型病案

『病案 1』

患者，陆某，男，68 岁，浙江杭州人。

因"确诊食管癌 3 月余，放疗后 20 余天"于 2018 年 6 月 26 日就诊。2018 年 3 月 9 日胃镜提示：（食管）分化差的恶性肿瘤，倾向低分化鳞状细胞癌。后至浙江省肿瘤医院查 PET-CT：食管中下段管壁明显增厚，FDG 代谢异常增高，食管癌伴外侵考虑，颈胸部 CT：食管中段癌，伴两侧食管–气管沟、纵隔及右锁骨上多发淋巴结转移，右颈部占位灶。2018 年 3 月 23 日予 TP 方案化疗，2018 年 4 月 8 日起食管根治性放疗。刻下：咳嗽咳痰，咳白色泡沫痰，乏力，夜寐尚可，二便正常。无胸闷气急，无腹痛腹胀等不适。舌红苔白腻，脉细滑。

中医诊断：癌症（食管癌）。

中医辨证：痰湿凝结。

中医治法：燥湿化痰，益气散结。

处　　方：

制半夏 9g	陈皮 6g	白术 12g	茯苓 12g
胆南星 9g	薏苡仁 30g	厚朴 9g	白花蛇舌草 30g
白芥子 9g	苏子 12g	桔梗 9g	浙贝母 15g
枳壳 12g	生黄芪 30g	党参 15g	砂仁 6g（后下）

半枝莲 15g   款冬花 15g   紫菀 12g   甘草 6g

复诊（7月14日）：咳嗽咳痰较前减轻，痰少，能咳出，乏力较前好转，胃纳欠佳，大小便正常，舌红苔白，脉细滑。上方去胆南星，加焦神曲 15g、炒麦芽 30g。处方如下：

制半夏 9g   陈皮 6g   白术 12g   茯苓 12g

薏苡仁 30g   厚朴 9g   白芥子 9g   苏子 12g

桔梗 9g   浙贝母 15g   枳壳 12g   砂仁 6g（后下）

党参 15g   半枝莲 15g   款冬花 15g   紫菀 12g

白花蛇舌草 30g   焦神曲 15g   生黄芪 30g   炒麦芽 30g

甘草 6g

三诊（7月28日）：食管癌放疗近2个月，现患者诉胃纳体力尚可，偶有咳嗽咳痰，痰量少，无胸闷气急等不适，舌红苔薄白，脉细。上方去紫苏子、白芥子、款冬花、厚朴，加麦门冬 15g、知母 15g、北沙参 15g、石斛 12g。处方如下：

制半夏 9g   陈皮 6g   白术 12g   茯苓 12g

薏苡仁 30g   麦门冬 15g   知母 15g   白花蛇舌草 30g

北沙参 15g   石斛 12g   桔梗 9g   浙贝母 15g

党参 15g   枳壳 12g   生黄芪 30g   砂仁 6g（后下）

半枝莲 15g   紫菀 12g   焦神曲 15g   炒麦芽 30g

甘草 6g

按语　患者为老年男性，症见乏力，咳嗽咳痰，舌红苔白腻，脉细滑。病属中医"噎膈病，痰湿凝结证"。患者平素忧思过度，饮食不节，脾胃损伤，痰湿凝结，肺脏受困失养，故见咳嗽咳痰。舌红苔白腻，脉细滑皆为痰湿凝结证之象。

老师认为放射治疗时射线易伤人体气阴，该患者证属痰湿凝结，气阴两伤。中药以扶正祛邪，益气养阴散结法。方以"导痰汤加减"，佐以生黄芪、党参补气阴，半枝莲、白花蛇舌草抗癌消结。

『病案2』

患者，丁某，男，75岁，浙江杭州人。

患者因"进食梗阻感1年半，再发伴恶心呕吐1周"于2018年5月19日就诊。患者1年半前因出现进食梗阻感，胸骨后不适，嗳气呃逆等就诊，查胃镜：慢性浅表-萎缩性胃炎伴糜烂；食管黏膜糜烂。病理示：胃窦黏膜慢性炎，轻度活动性。食管中段鳞状上皮-重度异型增生。2017年1月行食管 ESD 术。刻下：进食梗阻感，恶心呕吐，食入即吐，呕吐物为食物，吐后症状稍缓解，偶有嗳气呃逆，烧心反酸，无腹痛腹胀，无腹泻便秘，无畏寒发热，无胸痛咯血等，舌淡苔白脉细。

中医诊断：癌症（食管癌）。

中医辨证：气虚阳微。

中医治法：益气健脾，升举清阳。

处　　方：

益黄芪 20g   党参 20g   白术 12g   茯苓 12g

　　瓦楞子 10g　　山慈菇 12g　　代赭石 15g　　旋覆花　15g（包煎）

　　升麻 6g　　　　当归 12g　　　陈皮 10g　　　柴胡 9g

　　海螵蛸 10g　　姜半夏 9g　　　莪术 12g　　　威灵仙 12g

　　生姜 6g　　　　炙甘草 6g

　　复诊（6月2日）：患者诉进食梗阻感稍有缓解，能进食半流质食物，偶有恶心，无呕吐、烧心、反酸等症状较前缓解，舌淡苔白脉细。续原方不变，处方如下：

　　黄芪 20g　　　　党参 20g　　　白术 12g　　　茯苓 12g

　　瓦楞子 10g　　山慈菇 12g　　代赭石 15g　　旋覆花　15g（包煎）

　　升麻 6g　　　　当归 12g　　　陈皮 10g　　　柴胡 9g

　　海螵蛸 10g　　姜半夏 9g　　　莪术 12g　　　威灵仙 12g

　　生姜 6g　　　　炙甘草 6g

　　三诊（6月16日）：患者现能进食半碗米饭，无明显烧心感，偶有反酸嗳气，偶感恶心，无呕吐，无腹痛腹泻，无畏寒发热等不适，舌淡苔白脉细。上药服1月余，患者已明显好转，一餐能进食半碗米饭，一个馒头，无明显恶心呕吐，无反酸嗳气等不适，上方去山慈菇。处方如下：

　　黄芪 20g　　　　党参 20g　　　白术 12g　　　茯苓 12g

　　瓦楞子 10g　　生姜 6g　　　　代赭石 15g　　旋覆花　15g（包煎）

　　升麻 6g　　　　当归 12g　　　陈皮 10g　　　柴胡 9g

　　海螵蛸 10g　　姜半夏 9g　　　莪术 12g　　　威灵仙 12g

　　炙甘草 6g

　　按语　老师认为患者大病后脾胃受损，痰湿内生，痰气内结于食管，见吞咽困难，故予半夏、生姜、陈皮、旋覆花、代赭石等和胃降逆止；气机上逆则见烧心反酸，中医仍属肝气犯胃所致，故予瓦楞子、海螵蛸制酸，配合柴胡、半夏、陈皮疏肝理气，和胃止痛；舌淡苔白脉细见脾气虚阳微征象，属中医"噎膈病，气虚阳微证"。当用黄芪、党参、白术、茯苓、柴胡、升麻等健脾升阳。噎膈病因痰瘀交结、阻隔食管所致，用威灵仙、莪术、山慈菇软坚散结化瘀。

『病案 3』

　　患者，程某，男，65岁，浙江杭州人。

　　患者因"食管癌术后26天，恶心呕吐1周"于2017年12月4日就诊。2017年10月因出现进食后胸骨后上端梗阻感就诊，胃镜提示：食管上端癌。病理示：高中分化鳞状细胞癌。2017年11月8日行"食管恶性肿瘤扩大切除术+梨状窝癌切除术+喉功能重建+带蒂肌瓣修复+双侧颈部淋巴结清扫术+气管切开术+胃代食管再造术+空肠造瘘术"，术后病理：（食管）溃疡型中-低分化鳞状细胞癌伴淋巴结转移性癌，大小 6.5cm×2.0cm×1.7cm，术后出现肺不张，予胸水引流、抗感染、止血、止痛、护胃等对症处理。刻下：进食后恶心呕吐明显，乏力，无腹痛腹胀，无发热寒战等不适。舌红苔少，脉细。

　　中医诊断：癌症（食管癌）。

　　中医辨证：气滞痰结，热结伤阴。

中医治法：降逆止呕，养阴散结。

处　方：

北沙参 15g	天花粉 15g	天冬 15g	麦冬 15g
玄参 12g	半夏 9g	竹茹 10g	威灵仙 12g
八月札 12g	苏梗 9g	莪术 12g	石见穿 9g
半枝莲 15g	茯苓 15g	薏苡仁 30g	旋覆花 15g（包煎）
黄连 9g	吴茱萸 3g	鸡血藤 24g	白花蛇舌草 30g
海螵蛸 9g	女贞子 12g	桑椹 12g	猫爪草 15g
猫人参 15g			

复诊（12 月 18 日）：患者诉恶心呕吐明显缓解，有乏力，大便正常。舌红苔少，脉细。按照原方治疗，处方如下：

北沙参 15g	天花粉 15g	天冬 15g	麦冬 15g
玄参 12g	半夏 9g	竹茹 10g	威灵仙 12g
八月札 12g	苏梗 9g	莪术 12g	石见穿 9g
半枝莲 15g	茯苓 15g	薏苡仁 30g	旋覆花 15g（包煎）
黄连 9g	吴茱萸 3g	鸡血藤 24g	白花蛇舌草 30g
海螵蛸 9g	女贞子 12g	桑椹 12g	猫爪草 15g
猫人参 15g			

三诊（2018 年 1 月 12 日）：患者诉恶心呕吐不明显，乏力好转，大便通畅，舌红苔薄白，脉细。去黄连、吴茱萸，处方如下：

北沙参 15g	天花粉 15g	天冬 15g	麦冬 15g
玄参 12g	半夏 9g	竹茹 10g	威灵仙 12g
八月札 12g	苏梗 9g	莪术 12g	石见穿 9g
半枝莲 15g	茯苓 15g	薏苡仁 30g	旋覆花 15g（包煎）
鸡血藤 24g	海螵蛸 9g	女贞子 12g	桑椹 12g
猫爪草 15g	猫人参 15g	白花蛇舌草 30g	

按语 余老师认为：患者男性，食管癌术后 26 天，恶心呕吐 1 周，乏力，无腹痛腹胀，无发热寒战等不适，舌红苔少，脉细。病属中医"噎膈病"。患者术后不久，脾胃损伤，运化失常，胃阴亏耗，胃失润降故进食后恶心呕吐明显，乏力。证属气滞痰结、热结伤阴。取法降逆止呕、养阴散结。治疗采用半夏、竹茹、旋覆花、左金丸等降逆止呕，石见穿、白花蛇舌草、半枝莲、莪术、猫人参、茯苓、薏苡仁、威灵仙等活血散结，北沙参、麦冬、天冬、天花粉、玄参等益胃养阴。

『 **病案 4** 』

患者，麻某，女，61 岁，浙江杭州人。

患者因"确诊食管癌 11 月余，进食梗阻感 1 月"于 2018 年 4 月 16 日就诊。11 个月前在某医院体检查胃镜示：食管癌，病理"低分化鳞癌"，后化疗 4 次，放疗 1 次，因不良反应未进一步化疗。刻下：进食梗阻感，进食后呕吐，偶有咳嗽咳痰，痰白，不能自咳，有低热，无畏寒寒战，无胸闷气急胸痛等不适。舌淡苔白脉细弱。

　　中医诊断：癌症（食管癌）。

　　中医辨证：气虚阳微，痰浊阻肺。

　　中医治法：温补脾阳，降逆化痰。

　　处　　方：

生黄芪 30g	炒党参 15g	炒白术 10g	茯苓 10g
制半夏 9g	炒陈皮 6g	浙贝母 15g	阳春砂 6g（后下）
苏子 9g	桔梗 9g	代赭石 15g	旋覆花 10g（包煎）
白芥子 9g	鱼腥草 30g	莪术 12g	苏梗 12g
金荞麦 15g	威灵仙 12g	桑白皮 12g	地骨皮 12g
大枣 3 枚	甘草 6g		

　　复诊（4 月 23 日）：患者诉食后呕吐较前好转，低热已除，可进食少量流质食物，仍有咳嗽咳痰，痰白量少，易咳出、舌淡苔薄，脉细弱。上方去桑白皮、地骨皮，加焦神曲 15g、炒麦芽 30g、炒谷芽 30g。处方如下：

生黄芪 30g	炒党参 15g	炒白术 10g	茯苓 10g
制半夏 9g	炒陈皮 6g	代赭石 15g	旋覆花 10g（包煎）
苏子 9g	白芥子 9g	桔梗 9g	阳春砂 6g（后下）
浙贝母 15g	鱼腥草 30g	金荞麦 15g	威灵仙 12g
苏梗 12g	莪术 12g	焦神曲 15g	炒麦芽 30g
炒谷芽 30g	大枣 3 枚	甘草 6g	

　　三诊（5 月 28 日）：患者服用上方 1 月余。诉诸恙好转，现每顿能吃 1 个馒头 1 碗面，咽下慢，饮食在入胃时感到滞涩，不易消化，精神较前明显好转。上方去苏子、白芥子、桔梗、浙贝母、鱼腥草、金荞麦。加炙鸡内金 10g、佛手 12g、枳壳 12g。处方如下：

生黄芪 30g	炒党参 15g	炒白术 10g	茯苓 10g
制半夏 9g	炒陈皮 6g	代赭石 15g	旋覆花 10g（包煎）
苏梗 12g	莪术 12g	威灵仙 12g	阳春砂 6g（后下）
炙鸡内金 10g	佛手 12g	枳壳 12g	焦神曲 15g
炒麦芽 30g	炒谷芽 30g	大枣 3 枚	甘草 6g

　　按语　患者平素饮食不节，脾胃受损，痰湿内生，痰气内结于食管，则见进食后梗阻感；气机上逆则见呃逆，呕吐；舌淡苔白，脉细弱，均为气虚阳微征象，证属中医"噎膈病，气虚阳微证"。术后化疗、放疗出现不良反应。大病未愈，伤及"娇脏"，致痰浊阻肺之证。拟温补脾肾、降逆化痰之法治之。故老师用补气运脾汤加减以补气健脾运中，旋覆代赭汤加减以降逆止呕，三子养亲汤加减降气化痰。

『病案 5』

　　患者，黄某，女，71 岁。浙江杭州人。

　　患者因"食管癌放射疗法 4 月余"于 2014 年 3 月 8 日就诊。食管片示：颈下段食管局部肿胀，伴充盈缺损，直径约 5cm，拉网涂片找到癌细胞。食管镜示：食管上段恶性肿瘤。刻下：吞咽时胸背部疼痛，口干，咽部不适，神疲乏力，时有胃脘不适，胃纳差，大便偏干，舌红苔少，脉细弦。

中医诊断：癌症（食管癌）。

中医辨证：气阴两虚。

中医治法：益气养阴，清热解毒。

处　方：

生黄芪 30g	太子参 15g	白术 15g	茯苓 15g
浙贝母 10g	石见穿 30g	威灵仙 30g	生地黄 15g
石斛 12g	北沙参 15g	天花粉 15g	枸杞子 12g
白芍 30g	苏梗 12g	佛手 9g	枳壳 12g
玄参 30g	薏苡仁 30g	女贞子 12g	徐长卿 15g
炒麦芽 30g	炒谷芽 30g	甘草 6g	

复诊（3月24日）：患者吞咽时仍有胸背部疼痛，口干较前缓解，稍感乏力，胃纳较前好转，二便尚可，舌红苔少，脉细弦。上方加鸡内金。处方如下：

生黄芪 30g	太子参 15g	白术 15g	茯苓 15g
浙贝母 10g	石见穿 30g	威灵仙 30g	生地黄 15g
石斛 12g	北沙参 15g	天花粉 15g	枸杞子 12g
白芍 30g	苏梗 12g	佛手 9g	枳壳 12g
玄参 30g	薏苡仁 30g	女贞子 12g	徐长卿 15g
炒麦芽 30g	炒谷芽 30g	炙鸡内金 15g	甘草 6g

三诊（4月8日）：患者胸背部疼痛有所缓解，口干明显好转，体力恢复，胃纳及二便尚可，舌红苔薄，脉细。上方去鸡内金，加白花蛇舌草。处方如下：

生黄芪 30g	太子参 15g	白术 15g	茯苓 15g
浙贝母 10g	石见穿 30g	威灵仙 30g	生地黄 15g
石斛 12g	北沙参 15g	天花粉 15g	枸杞子 12g
白芍 30g	苏梗 12g	佛手 9g	枳壳 12g
玄参 30g	薏苡仁 30g	女贞子 12g	白花蛇舌草 30g
徐长卿 15g	炒麦芽 30g	炒谷芽 30g	甘草 6g

按语　患者为老年女性，属"噎膈病，气阴两虚证"，以黄芪、太子参、白术、茯苓益气健脾；玄参、石斛等清热解毒，养阴生津，缓解放射性食管炎；苏梗芳香通络，使药力能入食管；另用浙贝母、石见穿等软坚散结、祛痰化结来抗癌，以防复发。白芍、甘草缓急止痛。

老师认为，食管癌以手术、放疗为主要治疗手段。在食管癌的发生发展过程中，梗阻是较常见的症状，中医往往辨证为气滞痰结、气痰互阻，可以用开郁降气、化痰散结的方法改善症状，并配合手术、放疗等。也有少部分患者是阴津枯竭，多数属晚期的患者，可能需要补阴增液来挽救。手术、放疗后的食管癌辨证治疗通常由于手术的失血、放疗的火毒会造成气阴、津液的损伤，所以要在具体治疗中适当加用益气养阴增液的中药来增强患者的体质。食管癌放疗后，用中药调理能提高患者自身的体质和免疫力，改善津伤液亏造成的不适、疼痛等症状，改善生活质量。

『病案 6』

患者，王某，男，67 岁，浙江杭州人。

因"确诊食管癌 4 年余"于 2016 年 12 月 15 日就诊。患者 4 年前出现吞咽困难，当地医院胃镜病理示：食管鳞状细胞癌，2012 年 10 月 16 日—2013 年 2 月 6 日行 6 周期"TPF"方案化疗，疗效评价：PR（部分缓解）。后行放疗。2013 年 12 月 6 日 CT 示：两侧颈根部多发淋巴结转移考虑，右颈总静脉受压狭窄。考虑复发，12 月 7 日起，行"NDP"联合"S-1"方案化疗 4 周期，出现Ⅳ度骨髓抑制。后就诊于浙江省肿瘤医院行放疗。2015 年 3 月复查胃镜提示：肿瘤复发，病理示：鳞状细胞癌（中分化）。3 月 13 日起行"FOLFIRI"方案化疗 8 周。10 月 6 日复查胃镜提示：食管癌放疗后，贲门肿瘤伴狭窄，遂行"紫杉醇"120mg，化疗 1 周期，后于 2015 年 11 月 3 日，12 月 11 日，2016 年 1 月 8 日，2 月 5 日行"紫杉醇"120mg，化疗 4 周期。刻下：咳嗽咳痰，食后偶有恶心，呕吐痰涎，乏力，右肩部刺痛麻木，无发热畏寒，无吞咽困难等不适，舌红苔少，脉细数。

中医诊断：癌症（食管癌）。

中医辨证：气阴两虚。

中医治法：益气养阴散结。

处　　方：

北沙参 15g	玉竹 15g	桑叶 12g	麦冬 15g
石斛 12g	天花粉 15g	半夏 9g	陈皮 6g
浙贝母 15g	桔梗 9g	代赭石 15g	旋覆花 15g（包煎）
黄芪 30g	太子参 20g	当归 10g	白花蛇舌草 30g
石见穿 12g	肿节风 12g	猫爪草 15g	七叶一枝花 12g
薏苡仁 30g	鸡血藤 24g	威灵仙 15g	大枣 3 枚
甘草 6g			

复诊（2017 年 1 月 3 日）：患者诉咳嗽咳痰好转，偶有恶心，呕吐痰涎，乏力，右肩部刺痛麻木，舌红苔少，脉细数。原方治疗，处方如下：

北沙参 15g	玉竹 15g	桑叶 12g	麦冬 15g
石斛 12g	天花粉 15g	半夏 9g	陈皮 6g
浙贝母 15g	桔梗 9g	代赭石 15g	旋覆花 15g（包煎）
黄芪 30g	太子参 20g	当归 10g	白花蛇舌草 30g
石见穿 12g	肿节风 12g	猫爪草 15g	七叶一枝花 12g
薏苡仁 30g	鸡血藤 24g	威灵仙 15g	大枣 3 枚
甘草 6g			

三诊（2017 年 2 月 1 日）：患者诉 PC 化疗出现放射性肺炎，反复发热，予激素治疗，美卓乐 16mg 每日 1 次，服用一周后减 12mg 每日 1 次，体温最高 39.2℃，咳嗽咳痰不多，无胸痛咯血等不适，舌红苔少，脉细。处方如下：

北沙参 15g	玄参 15g	石斛 12g	麦冬 15g
生黄芪 30g	生地黄 30g	天花粉 15g	芦根 30g

知母 15g	浙贝母 15g	半夏 9g	黄芩 9g
桑白皮 15g	桔梗 6g	薏苡仁 30g	桃仁 12g
紫苑 12g	太子参 15g	鱼腥草 30g	金荞麦 15g
石膏 30g	甘草 6g		

按语 患者为中老年男性，平素忧思过度，饮食不节，脾胃损伤，运化失司，气结痰凝，痰湿内生，从而久则成积，癌毒留滞食管。中医属"噎膈病，气阴两虚证"范畴。食管癌以鳞状上皮癌为主，对化疗不敏感，疗效较差，化疗常用于无法手术、放疗及术后复发的病例。

余师认为食管癌化疗时的中药治疗以减轻化疗的毒副作用为主要目的。常采用补益气血、健脾和胃、滋补肝肾等法。如八珍汤、益气养荣汤、六味地黄汤、参芪注射液等药物。可根据临床实际情况选用。该病人化疗后初诊及二诊以"沙参麦冬汤加减"益气养阴，佐以白花蛇舌草、七叶一枝花等抗肿瘤，三诊时出现放射性肺炎，反复发热，故以"沙参麦冬汤合白虎汤加减"清热养阴，祛瘀化痰。

『病案 7』

患者，赵某，男，80 岁，浙江杭州人。

因"进行性吞咽困难 2 月余"于 2017 年 7 月 4 日就诊。患者 2 月余前出现吞咽困难，进食米饭等干食后出现。刻下：进食米饭等干食后出现吞咽困难，时有进食后即可呕吐，吐出胃内容物，伴乏力，进食量明显减少，大便每日 2～3 次，多为黄色烂便，近半年体重下降 20 余斤。舌红苔少，脉细。

中医诊断：癌症（食管癌）。

中医辨证：气阴两虚，痰瘀互结。

中医治法：益气养阴，化痰散结。

处　　方：

北沙参 15g	麦冬 15g	葛根 12g	生黄芪 30g
太子参 15g	石斛 12g	旋覆花 15g（包煎）	代赭石 15g
竹茹 10g	半夏 9g	陈皮 6g	炒白术 12g
茯苓 12g	枳壳 12g	苏梗 9g	莪术 15g
威灵仙 15g	徐长卿 15g	黄连 9g	吴茱萸 1.5g
炒麦芽 30g	炒谷芽 30g	鸡内金 20g	豆蔻 6g（后下）
甘草 6g			

复诊（2017 年 07 月 11 日）：患者仍有吞咽困难，进食干食后偶有呕吐，乏力较前好转，二便畅。舌红苔白，脉细。处方如下：

北沙参 15g	麦冬 15g	葛根 12g	生黄芪 30g
太子参 15g	石斛 12g	旋覆花 15g（包煎）	代赭石 15g
竹茹 10g	半夏 9g	陈皮 6g	炒白术 12g
茯苓 12g	枳壳 12g	苏梗 9g	莪术 15g
威灵仙 15g	徐长卿 15g	黄连 9g	吴茱萸 1.5g

炒麦芽 30g　　炒谷芽 30g　　鸡内金 20g　　豆蔻 6g（后下）
甘草 6g

三诊（2017 年 8 月 11 日）：患者 8 月 5 日行胃镜检查示：胃炎，食管溃疡，食管癌可符，病理示鳞癌。现感进食梗阻感，神疲乏力，食后偶有呕吐，胃纳欠佳，大小便尚可，舌淡苔白脉细。处方如下：

生黄芪 30g　　党参 15g　　砂仁 6g（后下）　　白术 15g
茯苓 15g　　半夏 9g　　陈皮 6g　　浙贝母 15g
胆南星 9g　　威灵仙 15g　　徐长卿 15g　　莪术 15g
石斛 12g　　太子参 15g　　炒麦芽 30g　　炒谷芽 30g
生姜 3g　　枸杞子 12g　　当归 12g　　生地黄 12g
制黄精 15g　　焦神曲 15g　　甘草 6g

按语　患者老年男性，因"进行性吞咽困难 2 月余"就诊，现症：进食干食后出现吞咽困难，时有进食后呕吐，乏力，大便每日 2～3 次，多为黄色烂便，属中医"噎膈病，气阴两虚，痰瘀互结"范畴。治以益气养阴，化痰散结，拟"沙参麦冬汤"合"二陈汤"加减。三诊时，患者因年事已高，病情严重，未予手术及放化疗，体虚久病，脾胃运化失司，痰瘀互结，食管不畅，以"二陈汤"加威灵仙、徐长卿等化痰降递，黄芪、太子参、黄精、山药等益气养阴对症支持治疗。

『病案 8 』

刘某，男，67 岁。浙江杭州人。

患者因"确诊食管上段鳞癌进行放射治疗 3 个月"于 2013 年 4 月 5 日就诊。刻下：放射治疗后吞咽困难症状改善，能正常饮食，但吞咽时有疼痛感觉，影响食欲，舌红苔少，脉象细弱。

中医诊断：癌症（食管癌）。

中医辨证：气阴两虚。

中医治法：益气养阴，清热解毒。

处　　方：

黄芪 30g　　太子参 15g　　白术 15g　　茯苓 15g
玄参 15g　　土茯苓 30g　　浙贝母 10g　　石见穿 30g
威灵仙 30g　　生地黄 15g　　石斛 12g　　北沙参 15g
天花粉 15g　　枸杞子 12g　　女贞子 12g　　白芍 12g
苏梗 12g　　佛手 9g　　枳壳 12g　　徐长卿 15g
炒麦芽 30g　　炒谷芽 30g　　薏苡仁 30g　　甘草 6g

复诊（4 月 19 日）：吞咽困难症状改善，进食时稍感梗阻感，咽痛较前好转，舌红苔薄，脉细。上方去土茯苓，处方如下：

黄芪 30g　　太子参 15g　　白术 15g　　茯苓 15g
玄参 15g　　薏苡仁 30g　　浙贝母 10g　　石见穿 30g
威灵仙 30g　　生地黄 15g　　石斛 12g　　北沙参 15g

天花粉 15g	枸杞子 12g	女贞子 12g	白芍 12g
苏梗 12g	佛手 9g	枳壳 12g	徐长卿 15g
炒麦芽 30g	炒谷芽 30g	甘草 6g	

三诊（5 月 9 日）：21 剂后，症状明显改善，食管区疼痛已不复存在，体质渐复。原方续服。

黄芪 30g	太子参 15g	白术 15g	茯苓 15g
玄参 15g	薏苡仁 30g	浙贝母 10g	石见穿 30g
威灵仙 30g	生地黄 15g	石斛 12g	北沙参 15g
天花粉 15g	枸杞子 12g	女贞子 12g	白芍 12g
苏梗 12g	佛手 9g	枳壳 12g	徐长卿 15g
炒麦芽 30g	炒谷芽 30g	甘草 6g	

按语 余师认为，放射性食管炎是食管癌等肿瘤放射治疗后最常见的不良反应之一，主要症状为疼痛、干燥，中医辨证还是考虑热毒炽盛，灼伤食管，津液亏虚，失于濡养，正气匮乏，免疫低下，故一般均用益气养阴、增液清热的治疗原则。待食管得到濡养，恢复机制，则疼痛等症状也会消失。

本方以黄芪、太子参、白术、茯苓益气健脾；玄参、土茯苓等清热解毒，养阴生津，缓解放射性食管炎；苏梗芳香通络，使药力能入食管；另用浙贝母、石见穿等软坚散结、祛痰化结来抗癌，以防复发。

『病案 9』

患者，马某，男，70 岁，浙江杭州人。

因"进行性吞咽困难 2 月余"于 2018 年 5 月 21 日就诊。患者 2 月前出现吞咽困难，进食馒头、红薯等固体时明显，查胃镜示：食管癌胃底息肉，慢性浅表性胃炎伴糜烂。患者暂未确诊为食管癌，先行中医治疗。刻下：进食馒头、红薯等固体时感吞咽困难，进食半流质饮食尚可，伴烧心反酸，无恶心呕吐，无嗳气呃逆，无呕血黑便等，舌红少苔，脉细。

中医诊断：癌症（食管癌）。

中医辨证：津亏热结。

中医治法：滋养津液，泻热散结。

处　　方：

生地 30g	麦冬 15g	天花粉 15g	知母 15g
玄参 20g	桃仁 9g	红花 9g	当归 9g
川芎 9g	赤芍 12g	枳壳 12g	蜣螂虫 30g
苏梗 9g	胆南星 9g	浮石 15g	浙贝母 15g
海螵蛸 15g	威灵仙 9g	甘草 6g	

复诊（5 月 28 日）：仍感吞咽困难，进食半流质饮食尚可，无烧心反酸，无恶心呕吐，无嗳气呃逆，无呕血黑便等，舌红少苔，脉细。原方治疗，处方如下：

| 生地 30g | 麦冬 15g | 天花粉 15g | 知母 15g |
| 玄参 20g | 桃仁 9g | 红花 9g | 当归 9g |

川芎 9g	赤芍 12g	枳壳 12g	蜣螂虫 30g
苏梗 9g	胆南星 9g	浮石 15g	浙贝母 15g
海螵蛸 15g	威灵仙 9g	甘草 6g	

三诊（6月15日）：患者诉下午出现咯血，为鲜红色，5次，每次5ml，无恶心呕吐，无腹痛腹泻，无胸闷气急，2天前患者食管化疗后复查血常规提示白细胞减少，血小板105×10⁹/L。大便干，舌红苔少，脉细数。上方去桃仁、红花、赤芍、枳壳、蜣螂虫、苏梗、胆南星、浮石、浙贝母、海螵蛸、威灵仙，加石斛、太子参、女贞子、生黄芪、鸡血藤、枸杞子、制黄精、墨旱莲、北沙参、白及、仙鹤草，处方如下：

生地 30g	麦冬 15g	天花粉 15g	知母 15g
玄参 20g	当归 9g	川芎 6g	石斛 12g
制黄精 15g	墨旱莲 30g	北沙参 15g	白及 9g
太子参 15g	女贞子 12g	生黄芪 30g	仙鹤草 30g
鸡血藤 30g	枸杞子 15g	甘草 6g	

按语　患者老年男性，吞咽困难，烧心反酸，舌红苔少，脉细，属中医"噎膈病，津亏热结证"。患者2018年3月出现吞咽困难，进食馒头、红薯等固体时明显，烧心反酸，查胃镜示：食管癌胃底息肉，慢性浅表性胃炎伴糜烂。患者暂未确诊为食管癌，无恶心呕吐，无嗳气呃逆，无呕血黑便等，舌红少苔，脉细。以麦味地黄汤合血府逐瘀汤加减治疗近1月，患者烧心反酸症状较前有所改善，对原发疾病缺乏针对性疗效。三诊前患者明确诊断，化疗后出现咯血，白细胞及血小板减少，予以"麦味地黄汤加减"益气养阴，凉血止血。

『病案10』

患者，吴某，男，56岁，浙江杭州人。

患者因"食管上段鳞癌根治术45天"于2017年5月31日就诊。1年前出现上腹部不适，考虑食管恶性肿瘤，行手术治疗，病理示肉瘤（患者家属口述）。2017年3月出现下肢疼痛，检查后考虑骨转移，行"半骨盆切除、骨盆假体重建术"。2017年3月2日胸部CT：颈段食管癌术后改变，右侧胸腔胃伴周围肺组织膨胀不全；双肺、胸膜下多发小结节，考虑转移；2017年3月3日起予"安罗替尼12mg 每日一次"靶向治疗，其间因"中度贫血"予输红细胞3次改善贫血。术后（2017年5月20日）胃镜提示：食管早期ESD术后，食管上段黏膜隆起；慢性浅表性胃炎伴糜烂。刻下：吞咽干燥较粗食物时有一定困难，右手臂和腰部有皮疹，偶尔口唇干燥，二便尚可，乏力纳差，舌红苔白腻，脉沉细。

中医诊断：癌症（食管癌）。

中医辨证：脾胃虚弱。

中医治法：健脾益气，养血解毒。

处　方：

半夏 9g	陈皮 6g	党参 15g	浙贝母 10g
生地黄 15g	枸杞子 15g	鸡血藤 30g	白蒺藜 12g
赤芍 12g	香茶菜 15g	薏苡仁 30g	白花蛇舌草 30g

苏梗 10g	炒麦芽 30g	肿节风 12g	莪术 12g
徐长卿 15g	威灵仙 15g	土茯苓 30g	白豆蔻 6g（后下）
黄芪 30g	白术 15g	当归 12g	苦参 9g
甘草 6g			

复诊（6月14日）：患者诉吞咽干燥较粗食物时有一定困难好转，右手臂和腰部有皮疹，乏力纳差好转，二便尚可，舌红苔白腻，脉沉细。继续原方，处方如下：

半夏 9g	陈皮 6g	党参 15g	浙贝母 10g
生地黄 15g	枸杞子 15g	鸡血藤 30g	白蒺藜 12g
赤芍 12g	香茶菜 15g	薏苡仁 30g	白花蛇舌草 30g
苏梗 10g	炒麦芽 30g	肿节风 12g	莪术 12g
徐长卿 15g	威灵仙 15g	土茯苓 30g	白豆蔻 6g（后下）
黄芪 30g	白术 15g	当归 12g	苦参 9g
甘草 6g			

三诊（7月31日）：患者诉吞咽干燥较粗食物时有一定困难好转，右手臂和腰部有皮疹，乏力纳差明显好转，二便尚可，舌红苔白，脉沉细。上方去苦参，加桑椹。处方如下：

半夏 9g	陈皮 6g	党参 15g	浙贝母 10g
生地黄 15g	枸杞子 15g	鸡血藤 30g	白蒺藜 12g
赤芍 12g	香茶菜 15g	薏苡仁 30g	白花蛇舌草 30g
苏梗 10g	炒麦芽 30g	肿节风 12g	莪术 12g
徐长卿 15g	威灵仙 15g	土茯苓 30g	白豆蔻 6g（后下）
黄芪 30g	白术 15g	当归 12g	桑椹 12g
甘草 6g			

按语 余师认为：患者男性，病属祖国医学"噎膈，脾胃虚弱证"范畴。患者因"确诊食管上段鳞癌"于45天前行根治术。病理示肉瘤（患者家属口述）。出现右下肢、腰背部疼痛，考虑多发骨转移，双肺、胸膜下多发小结节，考虑转移；予"安罗替尼 12mg 每日 1 次"靶向治疗，其间"中度贫血"，术后（2017年5月20日）胃镜提示：慢性浅表性胃炎伴糜烂。刻下：吞咽干燥较粗食物时有一定困难，右手臂和腰部有皮疹，偶尔口唇干燥，二便尚可，乏力纳差，舌红苔白腻，脉沉细。患者病情较重，治疗复杂。中医采取健脾益气，养血解毒等对症治疗，拟六君子汤合当归饮子汤加减。

『病案 11』

患者，郑某，男性，63岁，浙江杭州人。

患者因"食管癌术后近4月，胸闷气急半月"于2018年4月2日就诊。患者2017年3月出现进食哽咽感，2017年11月14日胃镜：食管癌，病理：食管鳞状细胞癌。于2017年12月4日在全麻下行食管癌根治术，术后病理：食管溃疡型（瘤体 3.2cm×0.7cm）中分化鳞癌，浸润至外膜。放疗于2018年1月25日至3月9日进行，实际照射26次。1月前患者出现左腿、左髋部疼痛，查骨 ECT 考虑骨转移，予骨转移瘤放疗。3月18日出现胸闷气急、心悸、发热，查胸部 CT 示：双侧胸腔积液及心包积液，予对症处理好转。刻下：阵发性咳嗽咳痰，痰黄不易咳出，胸闷气急，动则加剧，无发热畏寒，无胸痛咯血，无腹痛腹泻等不适。舌红苔少而腻，脉细弦。

中医诊断：癌症（食管癌）。

中医辨证：阴津枯槁，痰热郁肺。

中医治法：滋阴润燥，清热化痰。

处　　方：

北沙参 15g	玉竹 10g	桑白皮 12g	麦冬 15g
制半夏 9g	竹茹 10g	炒枳实 10g	天花粉 15g
石斛 12g	黄芩 9g	知母 15g	浙贝母 15g
杏仁 9g	瓜蒌皮 12g	桔梗 9g	白花蛇舌草 30g
半枝莲 15g	鱼腥草 30g	薏苡仁 30g	化橘红 6g
苏子 9g	茯苓 12g	甘草 6g	

复诊（4月17日）：患者诉阵发性咳嗽咳痰明显好转，痰少易咳出，胸闷气急好转，食欲欠佳，二便尚可。舌红苔白，脉细，上方去黄芩、竹茹、天花粉。加砂仁、神曲，炒麦芽。处方如下：

北沙参 15g	玉竹 10g	桑白皮 12g	麦冬 15g
制半夏 9g	神曲 15g	炒枳实 10g	炒麦芽 30g
石斛 12g	砂仁 6g（后下）	知母 15g	浙贝母 15g
杏仁 9g	瓜蒌皮 12g	桔梗 9g	白花蛇舌草 30g
半枝莲 15g	鱼腥草 30g	薏苡仁 30g	化橘红 6g
苏子 9g	茯苓 12g	甘草 6g	

三诊（5月7日）：患者诉阵发性咳嗽咳痰已经不明显，食欲可，二便正常。舌红苔少，脉细。上方去桑白皮、制半夏、知母、浙贝母、杏仁、瓜蒌皮、桔梗、炒枳实、苏子、茯苓、化橘红、砂仁、鱼腥草，加黄芪、太子参、黄精、枸杞、女贞子。处方如下：

北沙参 15g	玉竹 10g	麦冬 15g	石斛 12g
神曲 15g	炒麦芽 30g	白花蛇舌草 30g	半枝莲 15g
黄芪 30g	太子参 15g	黄精 15g	枸杞 15g
女贞子 12g	薏苡仁 30g	甘草 6g	

按语　余师认为，患者老年男性，食管癌术后近 4 个月，放疗实际照射 26 次。1 月前患者出现左腿、左髋部疼痛，查骨 ECT 考虑骨转移，予骨转移瘤放疗。现阵发性咳嗽咳痰，痰黄不易咳出，胸闷气急，动则加剧。舌红苔少而腻，脉细弦。病属中医"噎膈病，阴津枯槁，痰热郁肺。"治当以"滋阴润燥，清热化痰"，拟"沙参麦冬汤加减"。

『病案 12』

患者，於某，男性，58 岁，浙江杭州人。

患者因"间断进食哽咽感 3 月余"于 2017 年 8 月 2 日就诊。患者 3 月余前出现梗阻感，胃镜示：食管中段早期癌首先考虑，慢性非萎缩性胃炎伴散在糜烂。刻下：进食梗阻感，胃脘胀痛，无反酸烧心，无进食后呕吐，无胸痛胸闷，无畏寒发热等不适，胃纳，二便正常。舌淡苔白脉细。

中医诊断：癌症（食管癌）。

中医辨证：痰瘀互结，气阴两虚。

中医治法：化痰软坚，益气养阴。

处　方：

薏苡仁 30g	半夏 9g	陈皮 6g	砂仁 5g（后下）
炒谷芽 30g	香茶菜 15g	猫人参 15g	八月札 9g
半枝莲 15g	莪术 12g	木香 12g	豆蔻 5g（后下）
威灵仙 15g	浙贝母 15g	枳实 15g	白花蛇舌草 30g
黄芪 30g	徐长卿 15g	石斛 9g	旋覆花 15g（包煎）
煅瓦楞子 15g	煅牡蛎 50g	大枣 15g	

复诊（8月16日）：患者诉进食梗阻感，神疲乏力，胃纳及夜寐尚可，二便正常。舌淡苔白脉细。建议进一步检查，必要时手术治疗。续原方治疗，处方如下：

薏苡仁 30g	半夏 9g	陈皮 6g	砂仁 5g（后下）
炒谷芽 30g	香茶菜 15g	猫人参 15g	八月札 9g
半枝莲 15g	莪术 12g	木香 12g	豆蔻 5g（后下）
威灵仙 15g	浙贝母 15g	枳实 15g	白花蛇舌草 30g
黄芪 30g	徐长卿 15g	石斛 9g	旋覆花 15g（包煎）
煅瓦楞子 15g	煅牡蛎 50g	大枣 15g	

三诊（10月30日）：患者诉食管癌+胃癌根治术后2月余。病理诊断：（食管中下段）多灶上皮中-重度异型增生，癌变伴极微小浸润，符合高分化鳞状细胞癌改变。（胃小弯）慢性炎伴溃疡、纤维组织增生及泡沫组织细胞反应，结合临床，符合胃癌化疗后改变。刻下：神疲乏力，胃纳欠佳，咽干，大便偏干，舌红，苔少，脉沉弦。处方如下：

黄芪 30g	太子参 15g	当归 10g	白芍 12g
鸡血藤 24g	枸杞 15g	女贞子 15g	紫丹参 15g
桑椹 15g	石斛 12g	炒麦芽 30g	炒谷芽 30g
麦门冬 15g	玄参 15g	北沙参 15g	生地黄 15g
佛手 12g	莪术 12g	枳壳 12g	香茶菜 15g
甘草 6g			

按语　余师认为：患者因"间断进食哽咽感3月余"，胃镜示：食管中段早期癌首先考虑，慢性非萎缩性胃炎伴散在糜烂。现诊：进食梗阻感，胃脘部疼痛，纳差，二便正常。舌淡苔白脉细。病属中医"噎膈病，痰瘀互结"。治以：化痰软坚。方以：二陈汤加减。患者8月行食管癌+胃癌根治术，现症：神疲乏力，胃纳欠佳，咽干，大便偏干，舌红，苔少，脉沉弦。证属"气阴两虚证"，治以益气养阴，拟"麦门冬汤合当归补血汤加减"。

『病案 13』

患者，邱某，男性，82 岁。浙江杭州人。

患者因"确诊食管癌 1 月余"于 2018 年 7 月 26 日就诊。患者 1 月前因"呕血"入院，胃镜检查示：胃角溃疡伴出血，胃窦、胃体多发溃疡，贲门撕裂，食管癌。病理：（胃角）黏膜慢性中度萎缩性炎，中度活动性伴中度肠化及淋巴滤泡形成。刻下：呕血，黑便，乏力纳差，进食时感梗阻感，无畏寒发热，无胸闷气急，无咳嗽咳痰等不适。舌淡苔薄白，脉沉细。要求中医会诊。

中医诊断：癌症（食管癌）。

中医辨证：气虚阳微，脾不统血。

中医治法：益气健脾，温中止血。

处　　方：

党参 15g	炒白术 15g	茯苓 15g	白花蛇舌草 15g
香茶菜 15g	制大黄 9g	三七粉 6g	黄芪 30g
威灵仙 15g	徐长卿 15g	海螵蛸 15g	蒲黄炭 9g
阿胶珠 9g	炮姜 3g	薏苡仁 15g	赤石脂 15g
木香 6g	白芍 15g	紫苏梗 12g	炙甘草 6g

复诊（8 月 3 日）：呕血已止，偶有黑便，胃脘胀满不适，乏力纳差较前好转，大便干，舌淡红，苔薄黄，脉细。上方去三七粉，加蒲公英、黄芩，处方如下：

党参 15g	炒白术 15g	茯苓 15g	白花蛇舌草 15g
香茶菜 15g	制大黄 9g	蒲公英 15g	黄芪 30g
威灵仙 15g	徐长卿 15g	海螵蛸 15g	黄芩 15g
蒲黄炭 9g	阿胶珠 9g	炮姜 3g	薏苡仁 15g
木香 6g	白芍 15g	紫苏梗 12g	赤石脂 15g
炙甘草 6g			

三诊（8 月 17 日）：患者诉胃纳一般，吞咽尚可，二便正常，神疲乏力，舌淡红，苔白，脉细。上方去赤石脂、蒲黄炭、制大黄，加当归、枸杞子、炒二芽。

处方如下：

党参 15g	炒白术 15g	茯苓 15g	白花蛇舌草 15g
香茶菜 15g	蒲公英 15g	黄芪 30g	威灵仙 15g
紫苏梗 12g	阿胶珠 9g	炮姜 3g	薏苡仁 15g
徐长卿 15g	黄芩 15g	木香 6g	白芍 15g
海螵蛸 15g	当归 12g	枸杞子 12g	炒麦芽 15g
炒谷芽 15g	炙甘草 6g		

按语　患者老年男性，因"确诊食管癌 1 月余"就诊，现症：呕血，黑便，乏力纳差不适，舌淡红苔白，脉沉细。老师认为脾胃为气机运动之枢纽，肝脾郁结可使五脏之气内郁不达，精气不能滋养皮肤及躯干，因而纳差。患者年事已高，日久体虚，则见神疲乏力。属"食管癌，气虚阳微，脾不统血"范畴。中医治以益气健脾，温中止血，拟"黄土汤加

减"治疗。

『病案 14』

患者，徐某，男性，71 岁，浙江杭州人。

患者因"确诊食管癌 2 年余，咳嗽咳痰 1 个月"于 2015 年 6 月 12 日就诊。2 年前因确诊"食管癌"，定期行放化疗，3 月前行食管内照射支架置入术。刻下：咳嗽咳痰，痰白，不易咳出，伴有血丝，胸闷气急，无畏寒发热，无腹痛腹泻，胃纳及夜寐尚可，二便正常。舌红苔少，脉细数。

中医诊断：癌症（食管癌）。

中医辨证：气阴两虚。

中医治法：益气养阴散结。

处　　方：

北沙参 15g	玉竹 10g	太子参 15g	生黄芪 30g
麦门冬 15g	苏子 12g	白芥子 9g	玄参 15g
瓜蒌皮 15g	知母 15g	浙贝母 15g	桔梗 9g
厚朴花 9g	杏仁 9g	石斛 12g	白花蛇舌草 30g
仙鹤草 30g	半枝莲 15g	白及 9g	甘草 6g

复诊（7 月 2 日）：咳嗽好转，痰中未见血丝，进食时偶有梗阻感，伴身体消瘦，复查时 CA199 偏高，舌红苔白，脉细弦。上方去白及、玉竹、玄参、白芥子，加半夏，化橘红，处方如下：

北沙参 15g	太子参 15g	生黄芪 30g	麦门冬 15g
苏子 12g	瓜蒌皮 15g	知母 15g	浙贝母 15g
桔梗 9g	厚朴花 9g	杏仁 9g	石斛 12g
半夏 9g	化橘红 6g	仙鹤草 30g	白花蛇舌草 30g
半枝莲 15g	甘草 6g		

三诊（8 月 2 日）：患者诉咽喉部、口干、咳嗽，食欲欠佳，二便正常，舌红苔白，脉细。上方去苏子、厚朴、半夏、化橘红、瓜蒌皮、浙贝母，加玄参、生地、天花粉、黄精、佛手、炒二芽。处方如下：

北沙参 15g	太子参 15g	生黄芪 30g	麦门冬 15g
杏仁 9g	天花粉 15g	知母 15g	桔梗 9g
石斛 12g	枸杞子 15g	女贞子 15g	玄参 12g
生地黄 15g	黄精 12g	佛手 12g	炒谷芽 30g
炒麦芽 30g	半枝莲 15g	桑叶 9g	白花蛇舌草 30g
甘草 6g			

按语　患者老年男性，因"确诊食管癌 2 年余，咳嗽咳痰 1 个月"就诊，定期行放化疗（患者拒绝告知），2015 年 3 月行食管内照射支架置入术。症见：咳嗽咳痰，痰白，不易咳出，伴有血丝，胸闷气急，属"噎膈病，气阴两虚证"范畴。

余师认为放射治疗时射线易伤人体阴液，放射治疗可出现放射性食管炎，表现为局部疼痛吞咽时加重，中药治疗常以养阴清热，理气止痛法。常用药物有沙参、麦冬、石斛、天花粉、瓜蒌等。由于放射治疗还可能引起骨髓抑制，出现白细胞或血小板减少，中药可采用益气健脾、滋补肝肾、补气养血等治疗法则。

『病案 15』

患者，俞某，女性，80 岁。浙江杭州人。

患者因"食管癌术后近 2 月余"于 2017 年 11 月 16 日就诊。1 年前因"反复吞咽困难"就诊当地县医院，胃镜提示：食管恶性肿瘤，鳞状上皮高级别上皮肉瘤。2017 年 8 月 14 日全麻下行"左胸食管根治术"，术后病理：食管隆起型（瘤体 2.5cm×2.0cm×1.5cm）低分化神经内分泌瘤（小细胞癌）伴坏死。术后因身体状况差，未行辅助化疗。刻下：进食后有梗阻感，身体消瘦，乏力纳差，精神疲软，自觉咽部、口腔干燥，无明显腹痛腹胀，无恶心呕吐，无胸闷气急，夜寐尚可，二便正常。舌边紫苔薄黄，脉细弦。

中医诊断：癌症（食管癌）。

中医辨证：气血亏虚，痰瘀互结。

中医治法：益气养血，活血散结。

处　　方：

黄连 9g	吴茱萸 1.5g	半夏 9g	浙贝母 15g
香茶菜 15g	半枝莲 15g	莪术 12g	七叶一枝花 15g
石见穿 15g	山药 20g	薏苡仁 30g	白花蛇舌草 30g
茯苓 15g	女贞子 12g	丹参 15g	丹皮 15g
炒谷芽 30g	制大黄 15g	金钱草 30g	苏梗 12g
豆蔻 6g（后下）			

复诊（12 月 3 日）：患者诉进食后有梗阻感减轻，乏力纳差好转，自觉咽部、口腔干燥，舌边紫，苔薄黄，脉细弦。继服原方 14 剂。处方如下：

黄连 9g	吴茱萸 1.5g	半夏 9g	浙贝母 15g
香茶菜 15g	半枝莲 15g	莪术 12g	七叶一枝花 15g
石见穿 15g	山药 20g	薏苡仁 30g	白花蛇舌草 30g
茯苓 15g	女贞子 12g	丹参 15g	丹皮 15g
炒谷芽 30g	制大黄 15g	金钱草 30g	苏梗 12g
豆蔻 6g（后下）			

三诊（12 月 20 日）：患者诉进食时有梗阻感明显减轻，胃纳可，咽喉部、口腔干燥明显减轻，舌边紫，苔薄黄，脉细弦。今去黄连、吴茱萸。处方如下：

山药 20g	薏苡仁 30g	半夏 9g	浙贝母 15g
香茶菜 15g	半枝莲 15g	莪术 12g	七叶一枝花 15g
炒谷芽 30g	制大黄 15g	石见穿 15g	白花蛇舌草 30g
茯苓 15g	女贞子 12g	丹参 15g	丹皮 15g
金钱草 30g	苏梗 12g	豆蔻 6g（后下）	

按语　患者老年女性，因"食管癌术后近 2 月余"就诊。症见进食后有梗阻感，身体

消瘦，乏力纳差，精神疲软，自觉咽部、口腔干燥，舌暗红苔薄，脉细弦。属"噎膈病，气血亏虚，痰瘀互结"。治以益气养血，活血散结。拟"左金丸合二陈汤加减"。

『病案 16』

患者，王某，男，51 岁，杭州市退休工人。

因"食管癌术后 9 月余"于 2013 年 12 月 3 日就诊。胃镜提示：食管恶性肿瘤，鳞状上皮高级别上皮肉瘤。2013 年 8 月 14 日全麻下行"左胸食管根治术"，术后因身体状况差，未行辅助化疗。刻下：进食时偶有梗阻感，伴身体消瘦，自觉咽喉部不适、口干，时有泛酸，偶有心悸。舌边紫，苔薄白，脉细弦。

中医诊断：癌症（食管癌）。

中医辨证：气血亏虚，痰瘀互结。

中医治则：化痰散结，理气活血。

处　　方：

半夏 12g	陈皮 15g	香茶菜 15g	白花蛇舌草 15g
半枝莲 15g	莪术 10g	吴茱萸 15g	炒黄连 15g
炒麦芽 15g	海螵蛸 15g	煅瓦楞子 15g	旋覆花 15g（包煎）
炒谷芽 15g	紫苏梗 15g	豆蔻 15g（后下）	茯苓 15g
薏苡仁 15g	佛手 15g	黄芪 30g	厚朴 15g
大枣 15g	白芍 15g	石斛（特优二级）15g	

复诊（12 月 10 日）：患者诉进食后有梗阻感减轻，自觉咽部、口腔仍干燥，舌边紫，苔薄白，脉细弦。继服原方 14 剂。处方如下：

半夏 12g	陈皮 15g	香茶菜 15g	白花蛇舌草 15g
半枝莲 15g	莪术 10g	吴茱萸 15g	炒黄连 15g
炒麦芽 15g	海螵蛸 15g	煅瓦楞子 15g	旋覆花 15g（包煎）
炒谷芽 15g	紫苏梗 15g	豆蔻 15g（后下）	茯苓 15g
薏苡仁 15g	佛手 15g	黄芪 30g	厚朴 15g
大枣 15g	白芍 15g	石斛（特优二级）15g	

三诊（12 月 24 日）：患者诉进食时偶有梗阻感明显减轻，胃纳可，咽喉部、口腔干燥明显减轻，舌边紫，苔薄白，脉细弦。今去黄连、吴茱萸。处方如下：

半夏 12g	陈皮 15g	香茶菜 15g	白花蛇舌草 15g
半枝莲 15g	莪术 10g	大枣 15g	白芍 15g
炒麦芽 15g	海螵蛸 15g	煅瓦楞子 15g	旋覆花 15g（包煎）
炒谷芽 15g	紫苏梗 15g	豆蔻 15g（后下）	茯苓 15g
薏苡仁 15g	佛手 15g	黄芪 30g	厚朴 15g
石斛（特优二级）15g			

按语　食管癌是一种常见的发生于食管上皮组织的恶性肿瘤，我国是食管癌高发区，发病率和死亡率均居世界首位，术后 5 年生存率仅在 25%～30%。近年来随着内镜技术的完善和普及，早期食管癌病例的发现率提高，故术后 5 年生存率可达到 44%，而Ⅰ期

食管癌的生存率更可高达 90% 以上。老师认为，食管癌必须早发现、早诊断、早治疗，其 5 年生存率是可以得到较大幅度提高的。尽管目前在食管癌的诊疗过程中，手术、放化疗等仍是主要的治疗方法，但中医药治疗对于缓解梗阻症状、控制病情进展有确切的疗效。

余师指出病机亦总结为气、血、津液、阴阳这四个方面，认为食管癌病变属气机失常者，主要表现为气结，忧思郁怒是导致气机失常的重要因素。另外，气血虚少也是食管癌的重要病机。血液流通不畅，停留体内，产生瘀血停滞于食管，妨碍饮食，导致噎膈。津液停留于体内，多生湿化痰，痰湿阻于食管，也可导致噎膈的发生。因此治疗以理气、化痰、散结、化瘀综合，提高生活质量，延长生存期。

『病案 17』

患者，徐某，女，60 岁，温州永嘉人。

患者因"食管癌术后半年，腹胀，呃逆，吞咽不适 3 月余"于 2014 年 4 月 15 日就诊。术后病理诊断：溃疡型中分化鳞状细胞癌伴淋巴结转移性癌。刻下：胃纳欠佳，时有腹胀，呃逆，吞咽不适，无呕吐，口苦，夜寐可。舌淡红，苔薄黄，脉沉弦。

中医诊断：癌症（食管癌）。

中医辨证：痰湿气阻。

中医治则：降逆化痰，祛湿化瘀。

处　方：

广藿香 15g	豆蔻 6g（后下）	厚朴 12g	旋覆花 15g（包煎）
代赭石 15g	半夏 12g	陈皮 8g	茯苓 15g
山药 15g	薏苡仁 15g	黄连 6g	吴茱萸 2g
煅瓦楞子 15g	芡实 15g	半枝莲 15g	白花蛇舌草 15g
石见穿 15g	香茶菜 15g	炒谷芽 15g	三棱 15g
莪术 15g	威灵仙 15g	大枣 15g	

复诊（2014 年 4 月 30 日）：患者诉胃纳好转，偶有呃逆，吞咽不适，口苦，夜寐可。舌淡红，苔白腻，脉沉弦。上方加砂仁。处方如下：

广藿香 15g	豆蔻 6g（后下）	厚朴 12g	旋覆花 15g（包煎）
代赭石 15g	半夏 12g	陈皮 8g	茯苓 15g
山药 15g	薏苡仁 15g	黄连 6g	吴茱萸 2g
煅瓦楞子 15g	芡实 15g	半枝莲 15g	白花蛇舌草 15g
石见穿 15g	香茶菜 15g	炒谷芽 15g	三棱 15g
莪术 15g	威灵仙 15g	砂仁 6g（后下）	大枣 15g

三诊（2014 年 5 月 15 日）：患者诉胃纳好转，稍感口苦，夜寐可。舌淡红，苔薄白，脉细。上方去代赭石、煅瓦楞子、广藿香，加炒麦芽、浙贝母。处方如下：

豆蔻 6g（后下）	砂仁 6g（后下）	厚朴 12g	旋覆花 15g（包煎）
薏苡仁 15g	半夏 12g	陈皮 8g	茯苓 15g
山药 15g	炒谷芽 15g	黄连 6g	吴茱萸 2g

香茶菜 15g	芡实 15g	威灵仙 15g	半枝莲 15g
石见穿 15g	三棱 15g	莪术 15g	大枣 15g
炒麦芽 15g	浙贝母 15g	白花蛇舌草 15g	

按语　余师指出，患者因"食管癌术后半年，腹胀，呃逆，吞咽不适3月余"就诊，症见：胃纳欠佳，时有腹胀，呃逆，吞咽不适，口苦，夜寐可。舌淡红，苔薄黄，脉沉弦。属"食管癌，痰湿气阻"，治以降逆化痰，祛湿化瘀，拟"二陈汤合旋覆代赭汤加减"。辅以白花蛇舌草、半枝莲、石见穿、三棱、莪术等抗肿瘤治疗。

『病案 18』

患者，王某，男性，50岁，杭州萧山人。

患者因"食管癌术后9月余，进食时偶有梗阻感3月余"于2015年6月12日就诊。刻下：进食时偶有梗阻感，胃纳欠佳，伴身体消瘦，自觉咽喉部、口腔干燥，二便调。复查时CA199偏高。舌边紫，苔薄黄，脉细弦。

中医诊断：癌症（食管癌）。

中医辨证：毒瘀互结，气阴两虚。

中医治则：解毒散结，补气养阴。

处　　方：

砂仁 6g（后下）	半夏 10g	旋覆花 9g（包煎）	玄参 12g
北沙参 15g	猫人参 15g	威灵仙 12g	八月札 12g
莪术 12g	石见穿 9g	白花蛇舌草 30g	半枝莲 15g
茯苓 15g	薏苡仁 30g	黄连 9g	淡吴萸 3g
前胡 9g	瓦楞子 10g	海螵蛸 9g	天花粉 15g
天冬 15g	麦冬 15g	五味子 10g	延胡索 20g
山药 20g			

复诊（9月16日）：患者诉进食时梗阻感略减轻，胃纳好转，上方去砂仁，加生地20g、南沙参15g。处方如下：

生地黄 20g	半夏 10g	旋覆花 9g（包煎）	玄参 12g
北沙参 15g	猫人参 15g	威灵仙 12g	八月札 12g
莪术 12g	石见穿 9g	白花蛇舌草 30g	半枝莲 15g
茯苓 15g	薏苡仁 30g	黄连 9g	淡吴萸 3g
前胡 9g	瓦楞子 10g	海螵蛸 9g	天花粉 15g
天冬 15g	麦冬 15g	五味子 10g	延胡索 20g
南沙参 15g	山药 20g		

三诊（11月12日）：患者诉进食时偶有梗阻感明显减轻，胃纳佳，身体消瘦缓解，自觉咽喉部、口腔干燥减轻，二便调。处方如下：

半夏 10g	旋覆花 9g（包煎）	玄参 12g	北沙参 15g
猫人参 15g	威灵仙 12g	八月札 12g	莪术 12g
石见穿 9g	白花蛇舌草 30g	半枝莲 15g	茯苓 15g

薏苡仁 30g	黄连 9g	淡吴萸 3g	前胡 9g
瓦楞子 10g	海螵蛸 9g	天花粉 15g	天冬 15g
麦冬 15g	五味子 10g	延胡索 20g	山药 20g
生地黄 20g	南沙参 15g		

按语　余师将食管癌的病因归纳为忧思郁怒、饮食酒伤、正气虚弱，同时认为某些疾病经久不愈可转化为食管癌。病机亦总结为气、血、津液、阴阳这四个方面，认为食管癌病变属气机失常者，主要表现为气结，忧思郁怒是导致气机失常的重要因素。另外，气血虚少也是食管癌的重要病机。血液流通不畅，停留体内，产生瘀血停滞于食管，妨碍饮食，导致噎膈。津液停留于体内，多生湿化痰，痰湿阻于食管，也可导致噎膈的发生。因此，治疗采用砂仁、半夏、川朴、旋覆花等理气，黄连、吴茱萸、玄参、前胡等清热，石见穿、白花蛇舌草、半枝莲、莪术、猫人参、威灵仙等活血散结，天花粉、天冬、麦冬、五味子等滋阴润燥，共达解毒散结，理气养阴之功。

『病案 19』

患者吴某，女性，68 岁，浙江杭州人。

患者因"确诊食管癌近 4 月，化疗后胸背部痛 20 天"于 2017 年 9 月 8 日就诊。刻下：胸背部疼痛，伴低热，咳嗽咳痰，痰量少，偶见少量血丝，鼻塞流涕，精神软，乏力明显，二便正常，夜寐欠佳，近 2 个月体重减轻约 5kg。舌红苔少，脉细。

中医诊断：癌症（食管癌）。

中医辨证：气阴两虚证。

中医治法：益气养阴。

处　方：

北沙参 15g	青蒿 9g	鳖甲 24g	知母 15g
地骨皮 12g	白芍 30g	生地黄 15g	麦冬 15g
石斛 12g	玄参 15g	瓜蒌皮 15g	旋覆花 15g（包煎）
浙贝母 15g	灵芝 12g	薏苡仁 30g	当归 12g
太子参 15g	桔梗 6g	生黄芪 30g	辛夷花 9g（包煎）
苍耳子 9g	百合 15g	白及 9g	甘草 6g

复诊（9 月 22 日）：患者偶有咳嗽咳痰，痰中未见明显血丝，无发热，乏力较前好转，纳食一般，舌红苔少，脉细。上方去青蒿、鳖甲、地骨皮、苍耳子、辛夷花、白及，加炒二芽，鸡内金，处方如下：

北沙参 15g	知母 15g	白芍 30g	生地黄 15g
麦冬 15g	石斛 12g	玄参 15g	瓜蒌皮 15g
浙贝母 15g	薏苡仁 30g	生黄芪 30g	旋覆花 15g（包煎）
当归 12g	太子参 15g	桔梗 6g	百合 15g
灵芝 12g	炒谷芽 30g	炒麦芽 30g	鸡内金 15g
甘草 6g			

三诊（10 月 22 日）：患者于 1 周前行化疗 1 次，现感乏力明显，白细胞偏低，胃纳欠

佳,大小便正常,舌红苔少,舌根白腻,脉细弱。处方如下:

生黄芪 30g	当归 12g	枸杞子 12g	女贞子 12g
紫丹参 15g	制黄精 15g	太子参 15g	薏苡仁 30g
苏梗 9g	山药 24g	白术 12g	砂仁 6g（后下）
茯苓 12g	佛手 9g	莪术 15g	枳壳 12g
炒麦芽 30g	炒谷芽 30g	焦神曲 15g	五味子 9g
百合 15g	生地黄 15g	石斛 12g	大枣 15g
甘草 6g			

按语 患者老年女性,因"确诊食管癌近4月,化疗后胸背部痛20天"就诊。症见:胸背部疼痛,低热,咳嗽咳痰,痰量少,偶见少量血丝,鼻塞流涕,精神软,乏力明显,夜寐欠佳,舌红苔少,脉细。属"食管癌,气阴两虚证",治以益气养阴,拟青蒿鳖甲汤合沙参麦冬汤加减。

余师认为,食管癌化疗时的中药治疗以减轻化疗的毒副反应为主要目的。常采用补益气血、健脾和胃、滋补肝肾等法,起到扶正祛邪,解毒增效之功效。

（汪玉良）

第二节 胃 癌

一、概 述

胃癌是指胃黏膜上皮的恶性肿瘤,是消化系统的常见肿瘤之一。2010年全球疾病负担研究显示,全世界范围内死于胃癌的病例为75.49万,同期中国死于胃癌的病例为29.70万,占全球胃癌死亡总数的39.34%。近年来的研究表明,虽然胃癌死亡率有明显的下降趋势,但是由于我国60%~80%的胃癌患者就诊时已到晚期,加上现有治疗手段有限,预后差,晚期胃癌患者5年生存率仍不超过20%。胃癌仍然是我国重要的恶性肿瘤死亡原因之一,严重威胁人民的生命和健康。

中医古籍中虽无胃癌之名,但有关胃癌症候的描述尚有不少,一般认为,本病在中医学中属于"噎膈""反胃""癥瘕""积聚""伏梁""心腹痞""胃脘痛"的范畴。早在《灵枢·邪气脏腑病形》中就提到:"胃病者腹膜胀,胃脘当心而痛……膈咽不通,食饮不下。"《素问·通评虚实论》:"隔塞闭绝,上下不通。"汉代名医张仲景在《金匮要略》中描述胃反的症状及预后:"朝食暮吐,暮食朝吐,宿谷不化,名曰胃反。""脉紧而涩,其病难治。"与胃癌晚期幽门梗阻情况相似。古籍中有关"心之积""伏梁"的记载,其概念及疾病涉及范围与胃癌相似。如《素问·腹中论》说:"病有少腹盛,上下左右皆有根……病名曰伏梁……裹大脓血,居肠胃之外,不可治,治之每切按之致死。"《难经·五十六难·论五脏积病》说:"心之积,名曰伏梁,起脐上,大如臂,上至心下,久不愈,令人病烦心。"

这种从脐上到心下的上腹部包块，并伴有心烦咽干，甚则吐血、消瘦纳差等症候与常见胃癌症状有类似之处，很像现今的胃癌。治法和方药方面，武威出土的《武威汉代医简》还专门载有"治伏梁方"，本方主治脘腹痛满肿块等症，是迄今发现的治疗胃部肿瘤最古老的方剂之一。《金匮要略·呕吐哕下利病脉证治》的治疗胃反呕吐的大半夏汤，《伤寒论》治疗心下痞硬，噫气不除的旋覆代赭汤，《医部全录》记载的华佗胃反病方（雄黄、珍珠、丹砂、朴硝），《本草纲目》治疗噎膈反胃方（硇砂、槟榔）等治疗方药，对现今的临床与实验研究仍有参考价值。

二、胃癌的西医发病机制及诊断治疗

（一）病因

1. 幽门螺杆菌感染

1994 年，世卫组织下属的国际研究机构把幽门螺杆菌（Hp）列为胃癌的一类致癌物，文献报道单用幽门螺杆菌感染可以诱发胃癌。其基本发病模式是从幽门螺杆菌感染引起非萎缩性胃炎—萎缩性胃炎—肠腺化生、异型增生（上皮内瘤变）（此两种病理类型为胃癌前病变）—肠型胃癌形成。有资料表明慢性萎缩性胃炎并肠腺化生的患者中胃癌的发病率比普通人群高 25 倍。

2. 遗传因素

胃癌的发生和发展是一个多因素、多步骤、多基因参与的复杂病理过程，多次基因突变结果的累积、导致致癌基因的过度表达，抑癌基因的失活，DNA 错配修复功能的缺失是胃癌发生的重要分子基础。其中涉及多种基因突变和多种蛋白质信号转导途径的异常，但其确切机制仍未能十分明晰。现有研究表明在青少年胃癌患者和 Lauren 分型的弥漫型胃癌患者中，遗传因素在发病机制中的作用可能较大。其中后者的部分患者中可能发现有 *CDH1* 基因变异。另外，与胃癌患者相关的基因变异的蛋白质异常的报道很多，部分基因型与幽门螺杆菌感染致癌发病有协同作用，但确切机制不明，胃癌特征性的基因改变亦未明确。随着研究的进展和新技术的不断应用，将会找到更多更有特征性的基因突变和蛋白质异常，为治疗手段的革新打下基础。

3. 环境和饮食因素的影响

有流行病学研究表明，从高发区移民到低发区定居的人群中，第一代仍保持胃癌的高易感性，而第二代则有显著的下降趋势，第三代人群中胃癌发生危险性则基本接近当地居民，提示胃癌的发生与环境、饮食等因素可能存在一定联系。

（二）目前已知的致胃癌高危因素

1. N-亚硝基化合物（NOC）

食品中 N-亚硝基类化合物的来源包括加工过程产生以及内源性的自行合成，在自然界广泛存在。但咸菜等腌制食品及烟草，霉变、隔夜食物等含量较大，应尽量避免，以免人为摄入过多亚硝酸盐。

2. 高碳水化合物伴低蛋白饮食

另外，国内外的流行病学研究表明，高碳水化合物伴低蛋白饮食是胃癌发生的危险因素。高碳水化合物饮食可损伤胃黏膜，增加对致癌物的吸收，而低蛋白饮食影响胃黏膜损伤后的修复功能，其可能机制在于使胃内对亚硝酸盐、硝酸盐的分解减少，合成增加。

3. 高盐饮食

高盐饮食对胃癌的发生亦有促进作用，高盐饮食可通过损伤胃黏膜，促进亚硝酸盐的吸收，增加机体对致癌物的易感性。但其在胃癌发病中的地位尚不明确。我国由于传统饮食习惯，是人均食盐摄入量较高的国家之一，进一步的研究具有重要的意义。

4. 不良饮食习惯

饮食习惯不良（三餐不定时、暴饮暴食、进食快、喜烫食等）为胃癌的危险因素。上述不良饮食习惯，易造成胃负担过重，胃黏膜损伤以及胃液的分泌紊乱，使胃黏膜保护和屏障作用受损，增加致癌物致癌的风险。

（三）病理

胃癌常见的发病部位依次是胃窦部、胃角、胃体和贲门。按胃癌浸润胃壁的深度可分为早期胃癌和中晚期胃癌，早期胃癌是指胃癌局限于黏膜和黏膜下层，不论是否有淋巴结转移。但临床上早期胃癌如累及黏膜下层后，10%～15%的患者会出现局部淋巴结转移。早期胃癌的定义主要涉及浸润胃壁的深度而未提及胃癌肿块大小，有时 3cm 的胃癌肿块即可浸润黏膜下层，分化差的肿瘤在 1cm 左右即可发生淋巴结转移。分化好的肿瘤常向两侧膨胀性生长，而分化差的易向深部浸润性生长。

1. 早期胃癌

胃镜下的形态可分为以下几型。

（1）Ⅰ型 隆起型，外观呈息肉样，隆起部分超过胃黏膜 2 倍以上。

（2）Ⅱ型 表浅型，又可分为 3 个亚型。

Ⅱa 型，表浅隆起型；

Ⅱb 型，表浅平坦型；

Ⅱc型，表浅凹陷型。

（3）Ⅲ型　凹陷型，有溃疡形成。

2. 中、晚期胃癌（进展期胃癌）

大体类型按照 Borrmann 分型分为 4 型。

（1）Ⅰ型　隆起型（息肉型）。

（2）Ⅱ型　局限溃疡型，溃疡深达固有肌层，边缘清楚。

（3）Ⅲ型　浸润溃疡型，较深的溃疡，同时边缘不清楚。

（4）Ⅳ型　弥漫浸润型，胃癌沿胃壁弥漫浸润，局部黏膜表面改变可不明显，胃壁增厚，可达 10mm 以上，胃壁蠕动减弱或消失，亦称为皮革胃。

在 Borrmann 的 4 个分型中，以Ⅱ型和Ⅳ型最为常见，Ⅰ型最少见，其大体形态分型与细胞组织类型有一定的关系。临床回顾性分析发现，一般分化高的乳头状、乳头管状或管状腺癌多呈现 Borrmann Ⅰ型或Ⅱ型，而分化较低的腺癌、未分化癌及印戒细胞癌往往表现为Ⅲ型或Ⅳ型。

3. 病理组织学分类

按世界卫生组织胃癌细胞类型的组织学分类，胃癌主要可分为以下几种：①腺癌，包括乳头状腺癌，管状腺癌，黏液腺癌，按其分化程度又可分为高分化型、中分化型、低分化型；②印戒细胞癌；③鳞状细胞癌；④腺鳞癌；⑤未分化癌；⑥未分类癌；⑦类癌。

临床上胃癌主要以腺癌最为常见。胃腺癌的发生率约占胃恶性肿瘤的 95%。

1965 年，Lauren 根据胃癌细胞起源，将其分为肠型胃癌和弥漫型胃癌，这一分型对胃癌的流行病学和临床研究都有一定的价值，至今仍广泛应用。肠型胃癌起源于肠化生黏膜，一般具有明显的腺管结构，瘤细胞分泌酸性黏液物质，类似于肠癌结构，大部分分化较好，多见于有萎缩性胃炎的中老年患者，手术切除预后好；弥漫型胃癌，起源于胃固有黏膜层，癌细胞分化较差，呈弥漫性生长，一般不形成腺管，许多低分化腺癌和印戒细胞癌属于此类型，多预后不良，多见于年轻人和女性。

（四）胃癌的转移扩展

胃癌主要通过以下 4 种方式转移扩展。

1. 局部直接扩展到邻近器官

局部直接扩展到邻近器官，如胰腺、脾、网膜、横结肠等。

2. 淋巴道转移

淋巴道转移多按淋巴引流顺序，由近及远，由浅及深。有时可因淋巴道受阻而出现逆行转移现象，有时还可出现跳跃式转移，即近处淋巴结尚未出现转移灶时，远处淋巴结已发现有转移。

3. 血道转移

血道转移较淋巴道转移少见，且大多发生在胃癌晚期。胃癌可转移至肝、肺、骨、中枢神经系统等。

4. 癌细胞脱落在腹腔内种植

癌细胞脱落在腹腔内种植常发生在腹膜、肠壁和卵巢、盆腔等部位。

（五）胃癌的临床表现

早期胃癌可无临床症状和体征，即使有也无特异性，多见消化不良，食欲减退等，亦可出现呕血及疲倦乏力等。有些患者以突然大量呕血及黑便为首发症状。

中晚期胃癌可因癌肿发生能量消耗与代谢障碍，表现为体重减轻，营养不良，食欲不振，恶心，水肿，发热，便秘等；如胃癌溃烂可引起上腹部疼痛、消化道出血、穿孔等，疼痛多与进食无明显关系或进食后加重。癌肿出血时表现为呕血，粪便隐血试验阳性或黑便，有些患者可表现为大出血。另外，因胃癌局部作用可致厌食，上腹部饱胀感，沉重感，呕吐，如位于贲门部可引起反复打呃，吞咽不适等；位于幽门部则可引起幽门梗阻等相关表现。如癌肿转移可引起腹水、黄疸及累及脏器、器官的相应症状。

胃癌患者亦可表现为一些伴癌综合征，包括血栓性静脉炎、膜性肾病、微血管性溶血性贫血、脂溢性角化病和皮肌炎等。部分伴癌综合征可在临床检出胃癌之前出现，有助于早期诊断。

（六）胃癌的并发症

1. 出血

约 5%的患者可发生大出血，其临床表现多为排柏油样大便，呕吐咖啡色物等，亦可出现急性血容量不足所致头晕、心悸等。

2. 黄疸

胃癌腹腔转移使胆总管受压时，可出现黄疸，大便白陶土色。

3. 梗阻

胃癌合并幽门梗阻，可出现恶心、呕吐等表现，上腹部扩张之胃形、闻及振水声。

4. 穿孔

穿孔多发生于幽门前区的溃疡型癌，癌肿穿孔可致弥漫性腹膜炎，出现腹肌紧张、腹部压痛、反跳痛等腹膜刺激症状。

5. 胃肠管瘘

发生胃肠管瘘可见排出不消化食物。

（七）诊断

1. 内镜诊断

胃镜检查加内镜下黏膜活检的病理组织学诊断是目前胃癌的主要诊断方法之一。一般进展期胃癌可以通过内镜诊断的方法确诊，对于轻度黏膜改变者，通常宜取多块组织活检，以增加检出的阳性率，避免出现漏诊。

对于癌前病变，高级别上皮内瘤变（如重度异型增生和原位癌，）有 60%～85%的概率在诊断几周至 48 个月后进展为癌，即使是低级别上皮内瘤变（轻中度异形增生），仍有约 15%的概率在诊断 1～4 年后进展为癌。因此定期胃镜活检随访极为重要，以达到早期发现、早期治疗的目的。

2. 超声内镜检查

超声内镜是将纤维内镜和超声技术结合的一种检查方法。有利于分辨胃癌在胃壁的位置和浸润的层次和深度。弥漫型胃癌表现为胃壁增厚，但黏膜表现可能无明显改变，超声内镜有较好的诊断效果。放大内镜和色素内镜技术可达更高检出率。

另外，超声内镜可看到胃壁邻近的淋巴结是否肿大，对胃癌术前决策有指导意义。但超声内镜对位置较深的胃周组织脏器如脾门、膈肌、十二指肠等，如有侵犯易漏诊。另外，对于小淋巴结转移易受肥胖、胃肠内容物干扰而出现漏诊，由于难以鉴别淋巴结转移与淋巴结反应性增生，有时假阳性率较高。

3. X 线检查

X 线气钡双重消化道造影是胃癌诊断的重要方法之一，胃癌在造影下可表现为充盈缺损、隆起性病变及龛影的凹陷性病变。对于弥漫型胃癌的胃壁强直，失去蠕动，X 线气钡双重造影有其检查的优点。

随着技术的飞速进步，CT 和 MRI 检查在本病诊断方面的优势越来越凸显，作为无创性非侵入性检查，易被患者接受，可以显示胃癌的侵犯范围、胃周血管的淋巴结转移的情况，使临床医师能准确地进行术前分期，合理选择恰当的治疗方法。但 CT 检查在淋巴结分期方面的诊断意义有限，无法检查出小的淋巴结转移，假阴性率较高。

PET-CT 是正电子发射型计算机断层显像和 X 线计算机断层扫描两种先进的影像学技术融合在一起的现代最先进的医学影像技术，目前临床应用 80%在肿瘤方面，可用于胃癌早期诊断、分期、再分期、胃癌术后瘢痕与复发鉴别、疗效评价与监测等。但因受空间分辨率限制，在探测病变浸润深度方面，仍以 CT、MRI 及胃镜超声等检查方法为主。部分胃部恶性肿瘤如胃黏液性瘤、印戒细胞癌和中低分化腺癌等摄取氟代脱氧葡萄糖（FDG）较低，可出现假阴性。

4. 实验室检查

中晚期胃癌患者常有轻度贫血，粪便隐血试验持续阳性要考虑胃癌可能。血肿瘤标志物如 CEA、CA199、CA724、CA125 等指标对胃癌诊断的敏感度和特异性均不高，难以应用于胃癌诊断。其临床应用价值在于普查和作为恶性肿瘤的疗效监测、预后判断方面。

（八）胃癌的鉴别诊断

胃癌在临床上主要与以下几种胃部疾病相鉴别。

1. 浅表性胃炎

胃脘部疼痛，常伴有食欲不振，或胀满，恶心呕吐，吞酸嘈杂；发病多与饮食、劳累及受寒等因素有关；常反复发作，不伴极度消瘦、神疲乏力等恶病质征象。胃镜或钡餐检查易与胃癌相区分。

2. 功能性消化不良

饭后上腹饱满、嗳气、反酸、恶心、食欲不振等症状为主症，可借助上消化道 X 线检查、纤维胃镜等检查明确诊断。

3. 胃溃疡

胃溃疡是临床常见消化系统疾病，多伴有明显上腹疼痛、胃出血、穿孔等表现，常与胃癌相混淆，如无进一步检查易漏诊误诊。一般通过 X 线钡餐可区分。进一步做胃镜活检可明确诊断。

4. 胃息肉

胃息肉又称胃腺瘤，是常来源于胃黏膜上皮的良性肿瘤，以中老年为多见。较小的腺瘤可无任何症状，较大者可见上腹部饱胀不适，或隐痛、恶心呕吐，有时可见黑便。胃腺瘤须与隆起型早期胃癌相鉴别，须进一步经胃镜活检予以确诊。

5. 胃平滑肌瘤及肉瘤

胃平滑肌瘤多发于中年以上病人，临床无特征性症状，常见上腹饱胀隐痛等。约有 2% 可恶变成平滑肌肉瘤。胃镜检查可区别上述两种病变与胃癌。

6. 肥厚性胃窦炎

肥厚性胃窦炎多由幽门螺杆菌感染而引起，本病可引起胃窦狭窄，蠕动消失，但黏膜多有环形皱襞，胃壁仍保持一定伸展性；浸润型胃癌黏膜平坦或呈颗粒性变，尤其是胃壁僵硬，低张造影亦不扩张，两者区别不难。

7. 原发性恶性淋巴瘤

原发性恶性淋巴瘤占胃恶性肿瘤的 0.5%～8%，多见于青壮年。临床表现除上腹部饱胀、疼痛、恶心等非特异性消化道症状外，还可见贫血、乏力、消瘦等，有 30%～50%病人可见持续高热或间歇热。胃镜下组织活检将有助于诊断。

此外，胃癌须与胃黏膜脱垂、胃类癌、胃底静脉瘤、假性淋巴瘤、异物肉芽肿等病变相鉴别。当上腹部摸到肿块时尚须与横结肠或胰腺肿块相区别，有肝转移者当与原发性肝癌区别。

（九）西医治疗

1. 外科手术治疗

胃癌目前的治疗方式是以手术为主的综合治疗，包括化疗、放疗、介入治疗及中医中药治疗等。手术完全切除仍是根治胃癌的最主要手段。

（1）内镜微创治疗　随着内镜技术的进步及在人群中内镜普查的广泛开展，早期胃癌及癌前病变的检出率明显增加，内镜下治疗早期胃癌的方法已经成为一种新的治疗模式。目前认为对于浸润深度局限于黏膜层、无淋巴结和远隔部位的转移的早期胃癌应纳入胃镜微创治疗的范围。同时，重度不典型增生具备癌的某些生物学特征，是与癌密切相关的癌前病变，也应纳入早期内镜治疗范围。

目前，内镜治疗方法主要分为破坏病灶法和切除病灶法。破坏病灶法主要是通过物理或化学的手段使病变组织凝固变性或坏死达到治疗目的。常见的有氩离子凝固疗法（APC）、内镜下药物注射疗法、微波凝固疗法、激光光凝疗法等。切除病灶法是在内镜下采用高频电技术完整切除病变，达到治疗目的。常用的方法有双钳道镜切除法、套帽吸引切除法（EMRC）和黏膜剥离法（ESD）。由于切除法能对取出的标本进行病理判断，准确判断是否完全切除，目前已成为内镜下治疗的首要方法。

（2）手术治疗　合并淋巴结清扫的广泛切除一直是胃癌治疗的"金标准"。标准根治性胃切除术的定义是：大于 2/3 的胃切除加 D2 淋巴结清扫。腹腔镜下手术较传统的开腹术相比，具有患者创伤小，术后疼痛轻，胃肠功能恢复快，并发症少等优点，目前认为，Ⅰ、Ⅱ和部分Ⅲ期胃癌患者可考虑选择腹腔镜下手术，分期超过 T3N2 的胃癌腹腔镜下完整切除肿块和 D3 淋巴结清扫难度极大，不适用于腹腔镜手术治疗。

剖腹直视下手术治疗，常用的有根治性手术与姑息性手术。

1）根治性手术：手术操作过程中，需切除整块，包含病灶，而且包括可能浸润的胃部分或全部。根据分期标准，清除胃周围淋巴结，实现消化道重建。

2）姑息性手术：原发灶无法切除，手术的目的在于减轻患者的癌负荷，解除或减轻因并发症（如出血、穿孔、梗阻）引起的症状。常用的术式包括胃空肠吻合术、穿孔修补术、空肠造口等。

对于术前症状轻微的进展性胃癌姑息性手术是不必要的，患者往往难以从手术中获益，也可能影响后续化疗、中医中药等治疗的效果。

2. 化学治疗

单纯化疗治疗作为根治胃癌的方法目前报道尚未能见到显著的生存优势。然而，有研究表明仅接受手术切除患者的复发率高达 80%。因此，包括化疗在内的胃癌综合治疗仍是目前最有利于患者的选择。临床上相当部分病例确诊时已失去手术机会，即使早期胃癌，也有 2%～5%患者存在淋巴结转移，胃癌根治后，仍有不少患者死于局部复发和远处脏器转移。化疗在胃癌治疗中仍占有重要地位。对于早期胃癌，原则上根治术后无须再接受化疗。但是，患者若出现以下情况，仍需化疗：①年龄≥40 岁；②存在多个病灶；③病灶面积大于 5cm^2；④病理类型的恶性程度偏高。

对于进展期、姑息手术、根治术或根治术后复发患者，须接受化疗。晚期胃癌，适量化疗不仅可延缓肿瘤发展速度，而且可缓解临床症状，近期效果显著。部分肿瘤体积大，无法行根治术患者，可予以新辅助化疗，待肿瘤体积缩小，满足手术要求后再行手术。对新辅助化疗敏感的患者预后情况显著优于不敏感者，这类患者新辅助化疗收益是较大的。

3. 靶向治疗

目前，随着对胃癌增殖生长与侵袭转移等恶性生物学行为机制研究的不断深入，胃癌靶向治疗方面的研究已成为胃癌综合治疗的新热点，目前已上市的药主要包括：

（1）抗人类表皮生长因子受体（EGFR）家族的靶向药　目前，抗 EGFR 家族的靶向药物主要分为两类：一类是针对肿瘤细胞外配体与受体结合的单克隆抗体抑制剂，如西妥昔单抗、曲妥珠单抗（赫赛汀）等；另一类是针对肿瘤细胞内的表皮生长因子酪氨酸激酶抑制剂，如吉非替尼、拉帕替尼等。

（2）抗血管生成的靶向药　主要有靶向血管内皮生长因子（VEGF）的单克隆抗体：如贝伐珠单抗等、雷莫芦单抗等和靶向血管内皮生长因子受体（VEGFR）酪氨酸激酶抑制剂：如阿帕替尼等。

根据目前靶向药物的研发和大样本随机Ⅲ期临床研究的结果，可发现靶向治疗联合化疗比以往的单纯化疗具有一定的客观疗效和明显的生存获益。目前来看，靶向治疗是提高胃癌治疗效果有希望的途径之一。

三、胃癌的中医病因病机及辨证论治

（一）中医病因认识

1. 脾胃虚弱，正气不足

《内经》有云："正气存内，邪不可干"；"邪之所凑，其气必虚"；"故邪之所在，皆为不足"。脾胃位于中焦，为气血生化之源，后天之本，在饮食物的受纳、消化及水谷精微的吸收、转输过程中等起主要的作用。若素体脾胃虚弱，或各种原因导致的脾胃气血阴阳受损,功能下降,致气血化生不足,正气内虚,正如《脾胃论》中所指"内伤脾胃,乃伤其气"。若复因饮食失节、情志失调等因素长期影响,致湿浊、痰瘀等内生,久则部分病人可化生癌毒,而致本病。

2. 饮食失节,损脾伤胃

《内经》云:"饮食自倍,脾胃乃伤"。饥饱不常,饮食不洁或不节,可致脾失健运,脾不能运化水谷精微,胃受纳和腐熟水谷功能失常,脾精不升,胃浊不降,脾胃升降失常,气滞津停,则可酿湿生痰,或过食生冷,伤脾败胃,阳气耗损,不能温化水湿,则水湿内生。部分不健康的食材及饮食习惯,不仅可损脾伤胃,其本身亦是致癌物质,是癌毒内生的重要基础。现代医学研究已发现诸如熏制、腌制或霉变不洁的食物具有强致癌作用,长期食用有较高的胃癌发生风险。

3. 痰湿瘀结,化生癌毒

脾胃疾病多可致气机运行受阻,水液运化代谢失常,致痰湿内生,阻滞血运,或化热熏灼胃络,内生瘀血,痰瘀湿浊互结,久可化生癌毒。"痰"是津液代谢失常的病理产物,又是致病因素。《古今医鉴》云:"痰属湿,乃津液所化,因风寒湿热之感或七情、饮食所伤,以致气逆液浊,变为痰饮,或咯吐上出,或凝滞胃膈,或留聚肠胃,或流注经络四肢,随气升降,变身无处不到,其为病也。"王伦《明医杂著》云:"夫气血浊逆,则津液不清,熏蒸成聚而变为痰焉。"痰浊易上下流注,与肿瘤转移特性类似。瘀血与痰浊均为阴性致病因子,临床上常相兼为病。余师指出,临床上胃癌前病变多与萎缩性胃炎有关。从病位来看,萎缩性胃炎发病久,为在血之证,说明在胃癌发生前即多有胃络瘀滞,随着疾病的进展,其血瘀之象更为严重。痰瘀相胶结,郁而成积,阻滞气血流通及水液运化,生毒化癌,是本病发生发展的重要病理机制之一。

4. 情志失调,忧思伤脾

中医病因学上,情志因素是重要病因之一,许多内科杂病的发生和进展与情志因素密切相关。肝主气,喜条达,主调畅情志,肝病则易伤脾。性情抑郁,肝郁气滞,可致脾胃气机升降失常,痰浊湿气内生;脾在志为思,过思则伤脾,思则气结,忧思过度,气机不畅,内生湿浊湿热,湿聚成痰,久则阻碍血运,瘀血内生,痰湿瘀均为阴邪,同气相求,易蕴结为患,如阻滞运化,损伤脾胃,耗损正气,郁而化热,耗伤阴液,久则由阴及阳,脾阳肾阳均可累及,致噎膈反胃等症。

5. 禀赋素异,易致癌肿

部分胃癌的发生可具有明显的家族聚集特点,其中部分原因已经明确可通过基因遗传方式加以解释,即以肿瘤的易感性方式进行遗传。此部分病人在引起肿瘤发生的环境因素等作用下,较一般人群具有更高的肿瘤发生率。一般来说,胃癌患者家族成员比非胃癌患者家族成员患胃癌的危险要高 2～3 倍。余师认为,此类患者,与个人天生禀赋有关,不能单纯地以"正气亏虚"加以解释，且目前亦无十分有效的中西医预防、干预方法，应尽量避免临床已知的肿瘤危险因素，如积极杀灭 Hp，避免腌制、高盐类食物的过量摄入等，保持情绪通畅，乐观向上。

（二）中医病机

1. 病位

本病病位在胃，与肝脾肾等脏关系密切。肝脾胃同处中焦，为气机升降出入的枢纽，亦为水湿运化，血液精微物质产生、运化、藏储的场所。其在生理上密切相连，相互配合，在病理上亦相互影响，甚至相互为害。

胃与脾五行中皆属土，胃为阳明燥土，属阳，脾为太阴湿土，属阴。脾主升清，主运化，是气机运行、水湿运化的枢纽。胃具有腐、化饮食水谷的作用，以降为顺，以通为用。脾升胃降是中焦气化正常的重要前提，升降失常，清浊不分，浊邪上犯，清气下流，脾虚生痰，阻滞胃之气机顺降，而生痞、反胃、呃逆等。

肝主气机顺畅，是脾胃气机正常升降的保证。脾胃有病多责之于肝。叶天士言"肝为起病之源，胃为传病之所"。肝胃为相乘之脏腑，胃的和降功能，有赖肝之疏泄，肝气不疏则木郁土壅，肝木乘土，致气滞痰阻，气结血瘀，日久成疾。治疗上，若要治胃，必先调肝，即所谓"治肝可以安胃""土得木而达"。

肾为先天之本，与脾之后天之本相互滋生，是人生长发育，维持正常生理功能的重要脏器，肾中所寓阴阳亦为全身阴阳的根本，脾阳根于肾阳，脾阳虚损而肾阳未败提示可经积极救治而有转机，若脾肾之阳衰败，则提示病情危重，若胃阴不足，胃失濡养，久则可下及肾阴，致胃肾阴液枯涸，多致不治。

2. 病性

本病据疾病发展的不同阶段、治疗的不同时期其病理性质可表现为多种多样，但其发展演变仍有规律可循。

一般来说，发病初起多以标实为主，痰气、痰湿、瘀血交阻凝滞于胃，脾胃之气机阻滞，功能失常而致相关痞满及疼痛、恶心、反酸等症状。

中期晚期多为本虚标实，邪气凝滞，气滞痰凝瘀血等胶结，化热生积，或寒化，癌毒凝聚，痰湿流注于全身，可表现为癌肿转移等。由于邪气久羁，脾胃之气血阴阳多有损伤，或致胃阴亏虚，脾胃阳虚，气阴两虚，气血两虚等证。

晚期多因正气衰败，下及于肾之阴阳，邪气进一步长驱直入，生饮、化风、动血等变证迭出，终至不治。

从临床治疗实践来看，早期发现者无论有或无相关症状，属标实，正气尚旺，可耐受攻伐，一般术后及放化疗后以本虚为主，可表现为以气血阴阳某一方面或几个方面的亏损为主，应加强扶正，提高抗病能力，积极预防复发或转移。总而言之，本病临床上多为本虚标实之证，但临证之时应注意本虚和标实的侧重，以确定进一步治则治法的方向。

（三）辨证

1. 辨标本虚实

本病临床上多属于本虚标实之证，本虚主要以脾、胃、肾几个脏器为主，而标实多责之于湿热、痰凝、瘀血、气滞等。应据诊时患者四诊结果，结合西医分期及治疗经过等，详审阴阳气血，明确标本虚实。如早期胃癌，肿瘤初现，此时多正虚不明显，以标实为主；若进展期始被诊断者，为邪进而正气逐步衰退的过程，多为正虚标实；临床常见之术后患者，如术后恢复可，此时仍应以扶正祛邪为主，因病患本有正气不足，加上手术损害，正气内损，虽不一定表现相应的症状或体征，仍应考虑患者正气损害的状况，以顾护正气为要，虽经手术治疗后邪气已去，难免留有余邪，故应扶正为主，祛邪为辅；如疾病发展至后期，患者多有恶病质等表现，虽可能出现疼痛、痞胀、黄疸等邪实之征，此时须详辨病情，多以扶正为主，间以祛邪，应以维护正气为要。

2. 辨在气在血

余师认为，胃癌因其发病日久，多由慢性胃疾病发展而来，应属于气血同病。在疾病发展的不同时期，有所侧重。如早期胃癌，多以气分为主，患者常见腹胀、腹痛、嗳气反酸等症；中晚期多偏血分病或气血同病，患者在出现腹痛腹胀、纳食减退、舌苔腻同时，常有瘀血、出血表现。在其病理进程中，因外感、饮食、疾病进展、治疗等因素影响，亦可出现气分病表现。如患者术后、化疗后可出现因治疗引起的恶心呕吐、舌苔厚腻，纳食不下，腹胀不适等。

3. 辨胃气的有无

《中藏经·论胃虚实寒热生死逆顺》说："胃者，人之根本也。胃气壮，五脏六腑皆壮。……胃气绝，则五日死。"胃气的虚实，关系着人体之强弱，甚至生命之存亡。胃癌特别是进展期胃癌，多直接影响患者食纳，轻者纳呆，腹胀，饮食减少，甚者则饮食难下，或吞咽困难，多伴随恶病质等表现。

胃气有无与否，不仅提示正气的发展趋势，亦可影响药物的摄纳与吸收，直接决定治疗的成败，故余师对于胃癌患者的辨治多须先明确胃气的充盛与否。一般来说，如患者食欲尚可、舌苔正常、面色荣润、脉搏从容和缓是有胃气之象，病情尚浅，预后较好；反之，则胃气衰败，病情重，预后不良。

（四）治疗原则

本病的治疗总体原则以扶正祛邪为主，但要据疾病发展的时期有所侧重，即余师通俗称之为"抓主要矛盾"。从标实来讲，本病多由气、痰、湿、瘀互结所致，故理气、化痰、祛湿化湿、活血化瘀是本病主要治标之法；后期出现胃热伤阴、脾胃虚寒、气血两虚者，则应标本兼顾，扶正与祛邪并进。本病病位在胃，多有脾胃气机阻滞，气化不利，运化无权，在治疗中应始终重视顾护脾胃，勿损正气，也是应遵从的治疗原则。这一点对中晚期患者和放化疗患者更为重要。只有胃气得充，脾气得健，才能使气血生化有源，也才能助药以祛邪。但补虚时，用药也不可过于滋腻，以免呆滞脾胃。应在辨证论治的基础上，结合选用具有一定抗癌作用的中草药，临床使用时应注意此类药物的不良反应，如苦寒易伤胃气，则不宜大剂量长时间使用，可在治疗中用类似药进行轮换。部分药物有毒性，则须详审毒性机理，如已证实易致肝肾损害者，不宜使用。

（五）分型论治

余师在临床中，常分以下几型进行论治。

1. 肝胃不和型

主症：上腹胃脘部胀痛，窜及两胁，情志不舒则疼痛加重，嗳气频繁，嘈杂泛酸，呃逆呕吐，口苦口干，大便不畅，舌质淡红，苔薄白或薄黄，脉沉或弦细。

治法：疏肝和胃。

处方：柴胡疏肝散合乌贝散加减。

本型常见于胃癌的各病理过程中，临床上常与其他证型相兼出现。柴胡疏肝散系张景岳所创，具有疏肝理气，活血止痛之功效，临床常用于肝郁气滞。乌贝散原方由海螵蛸、浙贝母、陈皮油三味作散剂，余师取前二味药物，有较好的抑酸止痛效果。如大便秘结，加大黄、槟榔。气机郁滞明显可合苏梗、白豆蔻、青皮、元胡、八月札等加强疏肝理气之效果。气郁化火者，口干口苦明显，舌苔黄，加黄连、栀子、黄芩等以清热燥湿。如兼胁肋刺痛、舌紫、舌有瘀斑等瘀血阻滞肝胃之脉，可合丝瓜络、橘络、红花、赤芍等理气活血。

2. 肝郁脾虚型

主症：上腹胀痛，纳呆，便秘或有恶心，口黏口苦，倦怠乏力，舌苔白腻，脉弦。

治法：疏肝健脾和胃。

处方：逍遥散加减。

脾胃虚弱，肝气郁滞是胃癌发病的基本病机，因此本型常见于胃癌各期，初中期病情平稳时较多见，逍遥散具有调和肝脾，疏肝解郁，养血健脾之功效。方中柴胡疏肝解郁；当归甘辛苦温，养血和血；白芍酸苦微寒，养血敛阴，柔肝缓急，白术、茯苓健脾祛湿，使运化有权，气血有源，炙甘草益气补中，缓肝之急，薄荷少许，疏散郁遏之气，透达肝经郁热，生姜温胃和中。余师认为本证需明确肝郁脾虚的轻重主次，如肝郁较甚，可合金铃子散、青皮、香附等品，如虑其温燥，可使用枸橘李、梅花、八月札、佛手、香橼等理气疏肝而不伤阴之品代之。如脾虚较甚，余师常合用四君子汤、参苓白术散等，健脾益气或健脾渗湿。

3. 痰湿凝滞型

主症：脘腹痞闷胀痛，面黄虚胖，恶心欲呕或呕吐痰涎，不欲进食，或进食不畅，甚至反食夹有多量黏液，口淡不欲饮，部分患者腹内可及包块，可见颈胸等胃经循行部位痰核结节，便溏，舌淡苔白腻或白滑，脉滑或缓或细缓。

治法：理气化痰，健脾和胃。

处方：余师常用二陈汤、平胃散、涤痰汤等加减。

"自气成积，自积成痰"、"百病多由痰作祟"。余师指出，痰浊是胃癌形成和发展过程中的重要发病因素之一，往往贯穿于该病的全程，正如叶天士在《临证指南医案·胃脘痛》中所说："胃痛久而屡发，必有凝痰聚瘀。"临床上痰凝多气机阻滞，予郁金、枳壳、莱菔子、莪术等既可理气又能化痰之品合用，如痰凝热化，成痰热之候，则可加炒黄连，黄芩、炒竹茹等清热化痰，余师指出，痰瘀多互结，且本病发病日久，胃络瘀滞者常见，常表现为胃脘刺痛，面色晦暗，肌肤甲错，舌质紫暗，脉涩等。可合炒丹皮、丹参、水蛭等活血化瘀。

4. 湿热瘀毒型

主症：脘腹刺痛，灼热反胃，食后痛甚，脘腹拒按，心下痞块或有呕血便血，或食入即吐，或食入经久仍复吐出，舌质暗紫或有瘀点、苔黄腻，脉弦滑或滑数。

治法：清热利湿，活血化瘀。

处方：王氏连朴饮或三黄解毒汤合失笑散、膈下逐瘀汤加减。

气机不畅，脾胃虚损，均可致脾胃湿滞，郁久化热，而成湿热，湿热久羁，阻滞血络，或气滞血瘀，而成此证，多见于初诊而未经治疗的中晚期胃癌患者，某些经放化疗治疗而气血未衰者亦可见此证。王氏连朴饮全方由厚朴、川连、石菖蒲、制半夏、香豉、焦栀、芦根等药组成，主治湿热俱盛，蕴蒸气分，郁阻中焦之证，具有苦辛通降，化湿清热之效。三黄解毒汤由黄柏、黄芩、黄连、山栀、大黄等药组成，具有清火解毒，清热燥湿，通下热结之效，余师指出此方主热重于湿，热毒较甚之候。临证之时可选择使用，或合方加减，以切合病机。

膈下逐瘀汤方中桃仁、红花、当归、川芎、丹皮、赤芍、延胡索、五灵脂活血化瘀止痛；香附、乌药、枳壳疏肝理气，取气行则血行之意；甘草调和诸药。可加三棱、莪术破结行瘀，余师常合水蛭、地鳖虫等动物类药以入络剔邪。活血之品亦有动血之弊，如患者出现消化系统活动性出血、血小板明显减少、凝血功能障碍之时，虽有瘀象，亦不可肆意活血，应依病情而定。

5. 胃热伤阴型

主症：胃脘灼热疼痛，食后痛甚，胃脘嘈杂，口渴欲饮，大便干燥，五心烦热，食欲不振，舌红少苔或苔黄少津，脉弦细数。

治法：清热养阴，滋阴清火。

处方：增液汤、玉女煎合竹叶石膏汤加减。

胃气不畅，气机阻滞，气郁化火伤阴，痰瘀湿等邪气壅胃，郁久化热，且胃癌多湿热、痰热为患，放化疗等治疗作为外来热毒之邪，损伤胃之气阴，均可致胃热阴虚。余师指出此证虽可单独出现，但临床上多与其他湿热、痰浊、气滞、热毒等相兼出现，呈虚实夹杂之证。临证之时，应详审细辨，方可切合病机。胃热和阴虚之间常互相关联，互为因果，临证时应明确主次，一般初中期或年轻、正气尚可的患者多以胃热为主，而中晚期患者因久病正损，阴虚较甚。治疗时亦须有所侧重。病久可及肝肾之阴，亦可损及脾阴，须临证详审。

临床常见加减：阴虚易致络瘀，可合茜草、丹参、丹皮、赤芍等活血而不伤阴之品，如有出血征象者，活血动血之类不宜；阴虚便燥，合大黄、麻仁、瓜蒌仁、增液承气辈以滋肠通便，釜底抽薪；阴虚多合有气虚，宜合石斛、西洋参、太子参、山药等养阴健脾益气；部分晚期或亏损较甚之患者，滋阴则易致脾气下陷，出现泄泻等症，余师在健脾升阳同时，据"酸甘化阴"理论，以北五味、白芍、乌梅、山茱萸等合大枣、炙甘草以养阴和营，可达养阴而不助湿，不损脾阳之效。

6. 气血双亏型

主症：胃脘隐痛，绵绵不断，面色萎黄，全身乏力，腹胀纳差，气短，自汗盗汗，心悸倦怠，舌质淡嫩，或有浮肿，苔薄白，脉细弱。

治法：气血双补。

处方：八珍汤、当归补血汤等加减。

本证多见于胃癌消化道出血，胃癌术后或放化疗后。各种原因引起的出血均可致气随血耗，久病气不生血，或脾胃受邪气阻滞，胃不顺降，脾失运化，气血化生不足，终可致气血两虚。本证多兼有脾胃气滞，余师常合苏梗、豆蔻、陈皮、炒谷麦芽、炒鸡内金等以健脾开胃，以促化源。

如血虚生热，可合白薇、炒丹皮、地骨皮、鳖甲等清虚热；如气损及阳，出现脾肾阳虚者，可少加桂枝甚或肉桂、干姜等，以达"少火生气"之效。

7. 气阴两虚型

主症：神疲乏力，消瘦，气短，自汗盗汗，贫血，纳差，口干，或可见午后发热，颧红，口淡纳呆，肢冷便溏，或有浮肿，舌红少苔或光红，脉细沉。

治法：益气养阴。

处方：生脉饮、保真汤等加减。

此证多见于肿瘤晚期恶病质者，或胃癌反复放化疗，重伤气阴者，形体瘦小者、气阴不足者亦可常见。保真汤出自《十药神书》，以益气健脾助运的人参、黄芪、白术、茯苓、甘草、陈皮等药，与补肺肾、滋阴养血清热的天门冬、麦门冬、白芍药、当归、熟地黄、知母、黄柏、地骨皮等药同用，较生脉饮益气阴效果更佳。

气阴虚常以脾胃肝肾等脏腑为主，应据受累脏腑及损害程度选药定方。余师指出，脾胃互为表里，脾阴亏虚在胃癌病程中并不少见，但医者临证时往往易忽视。脾阴虚多见脾虚不运和阴虚表现为主，常见不思饮食，或腹胀不运，口渴心烦，大便干结，皮肤干燥，肌肉瘦削等症，脾阴虚证用药不可温补或滋腻，而以甘凉甘寒之品为主，余师常以参苓白术散去茯苓之渗利，加芦根、石斛、山药、麦冬、沙参、葛根、黄精等滋阴健脾。气阴亏虚一证，多有脾胃气滞，余师常合佛手、梅花、香橼等理气而不伤阴之品，以醒脾开胃，促进功能恢复。对于肿瘤恶病质者，如舌光红无苔，提示阴虚极甚，预后极差，应积极"留人治病"，暂停放化疗等损耗正气的治疗，积极益气养阴，扶助正气。

8. 脾肾阳虚型

主症：胃脘隐痛，喜按喜温，面色淡白，神疲肢凉，腹内包块，纳少或朝食暮吐，或食后不化，复行吐出。腹水，下肢浮肿，便溏，尿清长，舌体淡胖，或有齿痕，舌苔白或白滑，脉沉细或缓。

治法：健脾温肾，益气温阳。

处方：黄芪建中汤合真武汤、右归丸加减。

此证多见于胃癌晚期或终末期患者及部分素体阳虚患者。本病总体来说是从气阴、气血亏损至阴阳气血俱损，从中焦脾胃疾病影响至下焦肝肾的过程。脾阳肾阳同根，临床常相兼为病。余师指出，此证治疗应以温补脾肾为主，促进气血化生，正气回复。切忌囿于肿瘤"热毒"之说，大量长期使用清热解毒之类药物"抗癌"，反而重伤阳气，致变证丛生，病情恶化。

如阳虚证候明显，可予参、附、姜、桂之品以温肾壮阳。如阴阳俱虚者，余师经验常合生牡蛎、石决明等重镇之品以免虚阳内扰，少佐黄柏、知母以养阴反佐。晚期肿瘤患者正气极虚，常出现动风、动血等变证，病情进展快，用药须及时变化，要求医者多观察，勤思考，积极应对。

余师临证遣方用药时，常强调病证结合。胃癌由于癌瘤的存在，即使根治手术后仍有微小癌灶残留复发的可能，故应在常规辨证治疗的基础上，依据现代药理研究成果，合用具有抗肿瘤效果的中草药。余师治疗胃癌常用抗肿瘤中草药有：肿节风，蛇舌草，半枝莲，菝葜，八月札，石见穿，藤梨根，半边莲，水红花子，干蟾皮，天龙，蜈蚣，全虫，地鳖虫，水蛭，猫人参，山慈菇等。余师指出此类药物并不是随意用药，仍应在中医理论指导下，按照辨证结果与药物的药理特性相匹配，不要犯寒热不分，虚虚实实之错。

四、余国友诊疗胃癌经验及认识

（一）辨病与辨证相结合，有机整合中西医诊疗手段

余师临证中强调辨病与辨证的有机整合，坚持将病证结合的辨治方法应用于临床。具体来说，是以辨病为指导，辨证为施治的基础。结合疾病的西医诊断、临床分期、西医治疗经过等与中医证型及兼夹症状等综合考虑施治。余师认为西医辨病是建立在现代自然科学基础上的，是以病因学、病理学、解剖学等为基础，以理化及影像检查为依据的，能较准确地反映疾病可能的发展和预后、结局。证是中医认识和治疗疾病的基础，是对疾病发展到某一阶段的症状、体征、舌脉象等四诊资料的抽象总结，证可随着疾病的发展而不断变化，较之西医的诊断有更高的灵活性和针对性。余师认为，无论中医西医，均有其长处及不足，两者结合，有利于医生从整体上加深对疾病的认识，把握治疗的轻重缓急。临证之时应扬长避短，发挥中西医两套治疗手段的各自特点，以达到最佳疗效。

胃癌与其他脾胃疾病在症状体征上常有相同或相近之处，从中医病名诊断上相混，辨

证上亦有重叠，如肝胃不和、湿热壅胃、瘀血内阻等证在胃炎、胃溃疡、胃癌中均可见到，但在治疗上绝对不能"异病同治"，因为本病具有特殊病理表现的病灶——癌肿。而此类信息是中医四诊方法所不能取得的，一定要借助现代医学的诊断方法。

在胃癌的治疗上，余师认为要取得理想的治疗效果，应坚持以辨证论治为基础，结合辨病和现代医药学研究成果，制定个体化治疗方案。正如国医大师周仲瑛教授言："辨证与辨病相结合是肿瘤用药的理论基础，抗癌解毒是治疗恶性肿瘤的基本大法。患者年龄、性别、体质状况、基因等差异，肿瘤亦有个体大小、数量多寡、病理类型等不同，不同患者所接受的手术式、放化疗方案、分子靶向治疗等亦有区别，从中医角度来看，患者个体气血多寡，脏腑亏损程度，肿瘤热毒瘀痰的侧重亦有不同，故治疗前须辨清患者的阴阳、表里、寒热、虚实的属性及邪实的轻重，综合分析后作出辨证。"余师认为，辨证治疗是取得较好疗效的基础，不强调辨证用药，一味按中药现代药理研究结果处方是难以取得较好疗效的。

（二）扶正注重胃气

正如《黄帝内经》所言："人以胃气为本，有胃气则生，无胃气则死。"在中医治疗中，始终注意顾护胃气是重要原则之一。余师指出，胃气不仅泛指脾胃消化吸收功能，亦包括卫外的正气，因脾胃为后天之本，是人一身正气的重要来源之一。胃癌疾病的发展过程，也是胃气不断衰败，邪进正却的过程，扶正应重视胃气的存亡，治疗应以胃气为念。

在临床上，晚期胃癌的中医治疗中胃气虚弱归纳为脾胃气虚、脾胃虚寒和胃阴不足 3 种证候。依据不同临床表现，应用不同的补益之剂。脾胃气虚者，以四君子汤为主方，有阴虚表现的，可在补脾气基础上合益胃汤、沙参麦冬汤等以益气养阴，气虚明显者，加黄芪等。脾胃虚寒者，以理中汤为主方，寒气盛者，则以附子理中汤为主方。胃阴不足者，选用沙参、麦冬、石斛、玉竹等益胃养阴之品为君药。

脾胃为气机运转之枢，须维护脾升胃降的气机运行机制。顾护胃气并不是纯粹以补为用，单纯堆砌补益药反而易犯实实之误。余师用药常以苏梗、豆蔻、炒谷芽、鸡内金、佛手、梅花之类合用，既轻清理气，复脾胃升降之职，又避免理气之品香燥伤阴，且芳香之品醒脾悦胃，促进食纳健旺，往往能达补而不滞之效。

（三）祛邪着重化痰与祛瘀

"痰"是津液代谢失常的病理产物，又是致病因素。《古今医鉴》云："痰属湿，乃津液所化，或因风寒湿热之感或七情、饮食所伤，以致气逆液浊，变为痰饮，或咯吐上出，或凝滞胃膈，或留聚肠胃，或流注经络四肢，随气升降，变身无处不到。"王伦《明医杂著》云："夫气血浊逆，则津液不清，熏蒸成聚而变为痰焉。"《医宗金鉴》中指出："清者难升，浊者难降，留中滞膈，瘀而成痰。"其性走窜，致病怪异，法无常法，故有"百病多由痰作祟""怪病多痰"之说。

余师认为，无论外感六淫邪气，还是内伤情志，均可致脾胃受损，肝郁气滞，水湿运化失常，停则为湿，聚而为痰，停于胃脘，久则胶结难化，入血阻络成瘀，邪气久积，酿生癌毒，形成肿瘤。朱丹溪指出："痰之为物，流动不测，……随气升降，周而内外皆到，五脏六腑皆有。"痰的这一特性切合癌肿易转移、难以预测、病变形式多样等特点。临床上，胃癌患者常可见局部肿块、呕恶、泛吐痰涎清水、苔腻脉滑等征象，具有典型的痰浊致病表现。

痰浊与胃部恶性肿瘤有密切的相关性，痰浊的形成、停留和与瘀、湿、毒等其他病理因素相胶结是胃癌发生、发展、复发、转移的物质基础。正如叶天士在《临证指南医案·胃脘痛》所说："胃痛久而屡发，必有凝痰聚瘀。"痰浊邪病说是胃癌中医发病学的重要内容。

中医传统理论就有"初病在经，久痛入络，以经主气，络主血""胃病久发，必有聚瘀"的认识，说明中国历代医家在长期的临床观察过程中发现胃部疾病迁延日久，多合并有局部经络瘀血。随着恶性肿瘤现代研究的深入，发现血液流变学异常是肿瘤患者中普遍存在的一种病理改变，其主要表现在血液黏度高，血液处于高聚集状态。这一现象为应用活血化瘀药治疗肿瘤提供了实验依据。

临床上部分患者可见明显血瘀证的表现，是临床应用的依据。活血化瘀药物降低血液黏稠度，改善血液的高凝状态，促进血液循环，改善肿瘤细胞的乏氧状态，可促进抗癌药物进入癌组织，增加癌组织对放、化疗的敏感，提高疗效。部分活血化瘀中药有直接抑制癌细胞的作用，如川芎、赤芍、水蛭等。

余师指出，由于中医证型主要由宏观观察的临床症状与体征归纳、升华而来，其四诊采集手段有其明显的局限性。血瘀证不仅表现在外在的相应的症、征、舌、脉的改变，也表现在内在的相关检测结果的异常。从胃癌前病变来看，萎缩性胃炎是多数胃癌前病变的基础性疾病，此时患者舌底络脉多迂曲，舌质多青紫、暗，提示病变在血分，胃络瘀滞之象明显，在其向胃癌的进一步发展中，瘀血阻滞亦是重要的病理因素。

余师化痰软坚法多用二陈汤、导痰汤、涤痰汤等。二陈汤中，半夏辛温，体滑而性燥，功专燥湿祛痰，且能和胃降逆，陈皮辛苦温，理气化湿，芳香醒脾，使气顺而痰消，茯苓，淡能渗湿，生姜降逆化痰，甘草健脾和中，调和诸药；全方具有燥湿祛痰，理气和中的功效，痰湿除则癌瘤可消，适用于胃气较弱者。二陈汤中加枳实和胆南星名为导痰汤，可消除顽痰胶痰，增强祛痰消瘤的作用，用于胃气较强者。临证时加入白芥子、皂角刺、山慈菇、生牡蛎、海藻和昆布等，则化痰软坚的作用更强。活血之剂以失笑散、膈下逐瘀汤等多用，常用之品有丹参、赤芍、桃仁、泽兰等。另外，据叶天士"久病入络"观点和现代络病学研究成果，活血之品可选虫类药辛润活血，如地鳖虫、僵蚕等，以入络透邪。余师指出，要注意活血化瘀类药物的可能不良反应，注意使用时的适应证。避免大剂量、长时间使用，对于某些易出血（如血小板明显下降）和因其他原因致凝血功能障碍的患者，应慎用或不用。

（四）治疗上升降相依，寒热并用

脾胃作为胃癌的主要受累脏腑，具有各自的生理特性，病理上也影响疾病的发展和转化。据叶天士"太阴脾土，得阳始运；阳明燥土，得阴始安"之言，脾为阳土，主燥主升，胃为阴土，主润主降，故脾易伤阳寒化，胃易损阴致热。欲升脾须先燥脾，欲降胃多先润胃，因此，治疗尤应处理好润燥、升降关系。发病后，痰瘀湿浊等致病因子亦可夹寒夹热，寒化热化；脏气亏损，阳虚易致寒象，阴虚易致热象，药物治疗偏颇，损阳伤阴，亦可致寒热互现。《灵枢·五变》中所述"脾胃之间，寒温不次，邪气稍至，稽积留止，大聚乃起。"即是寒热之邪造成胃肠积聚的阐述。临床常可见胃癌脾寒胃热之象，如大便不实同时伴有舌红苔黄腻；故本病寒热错杂病机并不少见。正如《灵枢·百病始生》所指出："积之始生，得寒乃生，厥乃成积矣。"故寒邪凝滞、脾气亏损、脾阳不振等内寒困阻脾运，是胃癌形成的基本病因。而脾运不健，气滞、痰浊、瘀血、热毒互结于胃，化生癌毒，为胃癌进展过程中的主要因素。故从中医发病学来看，正气亏虚无力抗邪，邪积毒蕴又进一步耗气伤阴，虚实夹杂、寒热互结，反复而成寒热错杂之证。

余师对于胃癌常见的胃纳不下，痞塞不通之证，用药上喜寒热并用，辛开苦降，余师常仿仲景半夏泻心汤之意，以干姜、黄连、黄芩或栀子、高良姜等药性相反的药物相配合，以达寒热并调，相反相成。同时，对于舌苔厚腻，纳减便溏等清浊不分之证，常以藿、佩、苏梗、豆蔻、砂仁等芳香之品醒脾开胃，芳化湿浊，并配合枳、朴、木香、槟榔、陈皮等理气之品，及炒二芽、焦山楂、鸡内金等开胃之剂，互合配合，以化湿浊，清秽气，以促进清升浊降，助脾胃正常生理功能的恢复，常可有效缓解患者症状，改善其生活质量。

（五）重视舌诊在胃癌辨证中的意义

余师在长期临床诊治过程中，发现舌诊最能反映胃气的荣枯盛衰，因舌通过经络直接或间接地与五脏六腑相通，脏腑的精气上荣于舌，脏腑的病变也必然引起精气的变化而反映于舌象。舌苔为胃之余上升蒸腾于舌面而成，胃之病变亦多首先表现在舌象之变化。从舌诊中余师常能准确把握疾病的证候本质，为立法处方提供有用的信息。如临床胃癌的舌质改变多以裂纹舌、青紫舌为主，或挟有瘀斑瘀点及舌下静脉粗胀为主。提示胃络瘀滞，痰瘀凝结是本病的主要病机。晚期胃癌舌质多淡白无华，舌体胖大或有齿印。多提示脾胃虚损，水湿上泛，气血两亏，下损于肾。胃癌的舌苔变化以腻苔花剥多见，是痰湿困阻脾胃，气滞痰凝的一种表现。舌苔见黄腻或灰浊腻，多提示痰湿内阻，日久蕴热化浊，或素体阳盛，蒸化腐浊上泛，多示癌毒挟浊挟热。晚期胃癌患者出现花剥苔，系久病及肾，生化乏源导致阴精渐虚，舌乳头营养障碍，进而舌乳头发生萎缩而致。

在疾病发展过程和治疗过程中，舌象的变化亦是提示疾病进退的重要信息。胃癌若紫舌向紫暗转化则反映肿瘤的恶化，红色转为红绛多提示化疗、放射治疗等的不良反应较大及手术后出现合并症。若紫舌向淡红舌转化或由晦暗转向明润，舌苔也由厚转薄或由无苔转为薄白苔，多提示疾病向好的方向转化，反之则应警惕肿瘤有无扩散、转移、出血等恶化可能。治疗过程中始终保持着舌质淡红、薄苔不变者，常提示疗效显著，预后也较好。

不同的发病位置亦可能影响舌苔的变化。如余师发现胃窦癌患者中医辨证属于胃阴虚范畴较多见。此类患者舌多嫩红无苔、舌质干燥，常伴有咽干、便秘、脉细等症。晚期患者亦有部分光红无苔，嫩如猪肝者，多提示胃气衰败，如经治疗后未能生发舌苔，预后往往不良。

（六）注重胃癌的调摄

随着包括中医药在内的胃癌规范化治疗方案的不断推广运用，新药物、新技术的出现，胃癌疗效也在不断提高。表现在无进展生存期、患病后生存质量的改善等。但患者也应注重胃癌的预防和病后调理，医患配合才能达到理想的治疗效果。余师十分重视胃癌患者的平时调摄，诊病时常详细告知。其主要包括生活调摄、饮食调理、情绪调控等。

1. 生活调摄

胃癌患者本有脾胃亏损，正气不足，如经手术或放化疗等治疗，则正气亏虚更甚，易受外邪，故应顺应四季气候变化，起居有节，劳逸结合，避免外感或其他疾病的发生。

2. 饮食调理

胃癌患者应纠正既往不良的生活习惯，如禁烟忌酒，避免进食粗糙难以消化的食物，食物寒温合适，忌过饱或过饥，对于年轻患者，余师常嘱其不要过量饮用饮料，尤其是碳酸饮料。平时进食不宜过快，尽量少吃熏制、腌制、油炸和烘烤等食物，避免进食隔夜或反复冰冻食物，不吃霉变食物。

余师主张平时以清淡、新鲜的食物为主，主要以新鲜蔬菜、水果为代表的素食为主，荤素搭配，以保证营养的合理来源。多饮鲜奶，可适当饮用浓度适中的绿茶，长期饮用有一定的防癌抗癌效果。

对于术后患者，应少食多餐，进食高蛋白、适当脂肪饮食，以促进伤口愈合和身体机能恢复，避免高糖饮食，为避免术后出现低血糖综合征，可准备少量糖类饮食以及时纠正低血糖。

放化疗中及放化疗后患者多有不同程度的恶心、呕吐、腹泻、纳差等胃肠道反应，应注意在反应发作的间隙少量多餐进食富含蛋白质、充足热量的流质或半流质饮食，鼓励患者坚持进食。如口腔因治疗出现糜烂，饮食应适当偏凉，避免刺激性食物。

3. 情绪调控

研究表明，胃癌患者常伴有焦虑、烦躁、失望、抑郁等负性情绪，加上化疗药物的毒性作用及不良反应，对他们的心理及生活质量带来不同程度的影响。文献报道胃癌患者抑郁状态发生率为21%～63%。

余师诊时经常劝导患者要对疾病的康复充满信心，通过家庭亲情关怀、适当运动、融入社会生活等方式引导患者以积极心态面对疾病，解除精神上的抑郁。患者家属应积极营造一个宽松、乐观的精神氛围。通过中西医结合方法治疗，达到杀灭或减少癌肿，控制症状体征，提高生活质量的目标。嘱患者不宜过度疲劳，耗伤正气，按时复查，以及时发现病情变化，及时处理。

五、余国友诊治胃癌常见相关疾病经验与认识

（一）余国友诊治胃癌前病变经验

胃癌前病变（precancerous lesions of gastric cancer，PLGC）是指一类容易发生癌变的胃黏膜病理组织学变化，即胃黏膜的异型增生和肠上皮化生，主要发生于慢性萎缩性胃炎损伤和发展过程中，是一个病理性变化阶段。它包括肠上皮化生、不典型增生或异型增生几种类型。一般认为，胃黏膜不完全性肠化生、中重度不典型增生，具有较明显的癌变倾向，需要进行积极的治疗。胃癌前病变与胃癌的发生具有相关性，如何阻断肠上皮化生和异型增生的进一步发展乃至逆转其病理改变，就成为防止胃癌发生的关键，也是预防和降低胃癌发病的重要课题。

胃癌前病变的病因尚未完全明晰，目前认为可能与幽门螺杆菌感染、胆汁反流、高盐饮食及遗传、年龄、精神因素、生物学、组织化学及免疫等因素有关。在治疗方面，诸如根治幽门螺杆菌、抑酸、保护胃黏膜、促进胃动力等非特异性的方法，总体来说尚无有效控制癌前病变恶化的方法。

中医药治疗对于胃癌前病变具有较好的逆转作用，这已为近二十年来的临床及实验研究所证实，是中医优势病种之一。余师临床过程中，十分重视胃癌前病变的治疗，因为其符合中医"治未病"的观点。早期有效干预可改善疾病预后，逆转疾病发展结果。

本病的基础疾病主要是慢性萎缩性胃炎，而它与慢性浅表性胃炎关系密切。两者可以在某些患者身上同时出现，如临床胃镜检查可见部分患者慢性胃炎伴灶性萎缩，即展示了由浅表性胃炎向萎缩性胃炎动态发展的过程。因此，余师基于长期的临床观察与思考，指出两者在中医病机上具有相通性，但又有本质区别。总的来说，两种疾病均以脾胃虚弱为本，均可表现为气滞、湿热、痰瘀等征象，但在标本特性上有明显不同。在本虚方面，两者均有脾胃亏虚，慢性浅表性胃炎主要以阳气虚损为主，阴虚见证并不多见。而慢性萎缩性胃炎则以气阴两虚为主，可兼有阴阳两虚。标实方面，慢性浅表性胃炎属于气滞、湿热为患，某些证型可表现为瘀血、痰浊，总体属于"湿热"为患，主要病位在气分；而慢性萎缩性胃炎以瘀血、湿热为主，属于"瘀热"为患，其病位主要在于血分，以脉络瘀滞为主。正如叶天士《临证指南医案·胃脘痛》指出，"胃痛久而屡发，必有凝痰聚瘀"。王萍通过筛查胃癌前病变危险因素，在构建病证结合风险预测模型中发现，脾虚、阴虚、气滞、血瘀在 PLGC 患者中比例较高，尤其以血瘀最为突出。说明血瘀是 PLGC 阶段最重要的病理因素。现代医学研究亦证实，当胃黏膜存在炎性静脉充血时，血液流速逐渐减慢，出现微循环障碍、局部黏膜缺血缺氧，若合并细菌的机会性感染，易出现细胞浸润、炎性渗出、病理性黏液增多、黏膜水肿等，引起黏膜上皮反复的退化和再生。这是慢性萎缩性胃炎的发病机制之一。

本病病因包括内外因素两个方面。平素嗜食膏肥辛辣之品，嗜烟酗酒，酿生湿热，饮食不节或饮食不洁，或长期贪凉饮冷，损伤中气，脾不健运，胃不承降，谷不化精而成滞，湿不化津而困脾，致精化为浊，水湿内停酿生内湿，或脾虚聚湿为痰。而胃为阳明多气多

血之脏，其阳气隆盛，感邪最易化生湿热、痰热。气滞则碍血运、湿热痰湿亦可阻滞气血，均可导致局部血运不健，瘀血内生。忧思伤脾，郁闷伤肝，肝气郁滞，失其条达，气滞而血瘀，肝郁伤脾，亦可加重脾胃损害。

湿热反复发作是本病的重要病因之一。大量研究表明，湿热证与幽门螺杆菌感染高度相关。一项对 PLGC 的长期研究指出，幽门螺杆菌、重度慢性萎缩性胃炎、肠化生是胃癌的高发因素，且 WHO 已将幽门螺杆菌列为胃癌的第 1 类致癌危险因子。因此，清除湿热与清除幽门螺杆菌感染一样，可以有效阻断 PLGC 的进程、恢复胃黏膜细胞的分子生物学行为，降低胃癌发生率。余师指出，胃癌癌前病变阶段湿热之邪并非持续为害，临床上往往多反复发作，其原因既与季节交替、饮食习惯等外在因素有关，亦与脾胃亏损，酿生内湿，治不得法甚至失治误治，或治疗停药后反复再发有关。正是由于湿热反复出现为害，气滞血瘀，瘀阻胃络，损伤脾胃气阴，与西医学胃黏膜反复损伤修复类似，其最终结果导致腺体萎缩，如不能得到有效逆转，则进一步进展为局部中、重度肠腺化生或不典型增生等癌前病变。

毒邪是一种致病力较强，对人体脏腑、气血、经络损害较大的致病因素。既可由外侵入，又可由内而生，如六淫之邪均可合毒，而内生瘀血、湿、热、痰等亦可化生毒邪。一般来说，毒邪具有凶猛暴烈、急骤善变、易攻脏腑、性多火热等致病特点。癌毒是其他内外毒邪作用于人体后，反复耗伤正气，损害脏腑阴阳气血而形成的具有致肿瘤细胞出现的一类致病因子。余师认为，胃癌前病变时与其他胃疾病的区别在于其内在湿热、痰热、瘀血等所挟之毒往往正处于向癌毒转化之机。诊时应结合现代医学胃镜活检结果，抓住毒邪向癌毒转化的本质，以指导临床治疗。

因此，余师指出，在慢性萎缩性胃炎的基础上，气阴两虚，瘀热化毒是本病的主要病机。病理性质属于本虚标实，虚实夹杂。本虚以脾胃气阴两虚为主，标实则有气滞、络瘀、湿阻、痰瘀结滞、毒瘀交阻等。概括起来主要有"虚、湿、瘀、毒"四个字。

该病临床症状缺乏特异性，常表现为上腹部疼痛、胀满、痞闷不适、嗳气、食欲减退等。如气滞可见嗳气，上腹胀满，胸胁憋闷等；湿阻则可见口中黏腻，口秽不适，渴不欲饮，舌苔厚腻。阴虚在胃，胃阴亏虚见口干，口渴，饥不欲食，舌红少苔或剥脱苔。络瘀则见胃脘隐痛，夜间多发，面色晦暗或黧黑，舌淡紫，舌下脉络瘀阻。

对于本病的治疗，余师认为应针对内在瘀热化毒的证候特点，常以生脉饮、四君子汤合辛润通络方加减，生脉饮合四君子汤以健脾益气养阴为主，针对气阴不足；辛润通络方出自叶天士，主治络脉血瘀证，全方由旋覆花、桃仁、柏子仁、当归、泽兰、茜草、郁金等 7 味药组成。其中旋覆花、郁金、当归、泽兰具有辛散之性，桃仁、柏子仁作为植物果实具有柔润之性，两者药性相合，能辛润通络，达祛瘀不伤正之效。桃仁、当归、泽兰、茜草、郁金能活血化瘀，茜草、郁金还能清热以除瘀热，且郁金能疏肝理气，全方共奏疏肝理气，化瘀通络之功。同时，针对内生之癌毒，余师常合现代药理学具有抗癌作用的药物如白花蛇舌草、藤梨根、蛇六谷、香茶菜、半枝莲、石见穿、菝葜等，余师常选 2～3 味使用。

临证加减：如肝胃气滞者合柴胡疏肝散、枳术丸加减，湿热偏盛者合甘露消毒丹加减，寒热互结之湿热，则以仲景之半夏泻心汤为主，辛开苦降，温脾清胃。反酸较多，可予浙贝、煅牡蛎、瓦楞子合橘皮、竹茹、旋覆、代赭之品以制酸降逆。气阴损伤较甚者，可合益气养阴类之西洋参、党参、山药、生白术、乌梅、沙参、花粉、玉竹之类以益阴护胃，余师常合绿萼梅、佛手花、生麦芽、荷叶等轻清理气之品以条达肝气，顺胃气生发之机，使补而不滞。瘀血较重者宜加丹参、红花、乳香、没药、五灵脂，或虫类药如僵蚕、地鳖虫等逐瘀通络。

另外，胃镜检查结果也对于临床辨证选药有重要的参考价值。如胃镜显示胃黏膜萎缩、胃酸不足者，选用黄精、沙参、木瓜、乌梅、山楂、白芍、山萸肉、麦冬、石斛等酸甘养阴；幽门螺杆菌阳性者，选用白花蛇舌草、蒲公英、黄芩等；胃镜示伴有糜烂性胃炎者，选用甘松、薏苡仁、连翘、砂仁、白蔻、制大黄等；伴胆汁反流者选用竹茹、制半夏、旋覆花、赭石等。

从组方特点来说，余师认为应在辨证论治基础上，注意维护脾胃中焦气机运化枢纽的关键，恢复脾升胃降的生理机能，平调寒热。选药上滋阴之品不宜过分滋腻呆滞，疏肝理气之品不可过于温燥伤阴，清热解毒之品不宜过多过量，以免其苦寒损伤中阳，可配合少量温通之剂如干姜、乌药、延胡索等。

余师指出，此类病人应作息有时，注意调节情绪，舒缓压力，避免过度紧张、劳累。需注意饮食调养，饮食按时有节，进食宜温热，不宜过热及过凉。不进食辛辣刺激或煎炸食品。饮食宜清淡，如富含纤维素之水果瓜菜及瘦肉、蛋等优质蛋白。平时可在中药基础上配合食疗，如米仁、山药、芡实、大枣等既能健脾养胃，又有一定抗肿瘤功效之食物尤为合适。

（二）余国友诊治胃食管反流病的经验

胃食管反流病（gastroesophageal reflux disease，GERD）是胃癌根治术后最常见的并发症，系胃和（或）十二指肠内容物（含胃酸、胃蛋白酶、胆汁等）反流入食管及食管以外的部位（如咽喉、口腔、肺），引起的不适症状和（或）并发症的一种疾病。主要症状是胸骨后烧灼感，其次是反酸、非心源性胸痛等，严重者引起食管黏膜充血、水肿、糜烂等反流性食管炎的病理改变，反流入口腔、咽喉部或肺部可出现咳嗽、哮喘、牙蚀。本病常可因各种不适症状降低患者生活质量，延误术后辅助治疗。祖国医学常将本病归属于"吐酸""呕吐""嘈杂""噎膈""胃反""胃痞"等范畴。

余师认为，本病应与非胃癌患者胃食管反流性疾病相鉴别。非胃癌GERD是一种食管胃动力性疾病。下食管括约肌（LES）松弛期间，胃内容物反流入食管，引起相应的症状和不适体征。而本病主要因手术后导致抗反流屏障缺陷或缺乏；胃手术后容积明显减少，胃的容受性松弛作用降低或无，导致其幽门压力升高，胃排空阻力增加。中医认为，术后胃纳食功能受损，腐熟运化功能减弱，胃动力不足，胃气不能顺降，上逆而成。因此，余师认为胃失和降，胃气上逆为该病的基本病机。

在病因上，本有胃癌，再经手术损害，脾胃受损在先。脾胃受损，多以阳气为主，亦可损脾胃之阴血，脾胃居中焦，为阴阳升降之枢。脾主升，胃主降，升者升清，降者降浊，二者相辅相成。脾胃受损，升降失因，运化失职，清浊不行其道，清气不降，浊气上逆，是为其因。《脾胃论》曰："元气之充足皆由脾胃之气无所伤，而后能滋养元气，若胃气之本弱，饮食自倍，则脾胃之气既伤，元气亦不能充，而诸病之所由生也。"脾胃气滞，肝气不舒，胆失疏泄，胆汁上逆，湿热内生，土虚木乘，如少阳邪热乘虚内陷，升降失常，以致寒热错杂。如痰热内阻，影响肝胆疏泄功能。胆失疏泄，郁热犯胃，以致气机不调，寒热错杂，胆胃同病。因此，余师认为本病的治疗应顺应胃气之正常下行，以益气健脾、和胃降逆为要，恢复脾升胃降，清浊各行其道的生理功能，再根据疾病的寒、热、痰浊、气郁等病理因素，予以平调寒热、化痰、清热、温中、舒郁等治疗。

在辨证治疗上，余师认为本病虽属本虚标实之证，但临诊时虚实常有所侧重，故治疗时可按虚实两端为主进行辨证，执简驭繁。实证多表现为气滞、痰浊、湿热等，其中湿热为主要因素。正如著名温病学家叶天士在《温热论》中提及"在阳旺之躯，胃湿恒多，在阴盛之体，脾湿亦不少，然其化热则一"（《外感温热病篇》）。阳明胃腑"二阳合谓之明"，其阳气隆盛，感邪最易化生湿热。湿热蕴郁胃腑，临床表现以胃脘痞满饱胀，嗳气，嘈杂，口苦，苔黄，若兼有胆汁反流则吞酸反胃。因此，治疗方法应以辛苦合用，开泄清化湿热，解毒抑菌为主。临床常以半夏泻心汤为主进行加减。本方出自张仲景的《伤寒论》，由半夏、黄芩、干姜、人参、黄连、大枣、甘草组成，具有调和肝脾，寒热平调，消痞散结之功效。半夏散结消痞、降逆止呕，故为君药；干姜温中散邪，黄芩、黄连泄热开痞，4 药合用寒热平调，辛开苦降；又以人参、大枣甘温补脾，与半夏配合，复脾胃升降之常；使以甘草补脾调和。本方调补结合，既可清湿化热又不伤正，促进脾胃生化之机。如气机郁滞，可合莱菔子、苏梗、豆蔻、木香等，肝气郁滞明显可合金铃子散，脾虚明显可加炒薏苡仁、茯苓、山药等，以健脾渗湿。患者如呕吐痰浊，量多质黏，可合四七汤、陈皮、炒竹茹等，四七汤由人参、茯苓、半夏、厚朴 4 味组成，具有降逆化痰，行气解郁之功效。如吞酸嗳气明显，余师常合左金丸，方中黄连的主要成分是小檗碱，实验研究证实，黄连体外对多种肿瘤细胞如鼻咽癌上皮细胞株、人胃癌细胞株、食管癌细胞株均有不同程度的抑制作用；吴茱萸的主要成分是吴茱萸碱，而有证据表明吴茱萸碱可能是一种无细胞毒性的有效抗肿瘤转移药。诸如海螵蛸、生牡蛎、瓦楞子等，本身质重，助胃气下行，现代药理研究认为其具有抑酸功效，亦可选用。

半夏泻心汤作为经方，对于本病的治疗无论在中医理论上还是方剂现代研究上均有充足的证据。现代药理实验证明，半夏泻心汤可以明显改善食管黏膜损伤程度，并对大鼠胃运动具有双向调节作用，在胃运动受抑制时促进胃运动，其作用强于多潘立酮。临床研究证实半夏泻心汤能够明显改善术后胃食管反流患者的临床症状和胃镜下食管黏膜炎症，其机理可能与本方具有消炎抗菌，抗消化性溃疡，镇吐止呕，抑制胆汁分泌，促进胃肠蠕动、防反流，保护胃黏膜，促进炎症修复、增强机体免疫功能、提高机体耐缺氧能力和抗肿瘤等作用有关。

虚证以气阳亏虚，胃阴虚为主，据不同证型分别治之。气虚者以香砂六君子汤、参苓白术散为主，两方均有较好的健脾化湿，理气化滞作用，如中阳不足，运化无力，可据阳气亏虚程度轻者可选黄芪建中汤（去饴糖），本方具有温养脾胃之功效，不用饴糖在于临床多兼夹气滞、痰湿等证，而本品味甘滋腻，易致呕助湿。重者多用理中汤合附子。胃阴亏虚在本病中亦不少见，多表现为易饥，少食即胀，口渴，舌红苔少或无苔等，余师常以益胃汤加减。

余师认为，纯虚证临床上殊为少见，多合并有其他症状，如阳气虚者多有因虚致滞，气机郁滞，心下痞胀，嗳气等，可合理气降气之陈皮、淡竹茹、旋覆花等，因中气虚弱，不可过用破气之品，佛手、梅花、川朴花等花类轻清之品较为合适。湿邪内阻，或夹痰浊，可合二陈、厚朴半夏汤等理气化痰渗湿，燥湿化痰如苍术类宜用量轻。如湿热相兼或痰热互结，可合芳香化湿之品如苏梗、白豆蔻、砂仁、茵陈等芳化湿浊，或合小陷胸汤以清化痰热。本方亦体现辛开苦降之法，但较之半夏泻心之剂，更适合虚证为主的情况。胃纳欠香，可合焦三仙、鸡内金等消食之品。

六、典 型 病 案

『病案 1』

患者，李某，女性，45 岁，就诊日期：2018 年 8 月 16 日。

患者于 2016 年 3 月在某院肿瘤科行腔镜下胃癌根治术，术后病理示（胃底大弯侧）溃疡型低分化腺癌伴淋巴结转移性癌（6/22）。术后化疗（SOX 方案）8 次，2 周方案，术后复查上腹部 MRI 示：胃癌术后改变，吻合口壁稍增厚，伴周围稍大淋巴结显示，胆囊增大。现为求中医治疗而就诊。诊时患者神疲、便溏、腹胀，喜卧懒言，舌淡，舌苔黄厚腻，脉濡缓。

中医诊断：虚劳。

中医辨证：脾虚湿热夹毒。

中医治法：理气健脾，化湿清热，解毒抗癌。

处　方：

黄连 9g	香茶菜 15g	八月札 9g	茯苓 15g
厚朴 9g	豆蔻 6g	砂仁 6g	煅瓦楞子 15g
肿节风 12g	莪术 12g	蛇舌草 30g	炒白术 20g
苏梗 9g	海螵蛸 30g	半枝莲 15g	藿香 12g
薏苡仁 30g	鸡内金 9g	泽泻 9g	炒谷芽 15g
鸡血藤 24g	苍术 9g		

二诊（2018 年 8 月 31 日）：患者自诉服上药 14 剂后，精神较前好转，腹胀减轻，觉睡眠欠佳，入睡稍困难，喉中有痰，予上方加减，处方如下：

鸡内金 9g	香茶菜 15g	八月札 9g	茯苓 15g
厚朴 9g	豆蔻 6g	砂仁 6g	煅瓦楞子 15g
肿节风 12g	莪术 12g	蛇舌草 30g	炒白术 20g
泽泻 9g	海螵蛸 30g	半枝莲 15g	藿香 12g
薏苡仁 30g	炒谷芽 15g	鸡血藤 24g	苍术 9g
夜交藤 20g	蛇六谷 10g	陈皮 9g	浙贝 9g

三诊（2018 年 9 月 14 日）：再服药 14 剂后，精神大为改善，一般活动下不觉明显疲乏，腹胀已无大碍，睡眠有改善，时有恶心感，拟原方稍作加减再进半月。处方如下：

鸡内金 9g	香茶菜 15g	八月札 9g	茯苓 15g
厚朴 9g	豆蔻 6g	砂仁 6g	肿节风 12g
莪术 12g	蛇舌草 30g	炒白术 20g	泽泻 9g
海螵蛸 30g	半枝莲 15g	藿香 12g	薏苡仁 30g
炒谷芽 15g	鸡血藤 24g	苍术 9g	夜交藤 20g
蛇六谷 10g	陈皮 9g	浙贝 9g	半夏 9g

按语 本例患者从神疲、便溏、腹胀、喜卧懒言等症状，结合舌脉象来看，考虑脾虚湿滞，湿热中阻，应以健脾化湿，清热利湿为主进行治疗，余师认为，对于癌肿一类疾病，单纯辨证治疗存在一定的局限性，因为四诊所得之症状、体征、舌脉象并不能全面反映病情变化趋势、预后等，如临床上常可见肿瘤进展期但并无明显不适症状。故应辨病与辨证相结合，通过辨病明确正邪关系，特别是疾病的发展阶段，所处的分期，可能预后等。如检查发现癌肿相关指标短时间明显增加，肿块增大明显，提示病情处于进展期或复发状态，即使无特殊临床表现，亦须加强解毒抗癌、软坚散结等治疗，以截其病势。从本例患者来说，中年女性，虽经手术及术后化疗，有神疲、便溏等脾虚表现，但正气尚可，另外，其术后病理分类较差，且有淋巴结转移癌，存在较大复发、转移风险，故以湿热夹毒为证型的主要方面。余师以豆蔻、砂仁、藿香、苍术等芳香化湿之品为主，配合炒白术、茯苓、薏苡仁、泽泻以健脾渗湿，莪术、厚朴、陈皮、半夏燥湿理气，上药合参以理气化湿健脾，促进正常脾胃功能恢复，符合胃以通为顺，以降为顺的特点，不健脾而脾胃功能自和。半枝莲、蛇舌草、肿节风、香茶菜、蛇六谷等大队清热解毒软坚之品以抗肿瘤，预防潜在复发风险，体现余师在治疗上病证结合、中西互参的理念。

『病案 2』

患者，陈某，女性，65 岁，就诊日期：2018 年 4 月 7 日。

患者胃癌术后 2 年，术后欲行化疗（方案不详）6 次，诉因胃肠道反应明显而未能坚持，完成 4 次后停止化疗。其后未服药治疗，多次复查病情尚稳定，近来因胃脘反复不适而求诊。诊时患者胃脘胀满时作，上腹部疼痛，窜及两胁，口苦心烦，嗳气陈腐，泛酸，大便干结，时如羊屎，舌苔薄黄，有瘀点，脉弦细。

中医诊断：胃胀。

中医辨证：肝郁脾虚，湿阻瘀血。

中医治法：疏肝解郁，健脾化湿，兼以活血。

处　　方：

柴胡 9g	苏梗 12g	猫人参 15g	豆蔻 6g
枳壳 9g	茯苓 15g	半夏 9g	煅瓦楞子 15g
砂仁 6g	海螵蛸 9g	蛇舌草 30g	炒谷芽 30g
香茶菜 15g	半枝莲 15g	炒白术 12g	八月札 9g

| 厚朴 9g | 鸡血藤 24g | 鸡内金 9g | 制军 40g |
| 黄连 9g | 吴茱萸 1.5g | 莪术 12g | |

二诊（2018 年 4 月 21 日）：服药 14 剂后，患者自觉胃脘胀满减轻，心烦口苦等症均有改善，睡眠欠佳，大便通畅，舌苔薄，有瘀点，脉弦细。上方化裁，处方如下：

薏苡仁 30g	苏梗 12g	猫人参 15g	豆蔻 6g
枳壳 9g	茯苓 15g	肿节风 12g	煅瓦楞子 15g
砂仁 6g	海螵蛸 9g	蛇舌草 30g	炒谷芽 30g
香茶菜 15g	半枝莲 15g	炒白术 12g	八月札 9g
厚朴 9g	鸡血藤 24g	鸡内金 9g	制军 40g
黄连 9g	吴茱萸 1.5g	莪术 12g	

三诊（2018 年 5 月 5 日）：患者药后自诉泛酸、口苦等症已明显缓解，胃脘亦无胀满，有时口干，睡眠欠佳，前方加减再进 14 剂，处方如下：

薏苡仁 30g	苏梗 12g	猫人参 15g	豆蔻 6g
枳壳 9g	茯苓 15g	肿节风 12g	煅瓦楞子 15g
砂仁 6g	海螵蛸 9g	蛇舌草 30g	炒谷芽 30g
香茶菜 15g	半枝莲 15g	炒白术 12g	八月札 9g
鸡血藤 24g	鸡内金 9g	麦冬 12g	芦根 15g
莪术 12g	灵芝 12g	桑椹 12g	首乌藤 20g

按语 从本例患者诊时疼痛特点来看（窜及两胁），系肝气郁滞，横逆犯胃，胃失和降，浊邪上犯，故而嗳气陈腐，泛酸，肝郁化火，内扰心神而口苦心烦，夜寐欠安，火灼津液，大便干结，故治疗以柴胡疏肝散为主进行加减，合左金丸以清肝火，大剂制军下热结，二诊时大便通畅，即减制军，以免过用损伤气阴，三诊更加用芦根、灵芝、麦冬、桑椹以补益胃肾之阴，增水滋阴清热，以安心神，防热结，滋阴涵阳亦可配合首乌藤等以改善睡眠，余师指出此类证型多见于女性患者，患癌后忧思伤脾，气结损肝，气郁化火而伤阴，在药物治疗同时，应注意心理疏导，提高患者抗击癌症的信心，亦可与药物治疗相配合以助达成治疗效果。

『**病案 3**』

患者，刘某，女性，75 岁，就诊日期：2017 年 5 月 26 日。

患者诉胃癌术后 9 个月，具体病理类型不详，曾行术后化疗，现已完成，诉化疗过程中反复出现白细胞减少，化疗后有恢复，仍未能达正常水平，现神疲乏力，面色萎黄，少气懒言，头晕目眩，大便干结，恶心，腹胀，舌淡，苔薄，脉沉细。

中医诊断：虚劳。

中医辨证：气血两虚。

中医治法：健脾益气，养血扶正。

处　方：

| 黄芪 30g | 白术 9g | 茯苓 12g | 厚朴 9g |
| 半夏 9g | 枳壳 9g | 金钱草 30g | 制军 15g |

女贞子 12g	薏苡仁 30g	香茶菜 15g	当归 9g
苏梗 9g	旋覆花 15g（包煎）	藿香 9g	佩兰 9g
积雪草 15g	炒谷芽 30g	鸡内金 9g	陈皮 9g

二诊（2017 年 6 月 3 日）：服上药 7 剂后，患者头晕及腹胀等症好转，精神改善，食欲增强而知味，稍有口干，前方有效，予加减再进 14 剂。处方如下：

黄芪 30g	白术 9g	茯苓 12g	厚朴 9g
半夏 9g	枳壳 9g	金钱草 30g	制军 15g
女贞子 12g	薏苡仁 30g	香茶菜 15g	当归 9g
苏梗 9g	旋覆花 15g（包煎）	八月札 10g	猫人参 15g
积雪草 15g	炒谷芽 30g	鸡内金 9g	陈皮 9g
莪术 12g	生地 20g	玄参 20g	麦冬 15g

三诊（2017 年 6 月 17 日）：服药 14 剂后，患者精神已大有好转，食欲如常，腹已不胀，诉近来有时手指麻木，舌红苔薄，脉沉细，予上方加减再服半月。处方如下：

黄芪 30g	白术 9g	茯苓 12g	厚朴 9g
半夏 9g	枳壳 9g	金钱草 30g	浙贝 15g
女贞子 12g	薏苡仁 30g	香茶菜 15g	当归 9g
苏梗 9g	北沙参 15g	八月札 10g	猫人参 15g
积雪草 15g	炒谷芽 30g	鸡内金 9g	陈皮 9g
莪术 12g	丹参 12g		

按语　患者年逾古稀，脾肾已亏，高年患癌，系正气不足，癌毒内生。经手术及化疗，气血阴阳俱损，诊时见神疲乏力，面色萎黄，少气懒言，头晕目眩等以气血亏损为主的相关症状，兼有恶心、腹胀等消化系统症状，故余师治此类患者重在脾肾，以黄芪、白术、茯苓、女贞子等健脾益肾，当归、鸡血藤补血，并以二陈合藿、佩、豆蔻、枳、朴等化湿利浊，配合鸡内金、炒谷芽以开胃健脾，标本同治，二诊时上症全面改善，因患者出现口干，予合用增液汤，切合病机，故能达到较好的治疗效果。

『**病案 4**』

患者，刘某，男性，54 岁，就诊日期：2018 年 10 月 12 日。

胃癌术后 5 月余。患者于 2018 年 5 月因"反复上腹部不适 3 年余"就诊，完善相关检查，排除禁忌后于 2018 年 5 月 6 日全麻下行胃癌根治术，术后病理示：胃溃疡型中分化腺癌（3.5cm×2cm），自检两端切缘阴性，侵及浆膜外脂肪组织，自检胃小弯侧淋巴结 8/13 枚见癌转移。排除禁忌后行 SOX 方案化疗 2 次，2018 年 9 月停止化疗。就诊时患者自觉乏力，纳食一般，稍多进食则腹胀，需 1～2 个小时方舒，动则多汗，略有气促感，夜寐可。舌淡红，苔薄黄，脉沉弦。

中医诊断：痞证。

中医辨证：癌毒未清，湿热中阻。

中医治法：清热解毒，理气化湿健脾。

处　　方：

藿香 9g	苏梗 12g	豆蔻 6g	炒谷芽 30g
鸡内金 10g	厚朴 9g	莪术 12g	香茶菜 15g
猫人参 30g	半枝莲 15g	蛇六谷 9g	白花蛇舌草 30g
八月札 9g	炒山药 20g	炒薏苡仁 30g	茯苓 15g
大枣 15g			

二诊（2018 年 10 月 26 日）：服药 14 剂后，患者自觉乏力略有改善，仍有汗出。继以原方加浮小麦、瘪桃干各 30g 以敛阴收汗，加黄芪 20g 以益气，继服 14 剂。处方如下：

炒黄芪 20g	防风 9g	藿香 9g	苏梗 12g
豆蔻 6g	炒谷芽 30g	鸡内金 10g	厚朴 9g
莪术 12g	香茶菜 15g	猫人参 30g	白花蛇舌草 30g
半枝莲 15g	蛇六谷 9g	八月札 9g	炒山药 20g
炒薏苡仁 30g	茯苓 15g	浮小麦 30g	瘪桃干 30g
大枣 15g			

三诊（2018 年 11 月 10 日）：患者服药后上腹部不胀，纳食知味，精力较前好转，活动时汗出不多，有时夜间汗出，舌淡苔薄白，原方加减续进。处方如下：

炒黄芪 20g	防风 9g	炒白术 15g	藿香 9g
苏梗 12g	豆蔻 6g	炒谷芽 30g	鸡内金 10g
莪术 12g	香茶菜 15g	猫人参 30g	白花蛇舌草 30g
半枝莲 15g	蛇六谷 9g	八月札 9g	炒山药 20g
炒薏苡仁 30g	茯苓 15g	浮小麦 30g	瘪桃干 30g
大枣 15g			

按语　余师认为胃癌的治疗应以虚实为纲，结合疾病分期、西医治疗情况等，辨证立法。基于脾胃本身生理病理特点，胃癌经手术及放、化疗后脾胃亏虚、湿热夹毒是常见的病机，治疗应化湿清热，舒畅气机，清除癌毒，复脾胃本身升降功能，以利气血化生，促进正气强盛。本病患者胃癌术后经手术及化疗，诊时患者表卫不固表现较为明显，如乏力、自汗等，余师并未以健脾益气为主要治法，而以清热解毒抗肿瘤、祛湿醒脾调气机为主要治疗方向，因余师从西医术后病理中认为，患者本身癌肿较大，且有较多的淋巴结转移，出现复发、转移的风险仍较大，虽然经手术治疗后癌肿已切除，但癌毒未能完全清除的可能性较大，临床治疗仍应以祛邪为主，以防肿瘤复发转移为治疗第一要务，以调理中焦，益气健中，改善患者症状体征为治疗的次要目的。体现了余师中西医结合综合分析并用于指导治疗的思想，比单纯中医据四诊合参得来的资料指导治疗要更加完善，有助于改善患者症状体征及预后。方中余师以香茶菜、猫人参、白花蛇舌草、半枝莲、蛇六谷等大队清热解毒抗癌之剂为主，再合藿香、苏梗、豆蔻等芳香类药物化湿醒脾，炒谷芽、鸡内金消食助运，厚朴、莪术、八月札等疏肝理气，以使脾运得健，胃行得畅，符合腑以通为用的思想，炒薏苡仁、炒山药、茯苓渗湿以泻浊，与前芳香化湿类药物合用使湿热分消，合大枣又可培补中气，健脾。全方符合余师湿热夹毒的证候认识，清利湿热，恢复脾胃生机与祛除癌毒并行，有利于达到改善症状，控制癌肿复发的双重目的。

『病案 5』

患者，杨某，女性，40 岁，2018 年 5 月 11 日初诊。

患者既往有慢性胃炎病史，近来自觉上腹剑突下隐痛数月，与进食无关，按压疼痛无明显加重，伴中上腹不适感，难以言表，二便调。行胃镜检查，病理提示慢性浅表性胃炎伴局灶萎缩，中度肠化生。因虑及可能致胃癌遂求诊于余师，诊时患者病情如前，舌偏红，苔薄，两脉沉细。

中医诊断：胃脘痛。

中医辨证：气滞湿阻。

中医治法：理气健脾，化湿清热。

处　方：

广藿香 12g	佩兰 12g	砂仁 6g	厚朴 10g
枳壳 12g	荔枝核 10g	佛手 9g	莪术 12g
香附 10g	炒谷芽 30g	黄连 6g	吴茱萸 2g
木香 12g	青皮 10g	海螵蛸 30g	煅瓦楞子 15g
炒槟榔 12g	制大黄 12g	香茶菜 15g	

二诊（2018 年 5 月 25 日）：患者诉服药 7 剂后感上腹部疼痛消失，自觉胃脘气机通畅，不适感亦减轻。效不更方，前方加减再服 14 剂，处方如下：

广藿香 12g	佩兰 12g	砂仁 6g	厚朴 10g
枳壳 12g	荔枝核 10g	佛手 9g	莪术 12g
藤梨根 30g	炒谷芽 30g	黄连 6g	吴茱萸 2g
木香 12g	青皮 10g	海螵蛸 30g	煅瓦楞子 15g
制大黄 12g	香茶菜 15g	蛇舌草 30g	天麦冬（各）12g

三诊（2018 年 6 月 12 日）：患者诉服药后自觉胃脘无明显不适，纳食可，二便通畅，夜寐可，舌质淡红，苔薄黄，脉细，遂上方稍作加减续服巩固。处方如下：

广藿香 12g	佩兰 12g	砂仁 6g	枳壳 12g
麦冬 12g	天冬 12g	佛手 9g	莪术 12g
藤梨根 30g	炒谷芽 30g	黄连 6g	吴茱萸 2g
木香 12g	青皮 10g	海螵蛸 30g	煅瓦楞子 15g
绿梅花 12g	制大黄 12g	香茶菜 15g	蛇舌草 30g

按语　慢性胃炎伴肠化生，尤其是中重度肠化生目前被认为是胃癌前病变之一，中医药对于本病的治疗亦有较好的效果，是中医治疗的优势病种之一。余师对于本病遵循腑以通为用，强调理气化湿，从肝脾关系上强调肝脾同治。并结合中药现代药理选药用方。本患者余师即以肝脾同治为主，结合芳化湿浊，并予制大黄缓下，以促进有形之邪排出而不伤正气，煅瓦楞子、海螵蛸等贝壳类药物，因其富含钙质，现代药理研究表明有中和胃酸、保护胃黏膜的作用，临床常用于胃病的制酸止痛，对于因胃酸分泌较多而致胃及十二指肠炎症者，余师多用之以缓解疼痛。香茶菜有清热解毒，散瘀消肿之效，有控制胃部炎症，抑制肠化生的作用。余师指出，此类患者在辨证用药的基础上，亦可选用藤梨根、肿节风、

蛇舌草、半枝莲等目前确定有一定抑制胃黏膜肠化生作用的药物。二诊在一诊取效的基础上，减理气之品，以防过于温燥伤胃阴，并合天麦冬滋阴，滋而不腻，促胃气生长，三诊时患者舌质已由红舌转变为淡红舌，说明二诊及时应用滋阴药物的合理性。

『病案6』

患者，刘某，男性，62岁，浙江杭州人，2018年6月9日首诊。

患者胃癌术后3月余，现"多西他赛+雷替曲塞+奈达铂"方案化疗中，诉术前体质尚壮实，术后体重下降不明显，化疗后有2度消化道不良反应，表现为恶心呕吐，纳呆，用药后3~5天上症基本消失。近查白细胞明显下降，WBC：2.5×10^9/L，略有恶心，食量较前有减退，进食后有时上腹部胀满，有时口干，无腰酸，无乏力，二便通畅。舌质淡，苔薄白腻，脉沉濡。

中医诊断：痞证。

中医辨证：脾虚气滞，湿浊中阻。

中医治法：补脾益肾，化湿理气。

处　　方：

炒党参20g	炒白术15g	炒薏苡仁15g	白豆蔻9g
枸杞子15g	女贞子15g	菟丝子12g	补骨脂9g
苏梗12g	半枝莲30g	蛇舌草30g	炒谷芽30g
陈皮9g			

二诊（2018年6月23日）：患者服上药后口干改善，纳食较前增加，无腹胀等不适，饮食有味道，近查白细胞WBC：3.4×10^9/L。因即将行下一周期化疗，特来索方，上方为主化裁续服。嘱其化疗期间如2度以下消化道反应可不停中药，宜少量频服。处方如下：

炒党参20g	炒白术15g	炒薏苡仁15g	白豆蔻9g
枸杞子15g	女贞子15g	菟丝子12g	补骨脂9g
苏梗12g	半枝莲30g	蛇舌草30g	炒谷芽30g
陈皮9g	香茶菜15g	制半夏12g	莪术12g
鸡内金10g			

三诊（2018年7月10日）：患者诉化疗期间未停药，消化道不良反应不明显，少量恶心，干呕为主，无进食后呕吐，化疗前曾复查白细胞WBC：3.5×10^9/L，化疗后未复查，现自觉一般情况可，近来大便欠实，日2次，无腹痛。遂前方稍作加减续服。处方如下：

炒党参20g	炒白术15g	炒薏苡仁15g	白豆蔻9g
枸杞子15g	女贞子15g	菟丝子12g	补骨脂9g
苏梗12g	半枝莲30g	蛇舌草30g	炒谷芽30g
陈皮9g	香茶菜15g	制半夏12g	莪术12g
鸡内金10g	炒黄芪30g	厚朴9g	

按语　大部分胃癌患者经化疗后均有不同程度消化道不良反应，在多次化疗后常可表现为渐进的骨髓造血功能抑制，影响患者生活质量和对化疗耐受程度，严重（Ⅲ、Ⅳ度）

的骨髓抑制和消化道不良反应常可导致患者中断治疗。中药在配合化疗增效减毒方面有明显优势。余师据"脾为后天之本"、"肾为先天之本"的理论，对于因化疗引起骨髓功能抑制多从培补脾阳脾气、肾阴肾阳入手，其治疗化疗后骨髓抑制基本方以党参、黄芪、白术健脾胃；枸杞子、女贞子、菟丝子、补骨脂补养肝肾。经临床验证本方具有健脾补肾之功效，增强消化吸收和骨髓造血的功能，提高抗病的能力。可有效调整患者机体免疫功能和升高白细胞，本患者用药后即有明显减轻化疗毒副反应的益处，血白细胞明显上升。二诊时患者因需接受再次化疗，余师在前方基础上加重清化湿浊，芳香醒脾之类药物，以预防和减轻化疗后即发的消化系统不良反应，达到了预定的治疗效果。余师指出，中医在恶性肿瘤患者放化疗过程中可有效改善症状，减轻毒副反应，有明显的"增效减毒"作用。

『病案 7』

患者，陈某，女，63 岁，湖州人，2017 年 5 月 10 日初诊。

患者于 2016 年 9 月 28 日在上海某医院行胃癌手术，术后病理示：胃窦小弯侧管状腺癌Ⅲ级（溃疡型），浸润至浆膜层，淋巴管内偶见癌栓，胃小弯侧淋巴结 4/13 见肿瘤转移，术后在我院行奥沙利铂针+替吉奥胶囊联合化疗，因出现腹痛腹泻 4 度消化系统反应，不能耐受而停用。后改用替吉奥胶囊口服 2 周期，仍出现严重的呕吐腹泻等消化系统反应，血生化示低白蛋白血症。遂求中医治疗。诊时患者神疲乏力，腹部脐周隐痛，大便日 2～3 次，不成形，自觉形寒，四末不温。查体：神志清，精神软，面色苍白，下肢浮肿。舌质淡胖，边有齿痕，苔白腻，脉濡，沉按无力。

中医诊断：虚劳。

中医辨证：脾阳亏虚，寒湿不化。

中医治法：益气温阳，化湿利水。

处　　方：

炒黄芪 15g	太子参 20g	炒白术 20g	茯苓 20g
制半夏 12g	陈皮 10g	炒扁豆 30g	炙甘草 6g
炒山药 20g	炒白芍 12g	桂枝 9g	炒麦芽 20g
佛手 10g	炒黄连 6g	煨木香 12g	天龙 2 条
红枣 15g	生姜 3 片		

二诊（2017 年 5 月 24 日）：患者服药 14 剂后乏力等症改善，大便转实，日 1～2 次，较前成形，无明显腹痛，食纳转旺，无恶心呕吐等不适。舌苔较前转薄，遂拟原方出入化裁。处方如下：

炒黄芪 15g	太子参 20g	炒白术 20g	茯苓 20g
制半夏 12g	陈皮 10g	炒扁豆 30g	炙甘草 6g
炒山药 20g	炒白芍 12g	桂枝 9g	炒麦芽 20g
佛手 10g	炒黄连 6g	砂仁 6g	天龙 2 条
炒薏苡仁 30g	红枣 15g	生姜 3 片	

三诊（2017 年 6 月 9 日）：患者服药半月后，诸症大减，下肢水肿消失，查血白蛋白已正常，血三系无殊，饮食有味。舌淡质，苔白薄腻，脉濡。

炒黄芪 15g	太子参 20g	炒白术 20g	茯苓 20g
制半夏 12g	陈皮 10g	炒扁豆 30g	炙甘草 6g
炒山药 20g	炒白芍 12g	桂枝 9g	炒麦芽 20g
佛手 10g	龙葵 15g	砂仁 6g	天龙 2 条
炒薏苡仁 30g	藤梨根 30g	红枣 15g	生姜 3 片

按语 此例患者因胃癌术后不能耐受化疗，出现严重消化系统不良反应，并出现消瘦，胃纳不能，低白蛋白血症，双下肢浮肿等。综合患者舌脉象，余师辨证为脾虚湿滞，升降失常，治疗以参苓白术散为主进行加减，合炒白芍、桂枝及姜枣，又有黄芪建中之意，以温补中焦，助脾运化，脾湿下流，注于肠道，少合炒黄连、煨木香（香连丸）以清热化湿，行气止痛，厚肠理气。二诊时大便已正常，无腹痛，遂去而不用，仍以健脾理气化湿为主，三诊时患者正气已复，故在原方基础上加用龙葵、藤梨根以清热解毒抗肿瘤，攻补兼施，体现了余师精于辨证，守正出奇，据证候变化灵活变通的用药特点。

『**病案 8**』

患者，孙某，男性，44 岁，2018 年 9 月 1 日初诊。

患者诉因于数月前饮酒后出现胃脘胀满不适，甚则恶心欲呕，外院对症处理后，症状有所缓解，但效果不明显。遂行胃镜检查提示：①胃窦部溃疡型癌。②十二指肠球部溃疡。建议手术治疗。患者因惧怕手术，要求中医诊治。刻下胃脘疼痛拒按，以闷痛为主，进食生冷食物则疼痛明显加重，食后亦可加重，喜暖，喜进热粥，疼痛轻时上腹部痞闷胀满，辗转不安，纳呆，大便干，3 日 1 行，舌暗红，苔黄厚腻，脉弦细滑。

中医诊断：胃脘痛（胃癌）。

中医辨证：脾虚浊毒内蕴，胃络瘀阻。

中医治法：化浊解毒，健脾和胃。

处　　方：

半枝莲 30g	白花蛇舌草 30g	黄连 12g	广木香 9g
枳实 12g	苏梗 15g	制军 30g	鸡内金 15g
制半夏 15g	茯苓 15g	炒白芍 20g	炒白术 12g
川朴 15g	茵陈 15g	元胡 15g	香附 15g
藤梨根 30g	当归 12g	白芷 15g	水蛭 5g

二诊（2018 年 9 月 15 日）：患者诉服药 14 剂后胃脘痛大减，胃脘痞满亦除，不拒按，且能进米饭，喜热饮食。大便仍偏干燥，舌苔薄黄腻，脉滑，重按有力。效不更方，在前方基础上再合动物类药物以加强抗癌治疗。处方如下：

半枝莲 30g	白花蛇舌草 30g	黄连 12g	广木香 9g
枳实 12g	苏梗 15g	制军 30g	鸡内金 15g
制半夏 15g	茯苓 15g	炒白芍 20g	炒白术 12g
川朴 15g	茵陈 15g	元胡 15g	香附 15g
当归 12g	白芷 15g	水蛭 5g	蛇六谷 12g
蜈蚣 2 条	全蝎 9g	天龙 9g	

三诊（2018 年 11 月 5 日）：患者因路远未及时来就诊，上方服药近 2 个月。此次来诊，诉胃脘痛已止，仅时有上腹部胀闷感，大便通畅，舌苔薄黄腻，脉象已缓和，遂予前方加减续服中药 3 个月，嘱平时饮食宜清淡，可予健脾之品如莲子、山药、白扁豆、薏米、荷叶、粳米等共煮成粥代正餐，忌烟酒及辛辣刺激类食物，不进食腌制食物，以免加重病情。处方如下：

半枝莲 30g	白花蛇舌草 30g	黄连 12g	广木香 9g
枳实 12g	苏梗 15g	制军 18g	鸡内金 15g
制半夏 15g	茯苓 15g	炒白芍 20g	炒白术 12g
川朴 15g	茵陈 15g	元胡 15g	香附 15g
当归 12g	白芷 15g	水蛭 5g	蛇六谷 12g
蜈蚣 2 条	全蝎 9g	天龙 9g	水蛭 3g

按语　此例患者系未经手术及放化疗等治疗，单纯中药治疗能达此效果，实属难得。余师认为此患者湿浊阻滞，化生湿毒浊毒，气滞血瘀，痰浊内生，最终化生癌毒，气机阻滞，痰、湿、浊互结化毒为主要病机，浊为阴邪，污秽不清，致病多黏滞难解，病程较长，疗程较长，难有速效。痰浊易阻遏气机，易伤阳气，易伤脾胃，易兼夹为病（易兼夹毒邪）。浊邪可与寒邪凝滞，亦可挟热或久郁化热而伤阴损阳，而胶着黏滞之性又决定了其蕴于阴血之中可阻络成瘀，并常相挟为患。毒邪及癌毒本多依附于痰、浊、湿等有形之邪，亦分阴阳，易伤气阴，易损津液，易致肿痛，易入血络，易致瘀血甚至出血；痰瘀浊毒互结，寒热互见，证型复杂，治疗亦颇为棘手。余师指出此患者首诊时以理气止痛，化浊解毒，活血抑癌法为治，余师予辛温之白芷，取其祛风、消肿、止痛之功效，合元胡，对于癌痛有一定的止痛效果，二诊时再合虫类药以活血通络止痛抗癌，在较短时间内即取得了较好的改善患者症状体征的治疗效果。三诊时患者病情已趋稳定，再配以饮食调理，心理调摄，增强其战胜癌症的信心。充分体现中医"带瘤生存"治疗肿瘤理念的优势。

『病案 9』

患者，任某，男性，66 岁，2017 年 7 月 1 日初诊。

患者反复胃脘疼痛 10 年，加重 1 个月。患者于 1997 年 7 月无明显诱因出现上腹部疼痛，拒按，伴烧心反酸，当地医院查胃镜示：萎缩性胃炎；病理示：胃黏膜腺体肠上皮化生，不典型增生。给予药物（具体不详）口服，症状缓解。后间断出现胃脘疼痛，口服上述药物尚能控制。1 月前，突然出现上腹疼痛难忍，按之稍舒，伴嗳气、烧心、反酸，继以前药物口服，仍有反复加重，故来就诊，检查胃镜提示：胃腺癌。现患者胃脘疼痛如前，甚时呕吐，不思饮食，形体消瘦，面色萎黄，口干苦，大便干，舌质红，苔黄厚腻，脉弦滑。检查腹部 B 超示：胆囊炎。

中医诊断：胃脘痛（胃癌）。

中医辨证：脾虚浊毒内蕴，瘀血阻滞。

中医治法：化浊解毒，化瘀消积，佐以健脾。

处　方：

半枝莲 30g	半边莲 30g	茵陈 15g	白花蛇舌草 30g

黄连 12g	黄芩 12g	元胡 15g	白芷 15g
蒲公英 15g	砂仁 9g（后下）	制军 15g	桃仁 10g
全蝎 6g	三棱 6g	莪术 6g	鸡内金 15g
煅瓦楞子 30g	藿香 12g	佩兰 12g	制半夏 15g
陈皮 9g	炒竹茹 15g	炒谷麦芽各 15g	

二诊（2017年7月8日）：服药后患者胃脘痛稍缓解，心下闷胀及嗳气较前减轻，呕吐减少，以酸、苦水或少量胃内物为主，口干苦，不思饮食，气短乏力，大便质可，舌质红，苔黄腻，脉弦滑。遂前方加减续服。处方如下：

半枝莲 30g	半边莲 30g	茵陈 15g	白花蛇舌草 30g
黄连 12g	黄芩 12g	元胡 15g	白芷 15g
蒲公英 15g	砂仁 9g（后下）	制军 15g	桃仁 10g
全蝎 6g	蜈蚣 2 条	三棱 6g	莪术 6g
煅瓦楞子 30g	藿香 12g	佩兰 12g	制半夏 15g
陈皮 9g	炒竹茹 15g	炒谷麦芽各 15g	鸡内金 15g
五灵脂 15g			

三诊（2017年7月22日）：再服半月后，患者诉胃脘痛减，夜间偶有发作，嗳气、堵闷感较前减轻，呕吐减少，食欲渐增，自觉体力好转，口苦，大便质可，舌质红，苔薄黄腻，脉弦滑。前方加减续服，处方如下：

半枝莲 30g	半边莲 30g	茵陈 15g	白花蛇舌草 30g
黄连 12g	黄芩 12g	元胡 15g	白芷 15g
蒲公英 15g	砂仁 9g（后下）	制军 15g	桃仁 10g
全蝎 6g	蜈蚣 2 条	三棱 6g	莪术 6g
煅瓦楞子 30g	藿香 12g	佩兰 12g	制半夏 15g
陈皮 9g	炒竹茹 15g	鸡内金 15g	炒谷麦芽各 15g

四诊（2017年8月6日）：服药后患者胃脘偶有隐痛，嗳气、堵闷偶作，有时干呕，口苦，食欲一般，较前改善，大便不干，舌质红，苔薄黄，脉弦滑。

处方如下：

藿香 12g	佩兰 12g	白豆蔻 9g	半枝莲 30g
苏梗 12g	制半夏 15g	鸡内金 15g	炒谷麦芽各 15g
半枝莲 30g	炒党参 20g	绞股蓝 20g	白花蛇舌草 30g
煅瓦楞子 30g	全蝎 6g	莪术 12g	陈皮 9g
茯苓 15g	薏苡仁 30g	蜈蚣 2 条	蛇六谷 9g
元胡 15g			

按语 癌毒形成是胃癌发生的前提，慢性胃病基础上正气亏损，气滞、痰、湿、浊、瘀、毒等病理产物在胃内胶结为害，是癌毒的重要病理基础。本例患者既有长期的慢性胃炎病史，虽经治疗但反复发作，终致胃癌，故强调胃癌的一级预防，定期复查胃镜及癌前病变的及时治疗极为重要。余师首诊时本患者已有脾虚见症，但从胃脘疼痛，呕吐，不思饮食，口干苦，大便干，舌质红，苔黄厚腻，脉弦滑等来看，浊毒、癌毒呈嚣张之势，实

多虚少,余师从主症入手,急则治其标,以大队清热解毒、清热燥湿、化浊和胃、理气止痛之剂以截其病势,通过二、三诊用药达到"衰其大半"的目的,症状体征明显改善,四诊时再合健脾利湿之品,通过长期补虚泻实的治疗以稳定病情。后患者经手术治疗后继服中药,病情控制满意。

『病案 10』

患者,梅某,女性,35 岁,首诊日期:2018 年 3 月 24 日。

患者系早期胃癌术后 2 年余,术后病理诊断:溃疡型中-低分化腺癌(远端胃切除)。患者自诉近来乏力,活动后尤甚,少量进食后上腹部胀满,有时口淡乏味,口干,夜间较明显。夜寐欠安,入睡稍困难,大便欠畅,舌淡,苔白而干,脉沉细。

中医诊断:痞证(胃癌术后)。

中医辨证:气阴不足,脾虚不运。

中医治法:益气养阴,行气促运,佐以清热抗癌。

处　　方:

黄芪 30g	山药 24g	茯苓 15g	桑椹 12g
女贞子 12g	扁豆 15g	豆蔻 6g	苏梗 12g
香茶菜 15g	八月札 9g	半枝莲 15g	白花蛇舌草 30g
莪术 12g	浙贝母 15g	半夏 9g	陈皮 6g
猫人参 15g	仙鹤草 20g	炒白术 15g	夜交藤 24g
丹参 15g	炒黄芩 9g	大枣 15g	

二诊(2018 年 4 月 9 日):患者服药 14 剂后诉口干及腹胀感消失,大便略溏薄,前方去桑椹、女贞子,加煨木香 12g、炒川连 12g 续服。处方如下:

黄芪 30g	山药 24g	茯苓 15g	扁豆 15g
豆蔻 6g	苏梗 12g	香茶菜 15g	八月札 9g
莪术 12g	浙贝母 15g	半枝莲 15g	白花蛇舌草 30g
半夏 9g	陈皮 6g	猫人参 15g	仙鹤草 20g
炒白术 15g	夜交藤 24g	丹参 15g	煨木香 12g
炒川连 12g	炒黄芩 9g	大枣 15g	

三诊(2018 年 4 月 25 日):患者服药后诉大便成形,日一次,无腹胀腹痛,纳食有味,但进食仍不能过多,舌苔转薄,脉濡。拟前方加减继服。处方如下:

黄芪 30g	山药 24g	茯苓 15g	扁豆 15g
豆蔻 6g	苏梗 12g	香茶菜 15g	八月札 9g
莪术 12g	浙贝母 15g	半枝莲 15g	白花蛇舌草 30g
半夏 9g	陈皮 6g	猫人参 15g	仙鹤草 20g
炒白术 15g	炒山楂 15g	丹参 15g	鸡内金 12g
炒川连 12g	炒黄芩 9g	大枣 15g	

按语　癌肿手术及放化疗治疗后多损气阴,致气阴两虚,症见神疲乏力,口干口苦,脾胃受损,气机运行不利,气不化湿,湿浊滞阻上泛,可见口淡乏味,舌苔白或白腻,阴

虚夜甚，不能涵阳则夜寐欠安，阴虚失濡，大便偏干，余师此证组方用药，是以运脾化滞、理气化湿为主，健脾益气养阴药味并不多，以促进脾胃功能恢复，其思想在于通过恢复脾胃运化，气机顺畅，促进正气、阴津恢复。若见虚补虚虽无谬误，对于本证一味呆补或重用滋腻重味之品可能反而阻滞气机，加重脾胃运化负担，甚至化湿生痰，致症情延误甚或加重。余师在脾胃病治疗中以通为补，通补结合的思想是值得反复揣摩体会的。

『病案 11』

患者，王某，男性，38 岁，首诊日期：2018 年 5 月 15 日。

患者既往反复出现上腹部胀闷及隐痛数年，伴反酸嗳气等，发作无规律，未予重视。半年前在当地医院行腹部 CT 检查发现胃窦处胃壁增厚，不排除胃癌，未见明显周围组织器官侵犯表现。遂住院行胃癌根治术，病理示（胃窦部）胃中分化腺癌，侵犯至浆膜下，胃周、7/32 枚淋巴结有癌转移。术后行化疗治疗 6 周期，具体不详。现患者化疗结束，求诊于余师。诊时患者自觉胃脘胀满隐痛，神疲乏力，膝关节酸痛，面色萎黄，指端麻木。舌紫，苔薄，脉细。

中医诊断：胃脘痛（胃癌术后）。

中医辨证：脾虚气滞，血虚络阻。

中医治法：行气化滞促运，佐以解毒抗癌。

处　　方：

豆蔻 6g	苏梗 12g	香茶菜 15g	猫人参 15g
半枝莲 15g	浙贝 15g	煅瓦楞子 15g	白花蛇舌草 30g
蛇六谷 9g	莪术 12g	八月札 9g	煨木香 9g
枳壳 9g	山药 20g	薏苡仁 30g	茯苓 15g
肿节风 9g	蒲公英 30g	陈皮 9g	仙鹤草 30g
炒白芍 24g	大枣 15g		

二诊（2018 年 5 月 29 日）：患者服药 14 剂后感腹胀较前缓解，诉空腹有时胃脘部隐痛，夜寐一般，有时入睡困难。余师予前方去木香，加煅牡蛎 50g、首乌藤 15g 以安神助睡眠。处方如下：

豆蔻 6g	苏梗 12g	香茶菜 15g	猫人参 15g
半枝莲 15g	浙贝 15g	煅瓦楞子 15g	白花蛇舌草 30g
蛇六谷 9g	莪术 12g	八月札 9g	首乌藤 15g
枳壳 9g	山药 20g	薏苡仁 30g	茯苓 15g
肿节风 9g	蒲公英 30g	陈皮 9g	仙鹤草 30g
炒白芍 24g	煅牡蛎 50g	大枣 15g	

三诊（2018 年 6 月 12 日）：患者药后腹胀缓解，诉空腹有时胃脘部隐痛，夜寐稍有缓解，伴多梦。遂前方去枳壳，加枣仁 12g 养血安神。处方如下：

豆蔻 6g	苏梗 12g	香茶菜 15g	猫人参 15g
半枝莲 15g	浙贝 15g	煅瓦楞子 15g	白花蛇舌草 30g
蛇六谷 9g	莪术 12g	八月札 9g	首乌藤 15g

枣仁 12g	山药 20g	薏苡仁 30g	茯苓 15g
肿节风 9g	蒲公英 30g	陈皮 9g	仙鹤草 30g
炒白芍 24g	煅牡蛎 50g	大枣 15g	

按语　患者胃癌术后及放化疗后,多见气血阴阳俱损,脾肾双亏等证,若脾胃之气回复,正气来复可期。治疗之法在于补不足为主,重点在脾胃,促进后天化生,气血有源。本例患者上腹部疼痛以隐痛为主,结合其面色萎黄、神疲乏力等症,脾气亏损可知,阴液不足,无以充养脉道,故脉细,术后经化疗药物损伤末梢神经,出现指端麻木,舌紫系中气亏损,气虚不运的表现。患者虽表现为虚象,但进食后上腹部饱胀感,系中气不运。余师指出患者年龄不大,虽经手术、化疗等治疗,正气有损伤,但正伤不甚,脾运功能术后恢复亦可,故健脾益胃应据诊时正邪对比情况,而不宜过分补益,益气之品易呆滞气机,可能加重患者腹胀等不适,且药物性多温,久用可伤胃阴。余师用药并未专注健脾益气,而以豆蔻、苏梗、枳壳、陈皮、莪术等以促脾运,芳香以振奋胃气,体现了治腑“以通为用”的思想。胃癌术后多有吻合口炎症,余师喜用煅瓦楞子、煅牡蛎等贝壳类药物以制酸,促进炎症康复。二诊时患者空腹隐痛,予大剂煅牡蛎以制酸止痛,保护胃黏膜。

『病案 12』

患者,赵某,男,69 岁,2018 年 11 月 9 日求诊。

患者 2018 年 8 月 31 日在全麻下行胃癌根治术,术后行 4 周期“多西他赛+雷替曲塞+奈达铂”方案化疗。患者难以忍受多次化疗带来的不良反应,遂来求诊,要求中医中药治疗。刻下症:精神萎靡,乏力,纳差,消瘦,面色苍白,胃脘时隐痛,遇冷加重,嗳气时作,反酸,腰酸,夜寐欠安,双下肢轻度水肿,二便尚调,舌淡,苔白腻,脉细弱。查血常规提示中度贫血,Hb:78g/L,肝肾功能大致正常,肿瘤标志物,CEA:17.10ng/mL,CA72-4:51.02U/mL,CA19-9:64.25U/mL,Karnofsky 评分 80 分。

中医诊断:胃脘痛(胃癌术后)。

中医辨证:脾肾两虚,气血双亏。

中医治法:健脾益肾,气血双补。

处　　方:

党参 20g	炒白术 15g	茯苓 15g	怀山药 15g
薏苡仁 30g	黄芪 24g	当归 9g	大枣 15g
酸枣仁 15g	砂仁 6g	女贞子 12g	黄精 10g
吴茱萸 2g	黄连 6g	鸡血藤 20g	陈皮 9g
苏梗 9g	白豆蔻 9g	半枝莲 10g	白花蛇舌草 10g
炒谷芽 15g	炒麦芽 15g	炙甘草 6g	

二诊(2018 年 11 月 23 日):患者服药 14 剂后精神好转,进食量增加,嗳气反酸明显减轻,仍诉偶有胃脘痛,药证相符,守方续进。于上方去女贞子、黄精,加煅瓦楞子 30g、延胡索 15g、海螵蛸 15g 以护胃止痛。处方如下:

党参 20g	炒白术 15g	茯苓 15g	怀山药 15g
薏苡仁 30g	黄芪 24g	当归 9g	大枣 15g

酸枣仁 15g	砂仁 6g	吴茱萸 2g	黄连 6g
鸡血藤 20g	陈皮 9g	苏梗 9g	白豆蔻 9g
煅瓦楞子 30g	延胡索 15g	海螵蛸 15g	白花蛇舌草 10g
半枝莲 10g	炒谷芽 15g	炒麦芽 15g	炙甘草 6g

三诊（2018年12月6日）：患者诉近来胃脘痛明显减轻，偶尔怕冷，复查血常规贫血好转，Hb：97g/L，肝肾功能未见异常，肿瘤标志物 CEA：18.50ng/mL，仍有腰酸，考虑患者肾虚仍存，遂前方去吴茱萸、黄连，加补骨脂15g、寄生15g以补肾强腰。处方如下：

党参 20g	炒白术 15g	茯苓 15g	怀山药 15g
薏苡仁 30g	黄芪 24g	当归 9g	大枣 15g
酸枣仁 15g	砂仁 6g	补骨脂 15g	寄生 15g
鸡血藤 20g	陈皮 9g	苏梗 9g	白豆蔻 9g
煅瓦楞子 30g	延胡索 15g	海螵蛸 15g	白花蛇舌草 10g
半枝莲 10g	炒谷芽 15g	炒麦芽 15g	炙甘草 6g

后续治疗以此方为基础辨证加减，随访至今患者生活状态良好，Karnofsky 评分90分，复查提示病情稳定。

按语 本例患者属脾肾两虚，气血双亏证。系胃癌术后损伤正气，兼之化疗再伤脾肾两脏，气血俱损。余师认为此时应补脾肾，护胃气为要。胃气得存则气血有来源，正气亦可逐渐恢复。治疗当兼顾扶正与祛邪，治标与治本相结合，通过改善患者症状体征，提高其生活质量及抗癌的信心。纵观本例，余师以参苓白术散、当归补血汤、左金丸等健脾补血，清热益胃。合黄芪、女贞、黄精等气阴、脾肾双补，炒谷麦芽、苏梗、豆蔻醒脾开胃，顾护胃气。二、三诊用药在前方取效的基础上，针对胃痛、腰酸等症状，予相应加减之剂，着力于改善患者症状，力求达到更好的疗效，是标本同治的范例。

『病案13』

患者，孙某，女，67岁，2018年1月15日初诊。

患者因反复上腹部疼痛3年，近来出现呕血、黑便来诊，曾行胃镜检查示胃小弯溃疡，病理结果：中分化腺癌。患者因经济等原因，拒绝手术、化疗，遂求中医治疗。诊时患者呕血已止，间断出现黑便，胃脘部隐痛，喜热饮，纳少乏力，形体消瘦，面色苍白，舌质淡，苔薄白腻，脉细。

中医诊断：胃脘痛。

中医辨证：脾胃气虚，痰湿中阻。

中医治法：补脾益胃，祛痰化湿。

处　　方：

炒党参 20g	炒白术 10g	白茯苓 15g	炙甘草 6g
制半夏 10g	陈皮 6g	枳壳 12g	苏梗 12g
煅瓦楞子 15g	半枝莲 30g	藤梨根 30g	仙鹤草 30g
浙贝 15g	干姜 3g	豆蔻 6g	炒黄芪 20g
大枣 15g			

二诊（2018年1月29日）：患者服药14剂后腹痛缓解，大便成形，有时大便色黑，乏力改善，纳食较前好转，无恶心呕吐，舌苔黄白腻，较前转薄，脉濡滑。前方去枳壳，加白及9g、藿香12g以化湿止血。处方如下：

炒党参20g	炒白术10g	白茯苓15g	炙甘草6g
制半夏10g	陈皮6g	藿香12g	苏梗12g
煅瓦楞子15g	半枝莲30g	藤梨根30g	仙鹤草30g
浙贝15g	干姜3g	豆蔻6g	炒黄芪20g
白及9g	大枣15g		

三诊（2018年2月15日）：患者诉大便正常，服药期间未出现黑便，无腹痛，纳食可，进食后无不适感，舌质淡，苔薄白腻，脉濡细。遂前方去白及、干姜，加鸡血藤30g，处方如下：

炒党参20g	炒白术10g	白茯苓15g	炙甘草6g
制半夏10g	陈皮6g	藿香12g	苏梗12g
煅瓦楞子15g	半枝莲30g	藤梨根30g	仙鹤草30g
浙贝15g	鸡血藤30g	豆蔻6g	炒黄芪20g
大枣15g			

患者继以上方加减坚持服用，病情稳定，精神可，半年后复查胃镜示病灶仍存在。

按语　本例患者系未经手术及放化疗，服中药后带瘤生存，体现了中医在改善患者生活质量、延长生存时间方面的优势。首诊时患者有消化道出血，考虑系胃癌所致，结合症状体征及舌脉象，辨证属脾胃气虚、痰湿中阻。余师以补脾益胃，祛痰化湿为法。方用六君子汤加减，合黄芪益气止血，仙鹤草补虚止血，煅瓦楞子、浙贝母制酸护胃，患者有气虚损及脾阳之势，予少量干姜，既可温阳，又可"少火生气"。半枝莲、藤梨根既可清热，以防虚热动血，又能抗肿瘤。脾虚运化不健，予枳壳、苏梗、白豆蔻以理气运脾，又可行气化湿。全方以补气为主，通补结合，主次分明。二诊时可知气虚见症改善，湿浊得化，考虑仍存在出血可能，予白及止血。无黑便后再加鸡血藤养血补血。整个诊疗过程思辨明析，紧扣病情变化及时调整药物，故能取得较好的治疗效果。

『病案14』

患者，赵某，男性，68岁，2018年8月30日首诊。

患者3年前因胃恶性肿瘤行手术治疗，并行6周期化疗，完成后未行进一步治疗，定期复查腹部CT及胃镜、血肿瘤标志物等，病情稳定。2周前在我院行腹部CT提示肝内占位性病变，伴腹膜后淋巴结肿大，考虑恶性可能性较大。肝脏穿刺病理提示腺癌，考虑转移，予肝内占位灶射频消融治疗，并行口服化疗。就诊时患者上腹部胀满不适，进食后尤甚，得嗳气则舒，纳呆，无腹痛，夜寐一般，二便调，舌质淡红，苔薄白，脉细。

中医诊断：痞证（胃癌术后）。

中医辨证：脾虚气滞，湿浊中阻，痰瘀互结。

中医治法：理气健脾，祛痰化湿，化瘀和胃。

处　　方：

制半夏 15g	陈皮 9g	白术 9g	茯苓 20g
苏梗 12g	莪术 15g	鸡内金 15g	藤梨根 30g
猫人参 30g	莱菔子 15g	川朴 15g	浙贝母 15g
生牡蛎 45g	党参 15g	炒谷芽 30g	三棱 12g
水蛭 5g	地鳖虫 6g	枳实 15g	

二诊（2018年9月13日）：患者服药14剂后感上腹胀满有时减轻，但仍觉不舒，进食少量，诉因发现复发后情绪抑郁，自觉夜寐较前差，难以入睡，易醒。原方去枳实，再入柴胡12g、酸枣仁15g、夜交藤30g，疏肝解郁安神。处方如下：

柴胡 12g	制半夏 15g	党参 15g	白术 9g
茯苓 20g	酸枣仁 15g	夜交藤 30g	苏梗 12g
陈皮 9g	莪术 15g	鸡内金 15g	藤梨根 30g
猫人参 30g	莱菔子 15g	川朴 15g	浙贝母 15g
生牡蛎 45g	三棱 12g	水蛭 5g	地鳖虫 6g
炒谷芽 30g			

三诊（2018年9月28日）：患者服药后感上腹胀闷感减轻，夜寐有改善，口服化疗中，有时恶心欲呕，纳呆，大便有时偏干，每日或隔日一行。舌苔薄腻，脉濡细。前方加减续服，处方如下：

藿香 12g	佩兰 12g	苏梗 12g	制半夏 15g
党参 15g	白术 9g	茯苓 20g	酸枣仁 15g
陈皮 9g	莪术 15g	鸡内金 15g	藤梨根 30g
猫人参 30g	莱菔子 15g	川朴 15g	浙贝母 15g
生牡蛎 45g	三棱 12g	水蛭 5g	地鳖虫 6g
炒谷芽 30g	炒竹茹 12g		

按语　余师认为，患者术后复发，系脾虚痰瘀互结，正气不足，痰浊癌毒循经流注而成。方以二陈合四君子汤加减，以健脾化痰，症见上腹气机不畅，以炒莱菔子、苏梗、莪术、川朴、枳实等药疏肝理脾，水蛭、三棱活血祛瘀，生牡蛎、猫人参、鸡内金软坚散结，炒谷芽、鸡内金、莪术、莱菔子等药又能开胃去滞，全方紧扣脾胃气虚、痰瘀互结的病理特点，治疗上有补有疏，肝脾同调，补而不滞。二、三诊据用药后效果及兼夹证变化灵活加减用药，如二诊加入柴胡疏肝解郁，枣仁、夜交藤以养血安眠，三诊据化疗后消化系统反应，加入藿香、佩兰、竹茹以化湿和胃，并能配合陈皮、半夏降逆止呕。

余师指出，进展及复发期胃癌患者，不适症状体征较多，且接受西医治疗，易出现各种不良反应，中药治疗难以速效，应谨守病机，灵活加减，以求缓图，达到控制症状体征及癌肿发展的目的，避免识证不清，反复更方，反而难成疗效，更易致虚虚实实之误。

『病案 15』

患者，林某，63 岁，2018 年 2 月 14 日首诊。

患者因上腹胀痛不适反复出现半年余，加重伴呕吐宿食 3 天就诊，2018 年 1 月行胃大部切除术。术后病理提示胃窦部巨大溃疡伴中分化腺癌，胃周淋巴结检查 4/28 阳性。暂未行化疗。诊时患者自觉胃脘部胀痛，弓身缩腰则舒，进食少量半流质食物，喜温恶凉。诉术后怕冷明显，四末尤甚，下肢水肿，面色苍白，懒言，易反胃，舌淡胖，舌边有齿痕，舌苔白腻，脉沉缓无力。

中医诊断：胃脘痛（胃癌术后）。

中医辨证：脾胃虚寒，中阳不运。

中医治法：温中散寒，补气健脾。

处　　方：

党参 30g	炒黄芪 30g	炒白术 15g	淡附片 12g（先煎）
肉桂 3g（后下）	干姜 12g	炙甘草 9g	茯苓 20g
白豆蔻 9g	砂仁 9g	吴茱萸 3g	

二诊（2018 年 3 月 2 日）：患者诉服药后胃脘部疼痛减轻，水肿较前消退，怕冷有好转，但近因天气突凉，自觉仍有怕冷如前，乏力，少量活动后即觉疲劳，纳食如前，量稍增多，舌质淡胖，苔白腻，脉沉。药证相符，仍需守方续进，前方增加附子、肉桂剂量以期中阳回复。处方如下：

党参 30g	炒黄芪 30g	炒白术 15g	淡附片 18g（先煎）
肉桂 5g（后下）	干姜 12g	炙甘草 9g	茯苓 20g
白豆蔻 9g	砂仁 9g	吴茱萸 3g	

三诊（2018 年 3 月 17 日）：上方再服半月后，怕冷明显减轻，下肢无水肿，自觉身轻快，可以下楼活动，活动时易出汗，饮食稍增，喜温食，大便通畅，小便可，舌淡略胖，齿痕转淡，苔薄腻，脉沉。药已中的，虚阳得复，合固表之剂再进，处方如下：

党参 30g	炒黄芪 30g	炒白术 15g	淡附片 12g（先煎）
肉桂 3g（后下）	干姜 12g	炙甘草 9g	茯苓 20g
白豆蔻 9g	砂仁 9g	吴茱萸 3g	瘪桃干 30g
防风 9g	猫人参 30g	肿节风 30g	升麻 6g

按语　胃癌术后，重伤脾阳，阳虚则外寒，故有怕冷，阳虚不运，水湿不化，在外表现为水肿，面色苍白，在内湿浊中阻困脾，故纳差，舌苔厚腻。余师辨为脾胃虚寒，中阳不运，予温中散寒，补气健脾之剂，方用附子理中汤加味，二诊时诸症虽缓解不明显，余师认为药证相符，但用药剂量尚嫌不足，予加重附子、肉桂用量，三诊时阳气已较前充盛，脾阳得复。针对出汗多表卫不固之象，加瘪桃干、防风与参芪术等补气之剂固护肌表止汗，并加猫人参、肿节风抗肿瘤治疗，是为辨病用药，少量升麻是仿补中益气方成方法则，以升提阳气。余师在本例治疗中守证用方，证不变则方不变，同时随症加减，终在一月余中医治疗后收获不错疗效。

『病案16』

患者，吴某，女性，55岁，2018年4月6日首诊。

患者因反复胃脘不适，曾自行服胃药治疗，症情反复不愈，1年前在当地医院行胃镜检查提示"胃癌"，至上海某医院行手术治疗（具体术式不详），病理诊断为未分化腺癌。术后化疗4疗程，因不能耐受不良反应而中止。其后饮食一直欠佳，一般仅进食少量流质食物，反复在当地医院住院，症状改善不明显，半年中体重下降10余千克，遂求诊于余师。诊时患者形体瘦小，倦怠乏力，胃脘灼痛胀闷，灼热并伴有嘈杂感，口燥欲饮。但饮水不多，稍多饮则腹胀欲呕，舌红光剥，脉象细数而无力。

中医诊断：胃脘痛（胃癌术后）。

中医辨证：胃热阴虚，络气不和。

中医治法：清热养阴，益胃和络。

处　　方：

石斛12g	西洋参9g	天冬15g	麦冬12g
太子参15g	淡竹叶9g	石膏24g	芦根30g
藤梨根30g	蚤休12g	八月札15g	鸡内金15g
生白术15g	生地黄20g	玄参20g	煅瓦楞子30g

二诊（2018年6月19日）：患者因居外地，往来不便，照上方服药2月余后方来诊，胃脘灼痛已基本消失，舌质淡红，苔仍少，但不似前光苔，纳食转健，神疲改善，体重增加约1.5千克，诉近来服药后大便稀溏，一日2次，无腹痛胀。予减石膏、玄参，加山药、扁豆、陈皮、乌梅。处方如下：

石斛12g	西洋参9g	天冬15g	麦冬12g
太子参15g	淡竹叶9g	八月札15g	芦根30g
藤梨根30g	蚤休12g	鸡内金15g	山药20g
生白术15g	生地黄20g	乌梅12g	煅瓦楞子30g
扁豆30g	陈皮9g	炙甘草6g	

三诊（2018年9月16日）：上方继服近3个月来诊，诉服药后大便成形，未出现大便溏薄，进食半流质饮食，自觉食而知味，胃脘偶有胀闷，体重继续增加约2千克，舌质淡红，少量薄白苔，脉细数。处方如下：

石斛12g	西洋参9g	天冬15g	麦冬12g
太子参15g	生白术15g	八月札15g	芦根30g
藤梨根30g	蚤休12g	半枝莲30g	山药20g
生地黄20g	乌梅12g	煅瓦楞子30g	陈皮9g
扁豆30g	鸡内金15g	炒谷芽15g	炙甘草6g

按语　余师指出，本例是较典型的胃热阴伤，邪盛正虚之候，胃热、癌热炽盛而胃阴已伤，病情较重，易生变证，预后往往欠佳。初诊时余师以竹叶石膏汤、增液汤为主方，滋阴清热，合西洋参、太子参益气养阴，石斛、天麦冬、芦根养阴益胃止呕，蚤休、藤梨根清热解毒，清胃热，抗癌肿，山药、白术养阴健脾，八月札、鸡内金以促运化，消食健

胃。二诊时患者诉服药后大便溏，系脾阴虚致脾气下流，清浊不分，兼之长期使用石膏等过寒之品损中焦阳气，遂去竹叶、石膏、玄参等过寒滑肠之品，仿参苓白术之意而予山药、炒扁豆、炒陈皮、乌梅与益气养阴之西洋参、太子参、石斛、天麦冬以补脾胃之阴，并予煅瓦楞子护胃，三诊之时患者舌苔已开始出现，症状亦明显缓解。总之，该患者经余师诊治约半年，阴亏之象初步得以扭转，难能可贵。足见癌肿治疗，应病证结合，以病机为中心。

（熊福林　应国荣）

第三节　肝　癌

一、概　述

（一）肝癌病名的追溯及探讨

肝癌是临床最常见的恶性肿瘤之一，在全球癌症死亡率中居第 3 位，仅次于肺癌而位居我国恶性肿瘤相关疾病死亡率的第 2 位。我国是世界上肝癌的高发地区，中国每年有 11 万人死于肝癌，占全世界肝癌死亡人数的 55%。中国肝癌高发主要由大约 1.2 亿乙型肝炎病毒携带者演变而成。肝癌起病隐匿、进展迅速，确诊时大多病情已是中晚期。目前现代医学治疗肝癌常用的方法有肝脏肿瘤手术切除、经肝动脉插管栓塞化疗、经皮无水乙醇注射、射频消融、肝移植等，但总体疗效有限，长期生活质量不佳，术后 5 年生存率仅为 20% 左右，且复发、转移率极高。目前已经公认中医药可作为肝癌的辅助治疗，有助于减少放、化疗的毒性，改善癌症相关症状，提高生活质量，并且可延长生存期。

中医学中无肝癌的具体描述，但历代医家对相关病证论述与肝癌表现有相类似之处，如《难经·五十五难》记载："肝之积名曰肥气，在左胁下如覆杯。"《济生方·瘤瘕积聚门》描述："肥气之状，在左胁下，覆大如杯，肥大而似有头足，是为肝积。"《圣济总录》论述："积气在腹中，久不瘥，牢固推之不移者，癥也，饮食不节，致脏腑气虚弱，饮食不消，按之其状如杯盘牢结，久不已，令人身瘦而腹大，至死不消。"《医宗必读》认为："积之成者，正气不足，而后邪气踞之。"《诸病源候论·积聚病诸候》也记载："积聚者，由阴阳不和，脏腑虚弱，受于风邪，搏于脏腑之气所为也。"这些记载表明古代医家已经认识到肝癌多由正气不足、邪气盘踞所致。余师根据自己 30 多年来的临床经验总结及认识，结合相关文献记载和肝癌的临床表现，将肝癌归属于"肝积""癥瘕""积聚""黄疸""臌胀""胁痛""腹痛"等范畴。

（二）中医病因病机认识

余师认为肝癌临床症状多变，病因病机较为复杂。肝为刚脏，性喜条达，恶抑郁，情志不畅，肝气郁结，或感受外邪，气滞日久，必致血瘀，渐为肿块，留积于肝，成为肝癌。或正气虚损，邪气乘虚而入，阻滞气血水液，成湿成瘀，而成积聚，且使气血耗损，使病体陷入恶性循环。另外若外感湿热之邪毒，饮食不洁，水谷不能正常运行，致水湿内停，日久郁而化热，湿热熏蒸，可致黄疸等。加之痞块日渐增大，复使气机壅塞，水湿难以外泄，可致腹水。

1. 先天禀赋薄弱，正气不足，肝脾肾三脏虚弱

《灵枢·百病始生》说："风雨寒热，不得虚，邪不能独伤人。"《中藏经·积聚癥瘕杂虫》中载："积聚癥瘕杂虫者，皆五脏六腑真气失而邪气并，遂乃生焉。"《医宗必读·总论证治》："积之成者，正气不足，而后邪气踞之。"《景岳全书·论治》云"凡脾肾不足，及虚弱失调之人，多有积聚之病。"可见，古代医家非常重视正气亏虚在癌症发生发展中的作用。老师指出正气不足是癌症发生的最主要因素，由于素体禀赋虚弱，或后天失于调养，或久病体虚，最终致使肝脾肾三脏亏虚，导致邪毒乘虚而入，最终气滞、血瘀、痰湿、癌毒内壅，与人体正气相搏结，正邪相争，正不胜邪，则发为本病。在疾病发展过程中，邪气不断损耗正气，加重脏腑功能的失调，使邪气愈实，正气愈虚，到疾病晚期，病情缠绵，甚至患者出现一派虚象。可见，正气不足贯穿着肝癌发生发展的整个过程。

2. 情志失调，肝郁气结，瘀血内结

中医认为肝为刚脏，在五行中属木，性喜条达而恶抑郁，主疏泄，肝"体阴而用阳"，其气主升主动，具有条顺、畅达、疏通的特性。《类证治裁》载："凡上升之气，自肝而出。""木性升散，不受遏郁，郁则经气逆。"《杂病源流犀烛》曰："肝其体本柔而刚，直而升，以应乎春，其性条达而不可郁，其气偏于急而激暴易怒，故其为病也，多逆。"老师认为若肝主疏泄功能正常，气机升降出入自如，脏腑器官将维持旺盛的生理功能；反之，气机失于条畅，肝气郁结，脏腑气机逆乱，气为血帅，血为气母，气行不畅，日久气滞血瘀。若邪毒外侵，毒瘀内阻，久而结块成癌。再者肝郁气滞则横逆侮脾，使脾失健运，脾湿内生，导致湿、瘀、毒互结。可见肝癌的发生与情志失调密切相关。

3. 饮食失节，脾胃运化失常，导致痰凝湿阻

《证治汇补·腹胁门·积聚》言："积之始生，因起居不时，忧恚过度，饮食失节，脾胃亏损，邪正相搏，结于腹中，或因内伤外感气郁误补而致。"脾为后天之本，主运化，若患者饮食失节，脾胃受损，运化失司，不能输布津液，运化水谷水湿，水湿内停，久郁化热，湿热结聚中焦；湿聚成痰，阻滞气机，瘀阻脉络，痰、瘀、热、毒互结，日久瘕积乃成，化生肿瘤。正如《丹溪心法》云："痰挟瘀血，遂成窠囊。"可见饮食失节，脾虚痰湿内阻是肝癌形成、进展的重要因素。

4. 邪毒外侵，肝脏受累，失于条达，导致气滞、血瘀、毒聚

现代医学认为，肝癌的发生与乙型肝炎病毒、丙型肝炎病毒、黄曲霉毒素等各种毒

素对肝细胞的长期慢性损伤密切相关，这与中医"癌毒"致病相一致。病毒在中医理论中认为是一种"疫毒"，属湿热性疫毒，具有传染性。当人体感染后，正邪相争，疫毒可损伤正气，正气亏虚，抗邪无力，正不胜邪，疫毒内蕴不能外达，表现为湿热蕴毒；日久，湿邪久壅，必凝滞气血，终成气滞血瘀之证，末期，湿热邪毒留恋不化，久居肝脾，肝失条达，气机不畅，阻滞不通，气滞血瘀，致使癌毒、气滞、湿热、血瘀内聚而发病。

综上分析，肝癌的形成是以人体正气不足为本，癌毒、气滞、血瘀、湿浊等各种病理产物长期作用于肝脏而发病。癌毒和正气不足在疾病的发生发展中占有主要作用，对于不同的疾病发展阶段，不同机体的体质而言，两者表现为正邪盛衰的不同，同时兼杂气滞、血瘀、湿浊等邪气，因此使肝癌病机复杂多样。

总之，本病初期为实证，后期为虚实夹杂；正气不足为本，毒聚、气滞、血瘀、湿阻、痰凝为标；病位主要在肝、在脾、在肾。

二、余师临床辨证论治肝癌经验

余师指出，肝癌多因患者正气亏虚，血瘀、痰湿、热毒、气滞蕴结于肝胆发为癌毒，其病机总体为本虚标实，以正气亏虚为本，癌毒内发为标。属于一种全身性疾病，有学者提出，治疗肿瘤的目的已从单纯消灭肿瘤转变为在消灭肿瘤的基础上的调节肿瘤和机体功能。因此，老师结合中医学整体观念及恒动观，根据肝癌病因病机和疾病发展特点，将肝癌分期论治，并结合辨证分型论治，取得显著疗效。

（一）肝癌辨证分型

1. 肝气郁结证

主症：平素易生气、多虑，右胁胀痛或坠胀，胸闷不舒，恼怒后加重，胃纳欠佳，夜寐欠佳。触之肝肿大，舌苔薄白，脉弦。

治法：疏肝理气，柔肝解郁。

处方：柴胡疏肝散加减。药用柴胡、郁金、川芎、白芍、元胡、厚朴、五味子、鳖甲等。

2. 脾胃虚弱证

主症：腹胀纳差，大便溏薄或腹泻，乏力神疲。甚者下肢浮肿或有腹水，肝脏肿大，质硬不平。舌质淡苔薄腻，脉细滑或濡。

治法：健脾和胃，补中化湿。

处方：六君子汤化裁。药用党参、茯苓、白术、甘草、薏苡仁、黄芪、女贞子、山药、豆蔻、焦山楂等。

3. 气滞血瘀证

主症：纳差，呕恶，脘腹胀闷，呃逆嗳气，右胁下痞硬，痛如锥刺，痛处不移，痛牵腰背，入夜剧痛，舌质紫暗或淡暗，舌边呈紫斑状，苔薄，脉弦涩。

治法：疏肝行气，化瘀散结。

处方：膈下逐瘀汤加减。药用赤芍、莪术、元胡、郁金、丹参、川楝子、川芎、茯苓、薏苡仁、苏梗、豆蔻等。

4. 癌毒内聚证

主症：面色晦暗，右腹部局部肿块，按之坚硬如石，胀痛，纳差乏力，呕血、黑便，舌质青紫，苔薄，脉弦细或弦涩。

治法：清热解毒，散结抗癌。

处方：自拟抗肝癌方加减。药用白花蛇舌草、半枝莲、金钱草、郁金、薏苡仁、茯苓、藤梨根、莪术、赤芍、干蟾皮等。

5. 脾肾阳虚证

主症：面色苍白，形寒肢冷，腰膝酸软，肢体浮肿，腹胀如鼓，少腹冷痛，小便不利，甚则下利清谷，或久泻。舌质淡胖苔白滑，脉沉细弱。

治法：温补脾肾，利水化湿。

处方：真武汤加减。药用淡附片、炒白术、山茱萸、赤芍、厚朴、干姜、炒白芍、郁金、茯苓、泽泻、杜仲等。

6. 湿浊壅盛证

主症：腹胀如鼓，身重嗜睡，胸闷纳少，乏力，小便欠利，大便稀溏，舌质淡苔白腻，脉濡缓。

治法：利湿化浊，健脾散结。

处方：温脾汤加减。药用附子、厚朴、干姜、生晒参、吴茱萸、木香、茯苓、薏苡仁、大腹皮、车前子、泽泻等。

7. 肝胆湿热证

主症：口苦、口干，恶心作呕，纳食少，右胁腹疼痛，皮肤、巩膜黄染，大便干结或黑便，小便短赤，或有发热，腹胀如鼓，舌质红，苔黄腻，脉弦数或弦滑数。

治法：清肝利胆，解热祛湿。

处方：龙胆泻肝汤合茵陈蒿汤加减。药用茵陈、焦栀子、制大黄、苦参、炒黄芩、通草、车前子、泽泻、茯苓、金钱草等。

8. 肝肾阴虚证

主症：病情日久，胁肋隐痛，绵绵不休，胃纳差，消瘦乏力，口干，五心烦热或低热盗汗，头晕目眩，黄疸尿赤，或腹胀如鼓，青筋暴露，呕血，便血，皮下出血，舌红少苔，脉细数或细弱。

治法：养血柔肝，滋阴益肾。

处方：一贯煎加减。生地、白芍、北沙参、川楝子、麦冬、山茱萸、五味子、茯苓、薏苡仁、黄柏、甘草等。

在临床辨证治疗中，老师常强调，肝癌虽然有以上常见证型，但所有证型不是一成不变的，在肝癌发展的整个过程中，随着病情的进展，其邪正盛衰、病机证型会发生相应变化。余师在辨证论治基础上，常分期论治肝癌，他认为早期肝癌患者多见肝气郁结证、气滞血瘀证；中期多见癌毒内聚证、肝胆湿热证、湿浊内壅证；晚期多见脾胃虚弱证、脾肾阳虚证和肝肾阴虚证，但各种证型在各个时期都有兼夹，临床可随症加减治疗。

（二）余师治疗肝癌常用方法

余师总结自己治疗肝癌的临床经验，结合肝癌患者病情变化特点，提出以清肝、散结、健脾、利湿、补肾为主的常用治法，遵循"祛邪不伤正，扶正不留邪"的原则，主张"带瘤生存"，提高患者生活质量，延长生存期。

1. 清肝

余师认为，肝癌多系肝炎病毒侵袭发展引起。病毒为一种"疫毒"，属湿热性疫毒，当人体感染后，正邪相争，若正不胜邪，疫毒内蕴不能外达，表现为湿热蕴毒之征象；日久，湿热邪毒留恋不化，久居肝脾，肝失条达而郁结，气机不畅，气滞血瘀，致使癌毒、气滞、湿阻、血瘀内聚而发病。因此，老师提出清肝治法，常用药物有焦栀子、茵陈、白花蛇舌草、半枝莲、金钱草、龙胆草、炒黄芩等药物，结合临床辨证灵活应用。

2. 散结

余师指出，肝癌多由癌毒内聚而成。"癌毒"首先是一种病理产物，是外感内伤等各种致病因素作用于人体，在机体正气渐衰的基础上，气滞、血瘀、痰浊等郁结而成。癌毒最终导致病机和病性发生根本的变化。癌毒一旦产生，机体功能失调，代谢紊乱，正气急剧消耗，各种毒物蓄积体内，又与瘀血、痰浊凝结至胁下，日久发展成肝癌。

因此，余师依据中医理论中"实者泻之""虚者补之""坚者消之""结者散之"的治疗原则，常采用散结解毒抗癌类中药，如软坚散结药鳖甲、穿山甲、牡蛎、土鳖虫等；清热解毒散结药白花蛇舌草、半枝莲、龙葵、鱼腥草、蒲公英、焦栀子、石见穿、藤梨根等；化痰散结药海浮石、全瓜蒌、黄药子、胆南星、姜半夏、白芥子、浙贝等；理气散结药川楝子、八月札、苏梗、甘松、川芎、荔枝核、玳玳花等；活血化瘀散结药莪术、郁金、赤芍、王不留行、水红花子、凌霄花、苏木等。

3. 健脾

《金匮要略·脏腑经络先后病脉证》指出："见肝之病，知肝传脾，当先实脾。"肝为刚脏，体阴用阳，性喜条达。余师认为若情志失畅，肝气郁结，肝主疏泄功能正常，气机失于条畅，横逆侮脾，使脾失健运，湿浊内生。再者若患者饮食失节，脾胃受损，运化失司，水湿内停，久郁化热，湿热结聚中焦，湿聚成痰，阻滞气机，瘀阻脉络，痰、瘀、湿、毒互结，日久癥积乃成，化生肿瘤。可见脾气虚弱是肝癌形成的重要因素。余师常用健脾化湿法，药物有茯苓、薏苡仁、豆蔻、砂仁、白术、佩兰、山药、厚朴等。

4. 利湿

余师指出，湿邪致病在临床上范围广泛，这与湿邪的性质及致病特点有关，而肝癌的发生与湿邪密切相关，或湿邪外侵，或是脏腑脏功能失常，导致湿邪内停，或湿热内壅，或寒湿内阻。有研究分析肝癌患者证候性质特点提示肝癌患者湿证占39.8%，属所有证型之首，可见湿邪内阻是大多数肝癌患者的共同病理本质。

肝癌早期，肝气郁结，横逆克脾，脾失运化，水湿代谢失常，表现为纳差乏力，便溏，腹胀，夜寐不宁等；中期，湿邪内壅，日久化热，湿热内盛，或湿从寒化，寒湿内生，产生黄疸，多表现为纳差腹胀、身重乏力、口黏、身黄、目黄、尿黄、便秘或腹泻等；晚期肝脾肾虚衰，《素问·至真要大论》说"诸湿肿满，皆属于脾"，体内水湿痰饮的输布代谢不利，脾肾阳虚，则见面色萎黄或晦暗，纳呆乏力，畏冷，夜尿多或尿少，腹胀如鼓等症状。总之，余师在常规化湿的基础上加以健脾、疏肝、补气等治法，助湿邪消退。常用药物有茯苓、泽泻、猪苓、薏苡仁、车前子、厚朴、金钱草、茵陈、萆薢、通草等。

5. 补肾

根据肝癌患者的临床发病特点及预后、转归，结合余师治疗用药特点及诊治经验，逐渐认识到补肾在肝癌治疗中也有重要的作用。肝癌病位在肝，与脾胃、肾密切相关。脾为后天之本，主运化，肾为先天之本，主精生髓，肝肾同源。肾为肝之母，"子病及母"，肝病日久则暗夺肾精；脾为后天之本，脾胃失健，则精血化生无源。肝脾同病，常导致肾精亏虚，失于固藏，先天之本受损，邪毒则更难祛除。另外，癌毒易消耗正气，日久必伤及肾，肾为人体真阴真阳之源泉，所谓"五脏之伤，穷必及肾"，遂出现腰膝酸软、浮肿、畏寒、便溏等症。若同时进行相关的手术、化疗或放疗，气血受损，体质则更加虚弱，疾病晚期则导致机体诸脏俱虚，气血阴阳失调，正邪相争，正不胜邪，病情加重。因此，中晚期肝癌绝大部分可见毒瘀内聚，肾气亏虚，正虚邪恋，多辨证为脾肾阳虚证或肝肾阴虚证。

因此，在辨证施治常规治疗基础上，倡导重视益肾之法，通过调补肝脾肾，提高人体正气，佐以活血消散之品，以利于邪气外出，从而达到祛邪抗癌目的。如肾阴虚者加山茱萸、鳖甲、龟板等滋补肾阴中药或左归丸化裁；肾阳虚者则加肉桂、干姜、狗脊等温补肾阳或右归丸加减；若肾气虚弱，可加山药、骨碎补、补骨脂、桑螵蛸等补益肾气。在余师治疗基础上加用补肾法，以防癌变、扶正气，可提高疗效。

（三）治疗肝癌的基本观点

1. 上医治未病

未病先防是余师一贯以来遵循的宗旨。"顺四时而适寒暑"。余师认为，平时顺应自然规律安排作息，是预防包括肝癌在内的一切疾病的基础。我们现代人群的饮食、作息等很多与自然规律相违背，我们应在平时的生活中，尽量调整至与自然相适应，日出而作，日落而息，进食以当令蔬果为主。

2. 精神的调摄

"恬淡虚无，真气从之，精神内守，病安从来。"对于普通人群来说如此，对于有肝脏基础疾病的患者来说，不管是发病前还是发病后，情绪的调摄都尤其重要。

3. 分期辨证用药

原发性肝癌虽然有 8 种常见的证型，但所有的证型都不是一成不变的，而是随着病情的发展和邪正盛衰变化会发生相应的变化。早期肝癌多见于肝气郁结证和气滞血瘀证；中期多见癌毒内聚证、肝胆湿热证、湿浊内壅证；晚期多见脾胃虚弱证、脾肾阳虚证和肝肾阴虚证。但是各种证型在各个时期都有兼夹，临床应随症加减治疗。

4. 早期确诊

早期患者无任何不适或者仅有轻微的乏力、纳差等非特异性表现。此时可出现肝功能异常，肝癌特异性肿瘤标志物如甲胎蛋白、异常糖链蛋白等增高。B 超、CT、MRI 可发现病灶。有部分晚期的患者，就诊时仍可能无任何症状或仅有轻微的腹部胀满等非特异性表现。大于三分之二的患者在就诊时已经处于中晚期阶段，错过了治疗最佳时间。余师强调人群普遍体检结合高危人群的定期加强体检，及时发现早期病灶。

三、肝癌伴腹水的中医药诊治经验

晚期肝癌合并腹水者高达 80%，一旦出现腹水，表明疾病已到终末期，预后凶险，患者生活质量急剧恶化，平均生存期仅 10～12 周。中医药在改善肝癌腹水患者的临床症状、减轻放化疗的毒副反应、延长生存期及提高生活质量等方面具有一定优势，目前已是肝癌并发腹水综合治疗中的重要部分。余师运用中医药辨证治疗肝癌腹水有自己独到的见解和经验。

（一）肝癌腹水的中医病因病机认识

在中医理论中，根据肝癌腹水的临床症状、体征，归属于中医学"臌胀""水蛊""膨脐""蜘蛛蛊""单腹胀""血臌"等病名范畴。余师认为肝癌腹水与"臌胀"更为相近。中医学指出，臌胀是以腹部膨胀如鼓而言，临床以腹胀大如鼓、皮色苍黄、重者腹壁脉络显露、脐孔突出为特征，大致与腹水的主症相符。《景岳全书·气分诸胀论治》认为臌胀的形成与情志、饮食等相关，提出"治胀当辨虚实"。《医学入门·臌胀》中提到"凡胀初起是气，久则成水……治胀必补中行湿，兼以消积，更断盐酱"。《诸病源候论·水蛊候》认为本病发病与感受"水毒"有关，并提出臌胀的病机应为："经络痞涩，水气停聚，在于腹内。"总之，臌胀的主要病因病机为肝、脾、肾三脏受损，气滞、血瘀、水湿停于腹中，属于本虚标实。

（二）肝癌腹水的中医药治疗

1. 中医辨证论治内服法

余师根据多年诊治经验，治疗肝癌腹水多从三焦论治，上焦肺失通调水道，治以宣肺利水，以葶苈大枣泻肺汤为主方加减：葶苈子、桔梗、桑白皮、麻黄、薏苡仁、半枝莲、白花蛇舌草、车前子、泽泻等；中焦脾失健运或脾阳不足，水湿不化，内聚腹中，治以健脾利水或温阳利水，以苓桂术甘汤或黄芪健中汤合五皮饮加减：黄芪、炒白术、茯苓皮、泽泻、桂枝、车前子、大腹皮、桑白皮、蟛蚰、土鳖虫、枳壳等；下焦肝肾不足，肾主水功能失常，膀胱气化无力致瘀血、水湿内聚而成臌胀，治以温肾利水、化瘀散结，以真武汤合济生肾气汤为主方加减：附子、茯苓、山药、椒目、车前子、桂枝、丹皮、莪术、郁金、大腹皮、泽泻等。治疗同时配合散结、理气、化瘀药，也须根据肝癌的病情轻重和腹水多少随症加减用药，不拘泥于三焦论治。

2. 中药外敷法

中药外敷多置于脐部，神阙穴位于脐部，与任脉和督脉相表里，统司诸经百脉，内至脏腑经络，外达四肢百骸、五官九窍乃至皮毛，故药物可通过神阙穴快速进入体内而发挥作用。余师认为，肝癌腹水患者多伴有腹胀、恶心、呕吐等消化系统症状，特别是进食或服用后腹胀明显，此时可予中药外敷治疗，既可以缓解症状，也改善患者生活质量，可更好地发挥中医药在治疗上的良好作用。皮肤对中药的吸收作用好，尤其是肚脐处皮肤薄，血管分布多，药物容易吸收，药效发挥快，避免增加肝脏负担，对电解质紊乱的影响较小。

余师用外敷方治疗肝癌腹水有一定疗效，外敷方：川椒目 20g、芒硝 250g、牵牛子 20g 混合拌匀，装入 15cm×20cm 大小的纱布袋内，以神阙穴为中心外敷脐部，每日 1 次，每次不超过 12 小时，待药物潮解后去除，清洁腹部皮肤，1 个疗程为 10～15 天。中药外敷法治疗腹水操作简便，价格低廉，能有效改善患者生存质量。

3. 艾灸

现代研究表明，艾灸既能增强肿瘤患者的免疫力，又可间接提高抗瘤的功效。《医学入门》提出："凡药之不及，针之不到，必须灸之。"《黄帝内经》提到"诸病水液，澄澈清冷，皆属于寒"，因此，肝癌腹水属于脾肾阳虚患者，余师建议可用艾灸配合内服药物，以达温阳利水、散结化浊之功。处方：黄芪、桂枝、椒目、细辛、水蛭等，研细末外敷脐腹部或神阙穴，并施以艾灸，有利于促进药物吸收而增强疗效。药灸合用，既可减少腹水，也可缓解患者腹胀等症状，改善患者的生活质量。

四、典 型 医 案

『病案1』

患者，周某，男，63岁，浙江杭州人。

患者因"发现肝占位10余年，末次介入术后20余天"于2013年2月12日就诊。刻下症状：腹胀，纳差，乏力口苦，巩膜黄染。舌淡红，苔薄腻，脉细弦。

中医诊断：癌症（原发性肝癌）。

中医辨证：湿热内蕴，肝脾血瘀。

中医治法：清热祛湿，退黄散结。

处　　方：

茵陈24g	焦栀子9g	制军15g	金钱草30g
藤梨根30g	丹皮12g	浙贝15g	平地木12g
茯苓15g	猪苓15g	大腹皮15g	泽泻10g
厚朴9g	丹参15g	荷包草15g	炒谷芽30g
砂仁6g			

复诊（2月20日）：患者诉腹胀稍有好转，但仍巩膜黄染，上方去茯苓、猪苓、泽泻、大腹皮，加垂盆草20g、田基黄12g、莪术10g、夏枯草12g、佛手12g、大枣15g。处方如下：

茵陈24g	焦栀子9g	制军15g	金钱草30g
藤梨根30g	丹皮12g	浙贝15g	平地木12g
厚朴9g	丹参15g	荷包草15g	炒谷芽30g
砂仁6g	垂盆草20g	田基黄12g	莪术10g
夏枯草12g	佛手12g	大枣15g	

三诊（2月27日）：患者诉诸症好转，继续原方治疗，处方如下：

茵陈24g	焦栀子9g	制军15g	金钱草30g
藤梨根30g	丹皮12g	浙贝15g	平地木12g
厚朴9g	丹参15g	荷包草15g	炒谷芽30g
砂仁6g	垂盆草20g	田基黄12g	莪术10g
夏枯草12g	佛手12g	大枣15g	

按语　患者素体脾胃虚弱，反复多次术后更伤脾胃，致使脾运不健而生湿，湿邪日久蕴阻血分而发黄，故仲景曰"脾色必黄"，指出黄疸的病位在脾胃，表明脾胃与黄疸的发

生密切相关。脾主四肢，脾虚则乏力不适，运化不能，则纳差腹胀；脾气不升，胃气不降，则呃逆；湿热日久化热，故口苦。脾胃受损，脾不能升清，胃不能降浊，清浊不分，不思饮食，或食入不化，水湿不化，酿湿成热，湿热交争，久久郁蒸，发为黄疸。《金匮要略》明确指出治黄大法是"诸病黄家，但利其小便"，"治黄不忘脾"。另脾脏喜燥恶湿，而黄疸乃湿热之邪致病，脾病则失健运，水湿内聚则腹胀如鼓，脾胃相表里，脾病致胃腑的腐熟和受纳功能受损，故清热利湿是治疗黄疸的大法，调和脾胃亦不能忽视。本患者余师用茵陈蒿汤加减清热利湿退黄，同时加用茯苓、猪苓、大腹皮、泽泻、浙贝等利水祛湿散结，川朴、茯苓、砂仁等健脾化湿和胃。诸药合用，共达健脾、利水、退黄、散结、抗癌之功。

『病案 2』

患者，孙某，男，41 岁，浙江宁波人。

患者因"肝癌术后 8 月余"于 2013 年 8 月 1 日就诊。刻下症状：乏力，时感右上腹刺痛，胃纳一般，口微苦，夜寐尚可，黄疸，尿色偏黄，大便无殊。舌质暗，苔薄黄，脉沉细略弦。

中医诊断：癌症（原发性肝癌）。

中医辨证：肝胆瘀热。

中医治法：活血散结，清热利湿。

处　方：

焦栀子 12g	夏枯草 12g	浙贝 15g	三叶青 9g
荷包草 15g	女贞子 12g	半枝莲 15g	白花蛇舌草 15g
黄芪 20g	丹参 15g	鳖甲 24g	薏苡仁 30g
茯苓 15g	莪术 10g	桃仁 15g	藿香 12g
土鳖虫 12g	水杨梅根 9g	水红花子 10g	

复诊（8 月 7 日）：患者诉黄疸稍有减退，尿量增多，大便调。上方去女贞子、藿香，加郁金 12g、平地木 12g。处方如下：

焦栀子 12g	夏枯草 12g	浙贝 15g	三叶青 9g
荷包草 15g	平地木 12g	半枝莲 15g	白花蛇舌草 15g
黄芪 20g	丹参 15g	鳖甲 24g	薏苡仁 30g
茯苓 15g	莪术 10g	桃仁 15g	郁金 12g
土鳖虫 12g	水杨梅根 9g	水红花子 10g	

三诊（8 月 14 日）：患者诉胃纳可，夜寐欠佳，前方加五味子 10g，处方如下：

焦栀子 12g	夏枯草 12g	浙贝 15g	三叶青 9g
荷包草 15g	平地木 12g	半枝莲 15g	白花蛇舌草 15g
黄芪 20g	丹参 15g	鳖甲 24g	薏苡仁 30g
茯苓 15g	莪术 10g	桃仁 15g	郁金 12g
五味子 10g	土鳖虫 12g	水杨梅根 9g	水红花子 10g

按语 余师认为肝癌术后或久病，正气虚弱，尤其是脾肾亏损，则乏力不适，病程日

久血行瘀滞不畅，久之则邪伏血分，渐伤脏腑血络，使黄疸持久不退，胁肋部刺痛。湿、热、瘀、毒为本病的基本病机。余师指出，虽然目前对于化瘀药物在肿瘤治疗中的作用有争议，但根据自己多年临床治疗经验，常根据辨证有无血瘀存在以及血瘀的程度不同灵活运用化瘀药物。若患者有血瘀证的表现，即可使用化瘀药物治疗。在肿瘤血瘀证的临床治疗上，应辨证与辨病结合，宜分病种、阶段、证型、药性综合治疗。根据化瘀药物的作用特点分别使用，临床常用的化瘀药物有：桃仁、红花、苏木、赤芍、丹皮等活血化瘀药；川芎、延胡索、郁金、香附等行气活血药；当归、赤芍、丹参等养血活血药；三棱、莪术、水蛭、土鳖虫等破瘀散结药；大黄、丹皮、虎杖等清热化瘀药；川芎、元胡、乳香、没药、血竭等祛瘀止痛药。

『病案 3』

患者，赵某，女，65岁，浙江杭州人。

患者因"肝癌介入术后1月余"于2014年3月25日就诊。刻下症状：胃纳欠佳，时有腹胀，进食后腹胀明显，口苦，尿量偏少，大便干结。舌淡红，苔薄黄，脉沉弦。

中医诊断：癌症（原发性肝癌）。

中医辨证：湿毒内聚。

中医治法：清解散结，化瘀祛湿。

处　方：

半枝莲 15g	白花蛇舌草 15g	赤芍 15g	大腹皮 12g
豆蔻 6g	苏梗 10g	厚朴 15g	金钱草 15g
丹皮 15g	藤梨根 20g	香茶菜 15g	浙贝 12g
制军 12g	猪苓 15g	茯苓 15g	莪术 10g
薏苡仁 30g	炒谷芽 30g	枳壳 10g	大枣 15g

复诊（4月2日）：患者诉大便转畅，但纳差，遂上方去制军，加炒山楂 12g、炒白术 15g 健脾消食。处方如下：

半枝莲 15g	白花蛇舌草 15g	赤芍 15g	豆蔻 6g
苏梗 10g	金钱草 15g	丹皮 15g	藤梨根 20g
香茶菜 15g	浙贝 12g	猪苓 15g	茯苓 15g
莪术 10g	枳壳 10g	大腹皮 12g	厚朴 15g
薏苡仁 30g	炒白术 15g	炒谷芽 30g	炒山楂 12g
大枣 15g			

三诊（4月14日）：服药后患者诉腹胀好转，遂上方去大腹皮、厚朴，续服14剂，处方如下：

半枝莲 15g	白花蛇舌草 15g	赤芍 15g	豆蔻 6g
苏梗 10g	金钱草 15g	丹皮 15g	藤梨根 20g
香茶菜 15g	浙贝 12g	猪苓 15g	茯苓 15g
莪术 10g	枳壳 10g	薏苡仁 30g	炒白术 15g
炒谷芽 30g	炒山楂 12g	大枣 15g	

按语 中医认为，癌病的发病机理为正气内虚，气滞、血瘀、痰结、湿聚、热毒等相互纠结，日久积滞而成为有形之肿块，湿、热、瘀、毒为本病的基本病机。余师指出，黄疸多系感染湿热疫毒，侵犯脾胃，蕴结肝胆，或热毒炽盛弥漫三焦，瘀热互结，损伤肝胆，胆汁不循常道排泄而外溢肌肤，致身目发黄、尿色偏黄，因此患者感口苦。患者病程日久血行瘀滞不畅，久之则邪伏血分，渐伤脏腑血络，使黄疸持久不退。因此，余师治疗以清热解毒、散结祛湿着手。方中用白花蛇舌草、半枝莲、藤梨根、金钱草、香茶菜清解毒瘀以防癌抗癌，赤芍、丹皮、制军、莪术等活血散结，炒谷芽、大腹皮、大枣、豆蔻、厚朴、苏梗、茯苓、薏苡仁、枳壳健脾祛湿退黄。诸药合用，共奏清解、利湿、退黄、散结、解毒之功。

『病案 4』

患者，郑某，男，46 岁，浙江宁波人。

患者因"肝癌术后 4 月余，介入术后 1 月余"于 2014 年 2 月 28 日就诊。刻下症状：时感腹胀，稍感乏力，纳食可，二便通畅，夜寐安。舌质淡红，苔薄黄，脉沉弦。

中医诊断：癌症（原发性肝癌）。

中医辨证：肝脾气滞，湿热癌毒内郁。

中医治法：理气化湿，清热解毒抗肿瘤。

处　　方：

半枝莲 15g	白花蛇舌草 30g	半边莲 15g	三叶青 9g
莪术 12g	金钱草 30g	八月札 9g	水红花子 10g
水杨梅根 10g	豆蔻 6g	焦栀子 9g	仙鹤草 30g
女贞子 12g	灵芝 9g	五味子 9g	石见穿 9g
丹皮 15g	肿节风 12g	田基黄 15g	鳖甲 24g

复诊（3 月 7 日）：服药 7 剂后，患者诉腹胀稍有好转，但觉乏力，遂加黄芪 15g 继续治疗，处方如下：

半枝莲 15g	白花蛇舌草 30g	半边莲 15g	三叶青 9g
莪术 12g	金钱草 30g	八月札 9g	水红花子 10g
水杨梅根 10g	豆蔻 6g	焦栀子 9g	仙鹤草 30g
黄芪 15g	女贞子 12g	灵芝 9g	五味子 9g
石见穿 9g	丹皮 15g	肿节风 12g	田基黄 15g
鳖甲 24g			

三诊（3 月 21 日）：患者服药 14 剂后，诉一般情况可，无不适，继续原方治疗，处方如下：

半枝莲 15g	白花蛇舌草 30g	半边莲 15g	三叶青 9g
莪术 12g	金钱草 30g	八月札 9g	水红花子 10g
水杨梅根 10g	豆蔻 6g	焦栀子 9g	仙鹤草 30g
黄芪 12g	女贞子 12g	灵芝 9g	五味子 9g
石见穿 9g	丹皮 15g	肿节风 12g	田基黄 15g
鳖甲 24g			

　　按语　患者"肝癌术后"诊断明确，就诊时虽略有腹胀，但其余自觉症状并不明显，相关检查未发现腹水等有形邪气内积，结合脉象，气滞于内较为明显，因肝癌初中期，疾病影响范围多为中焦肝胆脾胃，且肝为多气多血之脏，肝气肝血易于瘀滞，湿热痰瘀等有形实邪内积，亦以气滞于中为先导，且相互影响。余师认为，此阶段患者虽经手术及介入等治疗，由于营养支持的进步，手术方法、介入治疗药物以及方法的不断改进，对人体正气的影响范围越来越小，而患者恢复亦较为迅速，故临床不少正气亏损的表现不明显，但湿热癌毒、气滞血瘀等邪气内积于局部的表现仍有据可查。如本例患者腹胀、脉沉弦、苔黄等，提示肝脾气滞，湿热癌毒内郁，故治疗上仍可以大剂攻邪为主，以期消灭癌肿的微小病灶，抑制其复发。余师指出，脾为后天之本，为人体正气生化之源，从养正积自除的角度来看，亦可在辨证论治的前提下，使用健脾益气之品，但宜使用山药、生白术、薏苡仁、莲子、黄芪、党参或太子参等性味甘平而不滋腻之品以扶正，但药量不宜过大，药味亦不宜过多，可与理气化湿、清热解毒抗癌、活血化瘀等治疗方法有机结合，以达到扶正以祛邪、祛邪不伤正之目的，促进患者康复。

　　使用风类药物治疗肿瘤疾病是余师的用药特色之一。如本方中就使用了肿节风。肿节风临床上多用于治疗风湿痹痛、跌打损伤等病证。《中华本草》认为其性味苦甘平，有"祛风除湿、活血散瘀、清热解毒"的作用。现代药理研究证实其有较好的抗肿瘤作用，而且与放化疗合用能起增效的作用，故余师临床在肿瘤类疾病中应用较为广泛。癌症患者出现肿瘤相关性疼痛较为多见，余师常将风类药物与元胡、徐长卿、全虫等临床常用的止痛药物合用，应用于肿瘤疾病伴随疼痛的相关治疗，无论是癌痛还是术后、放化疗后出现相关疼痛，均可进一步提高止痛的效果。可见，应用肿节风为代表的祛风类药物是余师治疗癌症类疾病的特色之一。

『病案5』

　　患者，吴某，男，42岁，浙江宁波人。

　　患者因"肝癌术后半年"于2014年5月9日就诊。刻下症状：稍感乏力，纳食一般，二便无殊。舌质淡红，苔薄黄，脉沉弦。

　　中医诊断：癌症（原发性肝癌）。

　　中医辨证：脾虚热毒。

　　中医治法：清热解毒，理气健脾。

　　处　　方：

三叶青10g	赤芍15g	蚤休10g	平地木15g
半枝莲15g	白花蛇舌草20g	莪术10g	鳖甲15g
豆蔻6g	炒麦芽15g	灵芝20g	青蒿9g
焦栀子10g	白芍15g	半边莲15g	藤梨根30g
茯苓15g	夏枯草20g	苏梗15g	元胡15g
水红花子10g	水杨梅根12g	肿节风12g	

　　复诊（5月16日）：患者诉一般情况可，无明显不适，胃纳可，舌质淡，苔薄黄，脉

沉。遂去蚤休、平地木、予以加太子参、绞股蓝、佛手以助脾气益脾阴，扶正祛邪。处方
如下：

三叶青 10g	赤芍 15g	半枝莲 15g	白花蛇舌草 20g
莪术 10g	鳖甲 15g	绞股蓝 15g	佛手 9g
豆蔻 6g	炒麦芽 15g	灵芝 20g	青蒿 9g
焦栀子 10g	半边莲 15g	藤梨根 30g	夏枯草 20g
茯苓 15g	苏梗 15g	元胡 15g	水红花子 10g
水杨梅根 12g	肿节风 12g	太子参 10g	

三诊（6月16日）：患者无不适，继续原方治疗，处方如下：

三叶青 10g	赤芍 15g	半枝莲 15g	白花蛇舌草 20g
莪术 10g	鳖甲 15g	绞股蓝 15g	佛手 9g
豆蔻 6g	炒麦芽 15g	灵芝 20g	青蒿 9g
焦栀子 10g	半边莲 15g	藤梨根 30g	夏枯草 20g
茯苓 15g	苏梗 15g	元胡 15g	水红花子 10g
水杨梅根 12g	肿节风 12g	太子参 10g	

按语 余师认为，我国的肝癌患者大多是由慢性乙型肝炎、肝硬化发展而来，从中医
病机上来说，肝癌的病机与慢性乙型肝炎的病机具有一定的顺承性。慢性乙肝是一类以湿
热疫毒为主要病因的疾病。湿热贯穿于本病发生发展的全过程，在其慢性化过程中，常伴
有瘀血、痰湿为患，而肝脾肾等脏之气血阴阳亦有不同程度的亏虚。在肝癌的形成和发展
过程中，湿热瘀毒是重要的病因，而正气亏虚，邪毒盘踞及正邪之间力量的对比消长，是
疾病不断发展变化的内在动力。据此，扶正祛邪是本病的根本治则。邪气不盛，正气不弱，
应专主祛邪，而现代西医学的手术、介入、放化疗等治疗方法，可大幅度减少体内肿瘤的
数量，亦可认为是类似中医学所认识的祛邪方法。当然，术后可根据正气亏损的情况加强
扶助正气。在疾病发展的中期，存在疾病反复复发或转移的可能，且多数屡经治疗，正气
损伤较为明显，病邪虽经治疗不断削弱，但易死灰复燃，体现癌毒易侵犯、易复发的固有
属性。此时治疗，要在扶正的基础上，兼以祛邪，通过不断扶正，维持脏腑气血阴阳的充
盛和平衡，以阻止邪气的不断发展。而在疾病发展的终末期，多正气衰败、邪毒嚣张，此
时应以维护正气为要，延长患者生命，改善生活质量。

　　从本例患者来说，患者肝癌术后已数月，正气虽有耗伤，但恢复亦佳，且本身年
轻，正气本就充盛，故患者就诊时并无明显虚弱表现。结合西医手术结果，其癌细胞
分化程度低，存在一定的复发风险。因此余师认为此类患者可以祛邪为主，消除可能
残存的癌肿病灶。适当扶助正气，全方仍以扶正祛邪为治疗大法。余师以大队清热利
湿解毒之剂为主，即体现其力主攻邪的治疗策略。余师平素喜用半枝莲、半边莲、白
花蛇舌草三药以及水红花子、水杨梅根二药作为药对使用。半枝莲、半边莲、白花蛇
舌草均可清热解毒，且无毒，可以用量稍大，专主攻邪，半枝莲、半边莲又有利湿作
用。水红花子、水杨梅根亦有较好的抗肿瘤、清热利湿效果，经余师临床验证，对肝
癌确有较好的治疗效果。

『病案 6』

患者，汪某，男，35岁，浙江萧山人。

患者因"发现肝占位3月余"于2014年3月17日就诊。刻下症状：腹胀，以上腹及右上腹部为主，无明显疼痛，伴有乏力，胃纳欠佳，二便尚通畅。舌质红，苔黄，脉沉弦。

中医诊断：癌症（原发性肝癌）。

中医辨证：癌毒湿热痰瘀互结，肝脾气滞。

中医治法：清热解毒，利湿活血，疏肝健脾，化痰散结。

处　　方：

藿香 9g	苏梗 12g	豆蔻 6g	大腹皮 15g
莪术 12g	石见穿 9g	半枝莲 15g	白花蛇舌草 30g
半边莲 15g	猫人参 15g	浙贝 15g	藤梨根 30g
水红花子 12g	水杨梅根 15g	肿节风 10g	三叶青 9g
茯苓 15g	薏苡仁 30g	夏枯草 9g	黄芩 9g
炒谷芽 30g	鸡内金 12g		

复诊（3月24日）：患者诉药后腹胀好转，仍纳食欠佳，遂予前方去豆蔻、大腹皮，加炒麦芽30g、六神曲12g健脾和胃治疗，处方如下：

藿香 9g	苏梗 12g	炒麦芽 30g	六神曲 12g
莪术 12g	石见穿 9g	半枝莲 15g	白花蛇舌草 30g
半边莲 15g	猫人参 15g	浙贝 15g	藤梨根 30g
水红花子 12g	水杨梅根 15g	肿节风 10g	三叶青 9g
茯苓 15g	薏苡仁 30g	夏枯草 9g	黄芩 9g
炒谷芽 30g	鸡内金 12g		

三诊（5月15日）：患者诉一般情况可，腹胀减轻，继续原方治疗。处方如下：

藿香 9g	苏梗 12g	炒麦芽 30g	六神曲 12g
莪术 12g	石见穿 9g	半枝莲 15g	白花蛇舌草 30g
半边莲 15g	猫人参 15g	浙贝 15g	藤梨根 30g
水红花子 12g	水杨梅根 15g	肿节风 10g	三叶青 9g
茯苓 15g	薏苡仁 30g	夏枯草 9g	黄芩 9g
炒谷芽 30g	鸡内金 12g		

按语　余师认为，中医治疗疾病的独到之处在于其个性化施治，但每种疾病的治疗又有其内在的规律性。肝脏原发性肿瘤以肝脾气滞、湿热、瘀毒为其三大病机。故余师用藿香、苏梗、豆蔻、大腹皮理脾气并芳香化湿，莪术、三棱相须为用，疏肝活血理气，石见穿、白花蛇舌草、半枝莲、半边莲、猫人参、藤梨根、水杨梅根、三叶青大队清热解毒，并有较好的抗肿瘤作用，薏苡仁、茯苓、水红花子健脾渗湿，冀水湿从二便排出。浙贝、夏枯草散结消肿化痰，以利肿块消退，全方以清除癌毒、利湿活血、疏肝健脾化湿为主，体现余师独到的施治风格。

『病案 7』

患者，应某，男，60 岁，浙江金华人。

患者因"发现肝占位 1 周"于 2014 年 8 月 6 日就诊，原有慢性乙肝、肝硬化。刻下症状：腹胀，进食后明显，黄疸，胃纳差，尿量明显减少，二便通畅，口苦乏力。舌质暗淡，苔黄腻，脉弦。

中医诊断：癌症（原发性肝癌）。

中医辨证：肝胆湿热，瘀毒内阻。

中医治法：清热利水，祛瘀散结。

处　　方：

茵陈 20g	焦栀子 10g	制军 15g	半枝莲 15g
白花蛇舌草 30g	半边莲 15g	大腹皮 15g	车前子 15g
金钱草 30g	仙鹤草 20g	茯苓 15g	水红花子 9g
水杨梅根 9g	生姜皮 6g	苏梗 12g	鸡内金 10g
炒黄连 9g	煨木香 10g	砂仁 6g	

复诊（8 月 20 日）：患者腹胀好转，尿量较前稍有增多，遂原方去木香，加猪苓、泽泻加强利尿。处方如下：

茵陈 20g	焦栀子 10g	制军 15g	半枝莲 15g
白花蛇舌草 30g	半边莲 15g	大腹皮 15g	车前子 15g
金钱草 30g	仙鹤草 20g	茯苓 15g	水红花子 9g
水杨梅根 9g	生姜皮 6g	苏梗 12g	鸡内金 10g
炒黄连 9g	砂仁 6g	猪苓 15g	泽泻 12g

三诊（9 月 4 日）：患者尿量增多，时感口苦，唯觉餐后腹胀明显，予以加枳壳 12g 宽肠行气。处方如下：

茵陈 20g	焦栀子 10g	制军 15g	半枝莲 15g
白花蛇舌草 30g	半边莲 15g	大腹皮 15g	车前子 15g
金钱草 30g	仙鹤草 20g	茯苓 15g	水红花子 9g
水杨梅根 9g	枳壳 12g	苏梗 12g	鸡内金 10g
炒黄连 9g	砂仁 6g	猪苓 15g	泽泻 12g

按语　本例患者原有慢性乙肝、肝硬化，现因发现肝占位、肝癌而就诊，诊时患者黄疸以及腹水均明显，余师认为本病病情较重，预后欠佳。本例患者的腹水成因，在于肝气郁滞，脾虚湿阻，久之化生瘀血癌毒，水不气化而停于腹中，而肾脏气化功能失常，小便难以正常排出，因此涉及脏腑在肝脾肾，以气结、血瘀、湿热癌毒等内阻为主要病机，而表现为腹水难以消退。其黄疸的产生亦有所不同，虽仍以湿热阻滞为主要原因，但肝硬化以及肝癌形成后，痰浊、瘀血、癌毒与湿热相互胶结为主要病因。故余师认为本病的治疗，仍需要详细审查邪气的类别、性质、盛衰情况，或分消，或攻逐。而对于正虚，则需要明确脏腑以及气血阴阳的不同，加以针对性治疗。余师认为本病目前表现仍以气分为主，湿热中阻水停而为腹水，故治疗以白花蛇舌草、半枝莲、水杨梅根、半边莲清解癌毒，金钱

草清热利湿，车前子利湿泻浊，水红花子活血利水，茵陈清热利湿退黄，大腹皮、生姜皮、茯苓等理气化湿利尿，并配合黄连以清肠道湿滞，青蒿、鳖甲养阴清热，又可散结活血，全方以清热化湿利浊为主治方向，切合该病因病机。

『病案8』

患者，袁某，男，42岁，浙江嵊州人。

患者因"肝癌术后1个月"于2013年3月8日就诊。刻下症状：上腹部胀满，进食后明显，无呃逆、无呕吐，二便调，胃纳一般，夜寐可。舌质红，苔薄黄，脉沉细带弦。

中医诊断：癌症（原发性肝癌）。

中医辨证：气滞血瘀，邪毒凝滞。

中医治法：理气化瘀，解毒散结。

处　　方：

半枝莲 15g	白花蛇舌草 30g	半边莲 15g	大腹皮 15g
水红花子 9g	水杨梅根 9g	豆蔻 6g	苏梗 12g
山药 20g	薏苡仁 30g	茯苓 15g	砂仁 6g
炒谷芽 30g	鸡内金 12g	香茶菜 15g	猫人参 15g
藿香 12g	大枣 15g		

复诊（3月15日）：患者诉腹胀明显好转，唯觉乏力，上方去大腹皮、砂仁、水杨梅根，加用黄芪 12g、炒白术 15g 益气健脾，标本同治。处方如下：

半枝莲 15g	白花蛇舌草 30g	半边莲 15g	黄芪 12g
水红花子 9g	炒白术 15g	豆蔻 6g	苏梗 12g
山药 20g	薏苡仁 30g	茯苓 15g	炒谷芽 30g
鸡内金 12g	香茶菜 15g	猫人参 15g	藿香 12g
大枣 15g			

三诊（3月22日）：患者诸症好转，原方继续治疗。处方如下：

半枝莲 15g	白花蛇舌草 30g	半边莲 15g	黄芪 12g
水红花子 9g	炒白术 15g	豆蔻 6g	苏梗 12g
山药 20g	薏苡仁 30g	茯苓 15g	炒谷芽 30g
鸡内金 12g	香茶菜 15g	猫人参 15g	藿香 12g
大枣 15g			

按语　余师指出肝癌是浙江省常见的恶性肿瘤之一，其起病隐匿，进展迅速，临床疗效不尽如人意，预后差。中医药治疗在控制肝癌病情进展、改善生存质量、延长生存期等方面取得了一定成效，已广泛应用于肝癌手术、介入、射频治疗等综合治疗中。中医认为正气虚损是原发性肝癌发生发展的内在因素，癌毒内生是肝癌发生发展的病理基础，"癌毒"是恶性肿瘤发生发展、浸润转移的最根本因素，痰、湿、瘀是肝癌发生发展的病理产物，抗癌才是肝癌治疗的根本治则。

『病案9』

患者，王某，男，49岁，浙江宁波人。

患者因"肝癌术后半年，介入术后1月余"于2013年4月25日就诊。刻下症状：大便秘结不畅，2~3天一行，稍感腹胀、口苦、乏力、胃纳欠佳。舌质淡红，苔薄白腻，脉细弦。

中医诊断：癌症（原发性肝癌）。

中医辨证：脾虚湿阻，热毒内聚。

中医治法：健脾化湿，解毒散结。

处　方：

半枝莲 15g	白花蛇舌草 30g	苍术 9g	生白术 15g
薏苡仁 30g	垂盆草 15g	制军 30g	茵陈 20g
金钱草 30g	虎杖 9g	郁金 10g	浙贝 9g
藤梨根 30g	焦栀子 9g	黄芩 9g	天冬 15g
香茶菜 15g	猫人参 15g	藿香 12g	佩兰 10g
龙胆草 10g	夏枯草 9g	火麻仁 15g	

复诊（5月10日）：患者觉诸症好转，大便通畅，唯觉药物太苦，予以去火麻仁，减少夏枯草和龙胆草用量。处方如下：

半枝莲 15g	白花蛇舌草 30g	苍术 9g	生白术 15g
薏苡仁 30g	垂盆草 15g	制军 30g	茵陈 20g
金钱草 30g	虎杖 9g	郁金 10g	浙贝 9g
藤梨根 30g	焦栀子 9g	黄芩 9g	天冬 15g
香茶菜 15g	猫人参 15g	藿香 12g	佩兰 10g
龙胆草 9g	夏枯草 6g		

三诊（5月17日）：患者觉诸症好转，治疗予原方续服14剂。处方如下：

半枝莲 15g	白花蛇舌草 30g	苍术 9g	生白术 15g
薏苡仁 30g	垂盆草 15g	制军 30g	茵陈 20g
金钱草 30g	虎杖 9g	郁金 10g	浙贝 9g
藤梨根 30g	焦栀子 9g	黄芩 9g	天冬 15g
香茶菜 15g	猫人参 15g	藿香 12g	佩兰 10g
龙胆草 9g	夏枯草 6g		

按语　余师指出，肝癌属于本虚标实之证，提出肝癌的基本病理特点为肝之体用失调，以及痰、湿、邪毒的蕴结。临床多认为痰、湿、瘀是肝癌发生发展的病理产物，中医治疗常以健脾益气、活血化瘀、清热解毒、利湿疏肝、补益肝肾等为主。"见肝之病，知肝传脾"，故肝癌临床常见脾虚表现，即肝癌发生发展过程中的常见伴随证候是脾气亏虚，往往用健脾益气中药治疗，既能改善患者临床消化系统症状，也可以改善肝动脉栓塞治疗时患者的毒副反应，脾虚日久，运化失职，影响大肠传导，故而大便秘结不畅，此时须用解毒、散结、通便之法，余师常用制军、郁金、浙贝、火麻仁、夏枯草等，以提高患者生活

质量，延长生存时间。

『病案10』

患者，郑某，男，53岁，浙江三门人。

患者因"肝癌术后3月余，介入术后1月余"于2014年3月27日就诊。刻下症状：口黏口腻，胃脘不适，稍感乏力，大便欠调，夜寐欠安。舌质淡红，苔白腻，脉弦。

中医诊断：癌症（原发性肝癌）。

中医辨证：湿毒内聚。

中医治法：清热解毒，祛湿散结。

处　　方：

半枝莲 15g	白花蛇舌草 15g	半边莲 15g	虎杖 15g
藤梨根 15g	赤芍 15g	豆蔻 6g	三叶青 6g
砂仁 6g	荷包草 15g	丹皮 15g	女贞子 15g
平地木 15g	水红花子 10g	水杨梅根 10g	苏梗 10g
莪术 10g	五味子 10g	茵陈 15g	

复诊（4月3日）：患者诉诸症好转，唯觉夜寐难安，原方加用生牡蛎重镇安神，软坚散结，处方如下：

半枝莲 15g	白花蛇舌草 15g	半边莲 15g	虎杖 15g
藤梨根 15g	赤芍 15g	豆蔻 6g	三叶青 6g
砂仁 6g	荷包草 15g	丹皮 15g	女贞子 15g
平地木 15g	水红花子 10g	水杨梅根 10g	苏梗 10g
莪术 10g	五味子 10g	茵陈 15g	生牡蛎 30g

三诊（4月10日）：患者诉诸症好转，腹部感阵发性胀满，大便欠畅，予以增加苏梗至15g、枳实12g理气。处方如下：

半枝莲 15g	白花蛇舌草 15g	半边莲 15g	虎杖 15g
藤梨根 15g	赤芍 15g	豆蔻 6g	三叶青 6g
砂仁 6g	荷包草 15g	丹皮 15g	女贞子 15g
平地木 15g	水红花子 10g	水杨梅根 10g	苏梗 15g
莪术 10g	五味子 10g	茵陈 15g	枳实 12g
生牡蛎 30g			

按语　余师认为，肝癌的发生主要有内因和外因两个因素：一是正气虚损而导致脏腑失调，促进癌毒内生，引发气滞血瘀、络脉闭阻是其内因；二是与饮食、情志、外邪等外在因素相结合，从而导致肝癌的发生。在临床上余师治疗肝癌常从脾胃论治，将调理脾胃贯穿治疗的始终，做到未病先防、既病防变，治疗遵循辨证、辨病相结合。但在患者肝功能正常的前提下，使用有毒抗癌之品做到攻邪不伤正，并不损伤脾胃，余师常用金钱草、八月札、白花蛇舌草、半边莲、半枝莲、荷包草、虎杖、龙胆草、平地木、三叶青、水红花子、水杨梅根、藤梨根、夏枯草等解毒、散结、抗癌。可根据病情变化，适当运用大方抗肿瘤，以扶正祛邪，标本同治。

『**病案 11**』

患者，李某，男，48岁，浙江杭州人。

患者因"肝癌术后 3 年余"于 2014 年 6 月 3 日就诊。刻下症状：胃纳欠佳，进食后胃脘胀满，稍感乏力，二便无殊，夜寐一般。舌质淡红，苔薄白，脉沉弦。

中医诊断：癌症（原发性肝癌）。

中医辨证：脾虚湿阻。

中医治法：健脾化湿，散结抗癌。

处　方：

半枝莲 15g	白花蛇舌草 15g	半边莲 15g	柴胡 10g
半夏 12g	焦栀子 15g	薏苡仁 15g	山药 15g
车前草 15g	丹参 15g	豆蔻 6g	苏梗 12g
金钱草 15g	灵芝 15g	三叶青 15g	石斛 12g
仙鹤草 15g	淫羊藿 15g	茯苓 15g	莪术 10g
大枣 15g			

复诊（6 月 17 日）：患者药后诸症较前好转，诉 3 天前受凉，刻下鼻塞、少量咳嗽，白痰，苔薄黄腻，予以原方去石斛、灵芝，加用荆芥、防风治疗。处方如下：

荆芥 12g	防风 9g	半枝莲 15g	白花蛇舌草 15g
半边莲 15g	柴胡 10g	半夏 12g	焦栀子 15g
薏苡仁 15g	山药 15g	车前草 15g	丹参 15g
豆蔻 6g	苏梗 12g	金钱草 15g	三叶青 6g
仙鹤草 15g	淫羊藿 15g	茯苓 15g	莪术 10g
大枣 15g			

三诊（6 月 25 日）：患者诉外感诸症消失，夜寐欠佳，遂上方去荆芥、防风，加五味子 10g、远志 10g 安神。处方如下：

半枝莲 15g	白花蛇舌草 15g	半边莲 15g	柴胡 10g
半夏 12g	焦栀子 15g	薏苡仁 15g	山药 15g
车前草 15g	丹参 15g	豆蔻 6g	苏梗 12g
金钱草 15g	三叶青 6g	仙鹤草 15g	淫羊藿 15g
茯苓 15g	莪术 10g	五味子 10g	远志 10g
大枣 15g			

按语　余师多年来运用中医药治疗各种恶性肿瘤，改善患者生活质量，延长生存期，主张带瘤生存。在遣方用药过程中重视调养脾胃。《脾胃论·脾胃盛衰论》中说："百病皆由脾胃衰而生也。"《景岳全书·积聚》亦说："凡脾肾不足及虚弱失调之人，多有积聚之病。"余师认为肿瘤形成最基本的病理基础就是脾胃功能虚弱，导致饮食摄入不足，气血生化乏源，正气不足。相反，正气不足，免疫功能低下，易受外邪侵袭，则脾胃功能更加受损，如此反复因果，损之亦损，久而久之，肿瘤乃成。同时，肿瘤的放化疗可损伤人体正气，影响后天脾胃功能。因此，脾胃功能失调是恶性肿瘤发生发展的重要原因。再若正

气不足，脏腑功能失常，导致痰凝、气滞、血瘀等病理产物，痰的形成又与脾脏功能正常与否密切相关，脾失健运，凝聚成痰，痰阻气机，导致气滞血瘀，形成肿瘤。所以人体脾的功能的强弱关系到机体体质的强弱，正气的盛衰，决定着人体抵抗肿瘤能力的大小，肿瘤的预防要重视健脾益气。所以，治疗肿瘤时在调理脾胃的基础上结合其他治法，达到改善患者整体状况，提高机体的免疫力、抗病能力和对抗肿瘤损伤的耐受力，有利于提高疗效，改善患者生活质量，延长生存期。

『病案 12』

患者，王某，男，42 岁，浙江衢州人。

患者因"肝癌术后 5 年余"于 2014 年 4 月 22 日就诊。刻下症状：无明显腹胀腹痛，胃纳一般，二便无殊，夜寐可。舌质红，苔薄，脉沉细带弦。

中医诊断：癌症（原发性肝癌）。

中医辨证：毒瘀内结。

中医治法：清解散结，化瘀抗癌。

处　　方：

半枝莲 15g	白花蛇舌草 15g	半边莲 15g	鳖甲 15g
炒扁豆 15g	炒薏苡仁 15g	炒山药 15g	赤芍 15g
丹参 15g	虎杖 15g	焦栀子 15g	金钱草 15g
猫人参 15g	女贞子 15g	三叶青 15g	水红花子 15g
藤梨根 15g	水杨梅根 15g	郁金 15g	莪术 15g
五味子 10g			

复诊（5 月 6 日）：患者服药 14 剂后，胃纳可，诉近日夜寐欠安，稍感口苦，遂前方去水红花子、水杨梅根、鳖甲，加茯神 15g、茵陈 15g 续服。处方如下：

半枝莲 15g	白花蛇舌草 15g	半边莲 15g	茯神 15g
炒扁豆 15g	炒薏苡仁 15g	炒山药 15g	赤芍 15g
丹参 15g	虎杖 15g	焦栀子 15g	金钱草 15g
猫人参 15g	女贞子 15g	三叶青 15g	茵陈 15g
藤梨根 15g	郁金 15g	莪术 15g	五味子 10g

三诊（5 月 20 日）：患者服药 14 剂后，夜寐好转，活动后稍感乏力不适，遂前方去金钱草、莪术，改茯神为茯苓，加黄芪 15g 续服。处方如下：

黄芪 15g	茯苓 15g	炒扁豆 15g	炒薏苡仁 15g
炒山药 15g	半枝莲 15g	半边莲 15g	白花蛇舌草 15g
赤芍 15g	丹参 15g	虎杖 15g	焦栀子 15g
猫人参 15g	女贞子 15g	三叶青 15g	茵陈 15g
藤梨根 15g	郁金 15g	五味子 10g	

按语　余师指出，《仁斋直指方》言："癌者，上高下深，岩穴之状，颗颗累垂……毒根深藏，穿孔透里。"说明癌症的产生根于癌毒，癌毒藏于脏腑深处，具有转移性和穿透性。癌毒一经产生，虽经手术或化疗，又可引发更复杂的病理变化，成为新的致病因素。

肝癌多由于人体正气虚弱导致痰浊瘀血的产生，日久合而化热，蕴结于肝脏，血败肉腐，形成肝癌之毒；癌毒同时又作为一种致病因素驻于肝内，导致气机升降失常，阴阳气血失调，各种毒物聚集于胁下，久而成肝癌，甚至转移到其他脏腑。因此，余师在癌症患者正气强盛之时，主要用抗癌散结之药，防止癌症转移或复发。常用药物有：白花蛇舌草、半边莲、半枝莲、鳖甲、金钱草、猫人参、丹皮、三叶青、石见穿、八月札、三棱、水红花子、水杨梅根、藤梨根、郁金、莪术、赤芍、丹参、焦栀子等解毒散结抗癌之品，同时不忘用炒扁豆、炒薏苡仁、炒山药、虎杖、五味子、女贞子健脾化湿，提高抵抗力。

『病案 13』

患者，方某，男，43 岁，浙江杭州人。

患者因"肝癌术后 2 年余"于 2015 年 4 月 14 日就诊。刻下症状：时有腹胀，胃纳一般，二便尚调，晨起口苦。舌淡红，苔薄黄，脉沉弦。

中医诊断：癌症（原发性肝癌）。

中医辨证：湿阻毒聚。

中医治法：健脾化湿，散结解毒。

处　　方：

半枝莲 15g	白花蛇舌草 15g	香茶菜 15g	豆蔻 6g
薏苡仁 30g	山药 15g	苏梗 10g	仙鹤草 15g
莪术 10g	三叶青 15g	焦栀子 12g	金钱草 15g
黄毛耳草 15g	田基黄 15g	肿节风 10g	枳壳 15g
茯苓 15g	八月札 15g	炒谷芽 15g	

复诊（4 月 24 日）：患者服药 10 剂后诉腹胀缓解，但大便欠畅，口苦，遂前方去枳壳、苏梗，加枳实 12g、郁金 15g、茵陈 15g 继续治疗，处方如下：

半枝莲 15g	白花蛇舌草 15g	香茶菜 15g	豆蔻 6g
薏苡仁 30g	山药 15g	茵陈 15g	仙鹤草 15g
莪术 10g	三叶青 15g	焦栀子 12g	金钱草 15g
黄毛耳草 15g	田基黄 15g	肿节风 10g	枳实 12g
茯苓 15g	郁金 15g	八月札 15g	炒谷芽 15g

三诊（5 月 7 日）：患者诉大便转正，仍稍感口苦，胃纳可，遂前方去枳实，加柴胡 9g、炒黄芩 15g 治疗，处方如下：

柴胡 9g	炒黄芩 15g	郁金 15g	茵陈 15g
半枝莲 15g	白花蛇舌草 15g	香茶菜 15g	豆蔻 6g
薏苡仁 30g	山药 15g	仙鹤草 15g	莪术 10g
三叶青 15g	焦栀子 12g	金钱草 15g	黄毛耳草 15g
田基黄 15g	肿节风 10g	茯苓 15g	八月札 15g
炒谷芽 15g			

按语　余师指出：肝癌病位主要在肝，肝气过亢克脾致脾气虚，肝郁化火伤阴致肝阴受损，肝肾精血同源致肾阴不足，面对肝癌复杂的病机，临证需要抓住热、瘀、虚的特点。

余师治疗早期着重清肝解毒、祛瘀散结，药用半枝莲、白花蛇舌草、栀子、大黄、金钱草、郁金等；祛瘀消瘤用土鳖虫、桃仁、莪术、丹参、鳖甲、干蟾皮等。中期着重清肝健脾，常选黄芪、生晒参、白术、茯苓、薏苡仁、豆蔻、苏梗等。晚期着重滋养肝肾、育阴培本，常选女贞子、山萸肉、墨旱莲、生地黄、白芍、麦冬等。余师认为，在中晚期肝癌治疗中有利于发挥中医药改善肝功能的优势，不断完善中晚期肝癌的治疗模式，提高肝癌的整体生存时间。中医药通过清肝祛瘀、健脾滋肾法可以改善肝功能和全身情况，介入治疗后的中医药治疗亦是肝癌综合治疗的重要组成部分。中药可以减轻放疗、化疗的毒副反应，部分中药有一定的增效减毒作用，通过保护和改善肝肾功能提高机体对放疗、化疗的耐受性，发挥临床疗效协同作用。

『病案 14』

患者，寿某，女，59 岁，浙江杭州人。

患者因"肝癌术后 1 年余"于 2015 年 2 月 17 日就诊。刻下症状：时感胃脘不适，呃逆，夜寐差，大便欠畅。舌质红，苔黄腻，脉沉细带弦。

中医诊断：癌症（原发性肝癌）。

中医辨证：湿阻毒聚。

中医治法：解毒祛湿，活血散结。

处　　方：

半枝莲 15g	白花蛇舌草 15g	香茶菜 15g	茵陈 15g
藤梨根 15g	夏枯草 15g	旋覆花 15g（包煎）	炒竹茹 10g
薏苡仁 15g	豆蔻 6g	苏梗 10g	半夏 12g
赤芍 15g	丹皮 15g	火麻仁 12g	制军 15g
大枣 15g			

复诊（2 月 24 日）：患者诉胃脘较前好转，胃纳一般，唯觉夜寐难安，原方去火麻仁，加用生牡蛎 30g 重镇安神，软坚散结，处方如下：

半枝莲 15g	白花蛇舌草 15g	香茶菜 15g	茵陈 15g
藤梨根 15g	夏枯草 15g	旋覆花 15g（包煎）	炒竹茹 10g
薏苡仁 15g	豆蔻 6g	苏梗 10g	半夏 12g
赤芍 15g	丹皮 15g	生牡蛎 30g	制军 15g
大枣 15g			

三诊（3 月 5 日）：药后患者自觉胃纳、夜寐均有好转，遂用原方继续治疗，处方如下：

半枝莲 15g	白花蛇舌草 15g	香茶菜 15g	茵陈 15g
藤梨根 15g	夏枯草 15g	旋覆花 15g（包煎）	炒竹茹 10g
薏苡仁 15g	豆蔻 6g	苏梗 10g	半夏 12g
赤芍 15g	丹皮 15g	生牡蛎 30g	制军 15g
大枣 15g			

按语　余师认为，肝癌多系肝炎病毒侵袭发展引起。病毒为一种"疫毒"，属湿热性疫毒，当人体感染后，正邪相争，若正不胜邪，疫毒内蕴不能外达，表现为湿热蕴毒之征

象；日久，湿热邪毒留恋不化，久居肝脾，肝失条达而郁结，气机不畅，气滞血瘀，致使癌毒、气滞、湿阻、血瘀内聚而发病。因此，余师提出清肝之法，常用药物有茵陈、焦栀子、白花蛇舌草、半枝莲、金钱草、龙胆草、炒黄芩等，结合临床辨证，配合散结、化瘀、健脾等药物灵活运用。

『**病案 15**』

患者，施某，男，58 岁，浙江杭州人。

患者因"肝癌术后 5 年"于 2014 年 11 月 20 日就诊。刻下症状：乏力，夜寐欠安，易醒，胃纳一般，二便无殊。舌淡红，苔薄白，脉细弦。

中医诊断：癌症（原发性肝癌）。

中医辨证：脾气虚弱，邪毒内结。

中医治法：健脾益气，散结抗癌。

处　方

黄芪 15g	女贞子 15g	五味子 10g	丹皮 15g
半枝莲 15g	白花蛇舌草 15g	水红花子 10g	炒党参 15g
炒薏苡仁 30g	炒山药 20g	炒谷芽 30g	虎杖 15g
淫羊藿 15g	郁金 15g	猪苓 15g	夏枯草 12g
枸杞子 15g	茯苓 15g	鸡内金 15g	甘草 6g

复诊（11 月 27 日）：服药 7 剂后，患者诉乏力，夜寐欠安仍存，胃纳尚可，遂前方增加黄芪剂量至 30g，加用生牡蛎 30g 重镇安神，软坚散结，处方如下：

黄芪 30g	女贞子 15g	五味子 10g	丹皮 15g
半枝莲 15g	白花蛇舌草 15g	水红花子 10g	炒党参 15g
炒薏苡仁 30g	炒山药 20g	炒谷芽 30g	虎杖 15g
淫羊藿 15g	郁金 15g	猪苓 15g	夏枯草 12g
枸杞子 15g	茯苓 15g	鸡内金 15g	甘草 6g
生牡蛎 30g			

三诊（12 月 11 日）：服药后，患者夜寐有所好转，但时觉乏力，易疲劳，遂前方加怀牛膝 15g、仙鹤草 15g。处方如下：

半枝莲 15g	白花蛇舌草 15g	水红花子 10g	炒党参 15g
炒薏苡仁 30g	炒山药 20g	炒谷芽 30g	虎杖 15g
黄芪 30g	鸡内金 15g	灵芝 15g	丹皮 15g
女贞子 15g	五味子 15g	淫羊藿 15g	郁金 15g
猪苓 15g	枸杞子 15g	茯苓 15g	生牡蛎 30g
怀牛膝 15g	仙鹤草 15g	甘草 6g	

按语　《金匮要略·脏腑经络先后病脉证》指出："见肝之病，知肝传脾，当先实脾。"肝为刚脏，体阴用阳，性喜条达。余师认为若情志失畅，肝气郁结，肝主疏泄功能失常，气机失于条畅，横逆侮脾，使脾失健运，湿浊内生。再者若患者饮食失节，脾胃受损，运化失司，水湿内停，久郁化热，湿热结聚中焦，湿聚成痰，阻滞气机，瘀阻脉络，痰、瘀、

湿、毒互结，日久癥积乃成，化生肿瘤。可见脾气虚弱是肝癌形成的重要因素。余师指出，患者虽然肝癌术后5年，但脾气虚弱始终存在，余师常用健脾化湿法，药用党参、茯苓、薏苡仁、豆蔻、佩兰、山药、厚朴等以扶正。

『病案 16』

患者，王某，男，55岁，浙江嵊州人。

患者因"体检发现肝占位伴肝内转移3月余"于2015年6月8日就诊。刻下症状：稍感口苦，胃纳欠佳，二便尚调。舌偏红，苔薄黄，脉沉细带弦。

中医诊断：癌症（原发性肝癌）。

中医辨证：气滞血瘀，癌毒内聚。

中医治法：解毒化湿，理气化瘀。

处　　方：

半枝莲 15g	白花蛇舌草 15g	水红花子 10g	水杨梅根 12g
半边莲 15g	薏苡仁 30g	炒谷芽 30g	苍术 10g
焦栀子 15g	女贞子 15g	三棱 10g	莪术 10g
石见穿 15g	藤梨根 15g	猪苓 15g	苏梗 10g
茯苓 15g	大枣 15g		

复诊（6月16日）：诉胃纳欠佳，进食后腹胀，遂原方去焦栀子、女贞子，加用焦山楂12g、炒麦芽30g开胃健脾，处方如下：

半枝莲 15g	白花蛇舌草 15g	水红花子 10g	水杨梅根 12g
半边莲 15g	薏苡仁 30g	炒谷芽 30g	苍术 10g
三棱 10g	莪术 10g	石见穿 15g	藤梨根 15g
猪苓 15g	苏梗 10g	茯苓 15g	焦山楂 12g
炒麦芽 30g	大枣 15g		

三诊（6月30日）：药后胃纳好转，但时有腹胀、呃逆，遂原方加枳壳15g、淡竹茹10g治疗。处方如下：

半枝莲 15g	白花蛇舌草 15g	水红花子 10g	水杨梅根 12g
半边莲 15g	薏苡仁 30g	炒谷芽 30g	苍术 10g
三棱 10g	莪术 10g	石见穿 15g	藤梨根 15g
猪苓 15g	苏梗 10g	茯苓 15g	焦山楂 12g
枳壳 15g	淡竹茹 10g	炒麦芽 30g	大枣 15g

按语　余师指出，肝癌多由癌毒内聚而成。"癌毒"首先是一种病理产物，是外感内伤等各种致病因素作用于人体，在机体正气渐衰的基础上，气滞、血瘀、痰浊等郁结而成癌毒。癌毒的出现，使疾病的性质发生根本的变化。癌毒一旦产生，导致机体功能失调，代谢紊乱，正气急剧消耗，各种毒物蓄积，又与瘀血、痰浊凝结到胁下，久之成肝癌。因此，余师根据中医"坚者消之""结者散之"的治疗原则，常采用散结解毒抗癌之中药，如软坚散结药鳖甲、穿山甲、牡蛎、土鳖虫等；清热解毒散结药如龙葵、鱼腥草、蒲公英、蜀羊泉、石见穿等；解毒散结抗癌药如半枝莲、白花蛇舌草、藤梨根、黄药子等；化痰散

结药如海浮石、全瓜蒌、瓦楞子、南星、半夏、浙贝等；理气散结药如川楝子、八月札、甘松、川芎、荔枝核、玳玳花等；活血化瘀散结药如莪术、郁金、赤芍、王不留行、水红花子、凌霄花、苏木等。

『病案 17』

患者，赵某，女，67 岁，浙江杭州人。

患者因"确诊肝癌 3 月余"于 2014 年 3 月 25 日就诊。刻下症状：皮肤巩膜轻度黄染，胃纳欠佳，时有腹胀，进食后明显，口苦，尿量偏少，大便干结。舌淡红，苔薄黄，脉沉弦。

中医诊断：癌症（原发性肝癌）。

中医辨证：湿毒内聚。

中医治法：清解散结，化瘀祛湿。

处　方：

半枝莲 15g	白花蛇舌草 15g	半边莲 15g	赤芍 15g
大腹皮 15g	豆蔻 15g	厚朴 15g	苏梗 15g
金钱草 15g	墨旱莲 15g	女贞子 15g	丹皮 15g
藤梨根 15g	香茶菜 15g	浙贝 15g	猪苓 15g
制军 15g	莪术 15g	薏苡仁 15g	茯苓 15g
枳壳 15g	炒谷芽 15g	大枣 15g	

复诊（4 月 2 日）：患者诉服药后纳差、腹胀有所好转，大便仍偏干，原方去厚朴、苏梗，加用火麻仁 20g 润肠通便。处方如下：

半枝莲 15g	白花蛇舌草 15g	半边莲 15g	赤芍 15g
大腹皮 15g	豆蔻 15g	金钱草 15g	墨旱莲 15g
女贞子 15g	丹皮 15g	藤梨根 15g	香茶菜 15g
浙贝 15g	猪苓 15g	制军 15g	莪术 15g
薏苡仁 15g	茯苓 15g	火麻仁 20g	枳壳 15g
炒谷芽 15g	大枣 15g		

三诊（4 月 16 日）：患者大便转正，胃纳稍差，进食后腹胀，原方去火麻仁，加用鸡内金 9g、炒麦芽 30g 治疗。处方如下：

半枝莲 15g	白花蛇舌草 15g	半边莲 15g	赤芍 15g
大腹皮 15g	豆蔻 15g	金钱草 15g	墨旱莲 15g
女贞子 15g	丹皮 15g	藤梨根 15g	香茶菜 15g
浙贝 15g	猪苓 15g	制军 15g	莪术 15g
薏苡仁 15g	茯苓 15g	炒麦芽 30g	枳壳 15g
炒谷芽 15g	大枣 15g	鸡内金 9g	

按语　余师指出，黄疸多系感染湿热疫毒，侵犯脾胃，蕴结肝胆，或热毒炽盛弥漫三焦，瘀热互结，损伤肝胆，胆汁不循常道排泄而外溢肌肤，致使身目发黄、尿色偏黄，患者感口苦。患者病程日久血行郁滞不畅，久之则邪伏血分，渐伤脏腑血络，使黄疸持久不

退。中医认为，癌病的发病机理为正气内虚，气滞、血瘀、痰结、湿聚、热毒等相互纠结，日久积滞而成有形之肿块，湿、热、瘀、毒为本病的基本病机。因此，余师治疗从清热解毒、散结祛湿着手。方中用白花蛇舌草、半边莲、半枝莲、藤梨根、金钱草、香茶菜等清解毒瘀以防癌抗癌，赤芍、丹皮、制军、莪术等活血散结，炒谷芽、大腹皮、大枣、厚朴、苏梗、茯苓、薏苡仁、枳壳健脾祛湿退黄。诸药合用，共奏清解、利湿、退黄、散结、解毒之功。

『病案 18』

患者，孙某，男，54 岁，浙江慈溪人。

患者因"肝癌术后 7 月余"于 2013 年 8 月 1 日就诊。刻下症状：稍感乏力，胃纳一般，口微苦，夜寐可，巩膜轻度黄染，尿色偏黄，大便无殊。舌淡红，苔薄黄，脉细弦偏数。

中医诊断：癌症（原发性肝癌）。

中医辨证：肝胆湿热。

中医治法：清热利湿，退黄活血。

处　　方：

茵陈 15g	焦栀子 10g	夏枯草 12g	龙胆草 10g
黄芩 12g	柴胡 9g	荷包草 15g	田基黄 9g
半枝莲 15g	白花蛇舌草 15g	三叶青 9g	水杨梅根 9g
垂盆草 20g	黄芪 20g	丹参 15g	鳖甲 15g
薏苡仁 30g	茯苓 15g	莪术 12g	桃仁 15g
苍术 9g	藿香 12g	藤梨根 12g	

复诊（8 月 8 日）：患者诉服药后乏力稍有好转，但晨起口苦明显，胃纳一般，大便溏薄，遂上方去丹参、鳖甲、桃仁，加郁金 15g、山药 30g、炒山楂 12g。处方如下：

茵陈 15g	焦栀子 10g	夏枯草 12g	龙胆草 10g
黄芩 12g	柴胡 9g	荷包草 15g	田基黄 9g
半枝莲 15g	白花蛇舌草 15g	三叶青 9g	水杨梅根 9g
垂盆草 20g	黄芪 20g	山药 30g	郁金 15g
薏苡仁 30g	茯苓 15g	莪术 12g	藤梨根 12g
苍术 9g	藿香 12g	炒山楂 12g	

三诊（8 月 22 日）：患者诉乏力、口苦较前改善，但尿色深黄，巩膜黄染较前加重，原方去夏枯草，增加茵陈至 20g，加用赤芍 30g、制军 9g 活血清热化湿，处方如下：

茵陈 20g	焦栀子 10g	赤芍 30g	龙胆草 10g
黄芩 12g	柴胡 9g	荷包草 15g	田基黄 9g
半枝莲 15g	白花蛇舌草 15g	三叶青 9g	水杨梅根 9g
垂盆草 20g	黄芪 20g	山药 30g	郁金 15g
薏苡仁 30g	茯苓 15g	莪术 12g	藤梨根 12g
苍术 9g	藿香 12g	炒山楂 12g	制军 9g

按语 余师认为，湿、热、毒、瘀为本病的基本病机。但术后以及久病正气虚弱，尤其是脾肾亏损，故而乏力不适；病程日久血行郁滞不畅，久之则邪伏血分，渐伤脏腑血络，使黄疸持久不退。退黄当从治湿着手。方中用茵陈、焦栀子、夏枯草、龙胆草、黄芩、荷包草、田基黄、垂盆草等清热利湿退黄，莪术、丹参、桃仁、鳖甲等活血散结，加用藤梨根、三叶青、白花蛇舌草、半枝莲、水杨梅根等清解毒瘀以防癌抗癌。诸药合用，共奏清解、利湿、退黄之功，使邪有出路，则黄疸得除。

『病案 19』

患者，施某，女，25岁，浙江湖州人。

患者因"上腹部不适4月余，发现肝占位4个月"于2018年4月9日就诊。刻下症状：胃纳欠佳，心情欠佳，夜寐难安，手足脱皮明显。舌淡红，苔薄黄，脉沉细。

中医诊断：癌症（原发性肝癌）。

中医辨证：热毒内蕴，脾胃湿阻。

中医治法：清热解毒，健脾化湿。

处　方：

藤梨根 30g	浙贝母 15g	莪术 12g	叶下珠 12g
白花蛇舌草 30g	半枝莲 15g	半边莲 15g	青蒿 9g
鳖甲 24g	水红花子 9g	水杨梅根 12g	三叶青 9g
田基黄 15g	鸡内金 9g	豆蔻 6g	煅瓦楞子 15g
神曲 15g	炒黄芩 9g	柴胡 9g	夏枯草 9g
瓜蒌仁 15g	女贞子 12g		

复诊（4月23日），患者服药2周后，诉夜寐有所好转，大便偏溏，遂上方去夏枯草、瓜蒌仁、女贞子，加用煨葛根30g、山药30g。处方如下：

藤梨根 30g	浙贝母 15g	莪术 12g	叶下珠 12g
白花蛇舌草 30g	半枝莲 15g	半边莲 15g	青蒿 9g
鳖甲 24g	水红花子 9g	水杨梅根 12g	三叶青 9g
田基黄 15g	鸡内金 9g	豆蔻 6g	煅瓦楞子 15g
神曲 15g	炒黄芩 9g	柴胡 9g	煨葛根 30g
山药 30g			

三诊（5月10日），患者诉药后大便较前转正，偶感心情烦躁，遂去煨葛根、煅瓦楞子，加郁金15g，处方如下：

藤梨根 30g	浙贝母 15g	莪术 12g	叶下珠 12g
白花蛇舌草 30g	半枝莲 15g	半边莲 15g	青蒿 9g
鳖甲 24g	水红花子 9g	水杨梅根 12g	三叶青 9g
田基黄 15g	鸡内金 9g	豆蔻 6g	山药 30g
神曲 15g	炒黄芩 9g	柴胡 9g	郁金 15g

按语 患者为年轻女性，正气充足，但邪毒亦亢盛，为了最大可能地祛除邪毒，余师为该患者使用了大量的清热解毒类药物。同时考虑到患者目前除了中药之外，同时在口服

肝癌靶向药物索拉菲尼，此药亦可引起腹泻、蜕皮等不良反应。《金匮要略》云：夫治未病者，见肝之病，知肝传脾，当先实脾，四季脾旺不受邪，即勿补之；中工不晓相传，见肝治病，不解实脾，唯治肝也。余师在治疗任何肝病的同时，都非常重视脾胃功能的顾护，此例患者虽然没有明显脾胃功能受损的表现，余师在治疗上亦加用了鸡内金、煅瓦楞子、神曲、炒黄芩等药物"实脾"，以期在中西药物一起祛邪的同时顾护后天脾胃功能。

『病案 20』

患者，杨某，男，61 岁，浙江杭州人。

患者因"肝癌术后半年余"于 2018 年 5 月 17 日就诊。既往有自身免疫性疾病和多年胃病。刻下症状：腹胀，反酸，头晕乏力，失眠，脱发。舌淡胖，苔薄白，脉沉弦。

中医诊断：癌症（原发性肝癌）。

中医辨证：元气大虚，湿困中焦。

中医治法：健脾益气化湿。

处　　方：

苏梗 12g	炒薏苡仁 30g	茯苓 15g	炒谷芽 30g
鸡内金 9g	莪术 12g	豆蔻 6g	大枣 15g
白花蛇舌草 30g	七叶一枝花 9g	半边莲 15g	半枝莲 15g
三叶青 6g	肿节风 12g	煨木香 12g	砂仁 6g
灵芝 12g	浙贝母 15g	金钱草 30g	猪苓 15g
炒黄连 12g	煅瓦楞子 30g	芡实 15g	五味子 9g

复诊（5 月 30 日），患者诉服药半月后腹胀、反酸好转，唯觉乏力，夜寐难安，原方去砂仁、木香、煅瓦楞子，加用黄芪 30g、远志 10g、生牡蛎 30g，处方如下：

黄芪 30g	苏梗 12g	炒薏苡仁 30g	茯苓 15g
莪术 12g	豆蔻 6g	白花蛇舌草 30g	七叶一枝花 9g
半边莲 15g	半枝莲 15g	三叶青 6g	肿节风 12g
灵芝 12g	浙贝母 15g	金钱草 30g	猪苓 15g
炒黄连 12g	芡实 15g	五味子 9g	生牡蛎 30g
远志 10g	炒谷芽 30g	鸡内金 9g	大枣 15g

三诊（6 月 14 日），患者诉夜寐有所好转，但仍感乏力，上方去牡蛎、炒黄连、远志，加黄柏 15g、苍术 12g、怀牛膝 15g。处方如下：

黄芪 30g	苏梗 12g	炒薏苡仁 30g	茯苓 15g
莪术 12g	豆蔻 6g	白花蛇舌草 30g	七叶一枝花 9g
半边莲 15g	半枝莲 15g	三叶青 6g	肿节风 12g
灵芝 12g	浙贝母 15g	金钱草 30g	猪苓 15g
芡实 15g	五味子 9g	黄柏 15g	苍术 12g
怀牛膝 15g	炒谷芽 30g	鸡内金 9g	大枣 15g

按语　患者为老年男性，既往有自身免疫性疾病和慢性胃病多年。半年前再次因肝癌手术治疗，元气大伤。对于此类患者的治疗余师强调扶正祛邪并重，刻下以扶正为主。大

量使用健脾益气药物，如薏苡仁、茯苓、谷芽、鸡内金、大枣、芡实等。但是并不代表扶正不祛邪，在仔细辨证后，余师加用了白花蛇舌草、半枝莲、半边莲等清热解毒药物。辨证与辨病相结合，是余师治疗原发性肝癌的重要特色之一。

（陈 玖 吴国琳）

第四节 胆 囊 癌

一、概 述

（一）胆囊癌病名的追溯及探讨

胆囊癌是最常见的胆系恶性肿瘤，位于消化系统恶性肿瘤的第 6 位，发病年龄在 50 岁以上，女性多见，男女比例约 1：1.98。近年来，胆囊癌的发病率呈逐年递增趋势，而治疗效果却没有明显改善，病人 5 年存活率仅为 5%。胆囊癌的病因尚不明确，可能与胆囊结石、慢性炎症、胆囊息肉、胰胆管汇合异常、遗传、病菌感染等有关，其机制是结石或异物对胆囊黏膜的慢性刺激可能导致黏膜上皮细胞突变甚至恶变。目前根治性手术是原发性胆囊癌患者可能获得治愈的唯一方法，但由于该病起病隐匿，早期常无特异性症状，也无灵敏度高的辅助诊断方法，多数病人在确诊时已属中晚期，失去了最佳手术机会，加之对放疗、化疗均不敏感，预后较差。目前已经公认中医药可作为胆囊癌的辅助治疗，有助于减少放疗、化疗的毒性，改善癌症相关症状，提高生活质量，并且可延长生存期。

中医学中无胆囊癌的具体描述，但历代医家对相关病证论述与胆囊癌表现有相类似之处，胆囊癌据其症当属中医"积聚""胁痛""黄疸""腹痛"等范畴。《难经·三十五难》云"胆者，肝之腑"，胆附于肝，与肝同居右胁下，肝胆互为表里，同司疏泄，胆汁生成后，在肝气的疏泄作用下注入肠中，以助脾胃消化。《灵枢·胀论》中有"胆胀者，胁下胀痛""肝胀者，胁下满而痛引少腹"的记载。汉代《伤寒论·辨太阳病脉证并治》描述结胸证的症状是：膈内疼痛、拒按、气短、心下部坚硬胀满、身发黄，与胆囊癌颇为相似，胆囊癌其病机为肝胆失于疏泄，脾胃虚弱，癌毒乘虚侵入人体，气滞、血瘀、湿毒互结而发病。病属虚实夹杂难治之症，以虚为本，毒瘀湿阻为标，临床上可表现出不同症候表现或诸证兼杂。

现代人生活节奏快，精神压力大，饮食不规律，平素恣食肥腻、醇酒厚味，肥则滞阳生热，酒能伤阴化热，热邪蕴遏成毒，热毒内攻于胆，导致胆毒结聚不散；或忧思郁怒，导致肝气郁滞，横犯脾胃，纳运失职，水湿内生，郁而化热；或外感湿热疫毒，内客于胆，胆液不得下泄，以致湿热不能排除，从而蕴结成毒；肝失疏泄，胆失和降，脾失健运，气血郁滞不畅，湿、热、毒邪积于胆腑，日久凝结成块而为胆积。气血阻滞，影响肝的疏泄和胆的中清通降，胆汁不循常道外溢肌肤而为黄疸，不通则痛而见右上腹疼痛，郁而化热则见发热，水谷难消而见纳差；正邪交争日久，加之手术、放疗、化疗损耗，胆积晚期必损及后天之本，脾胃失职，气血生化乏源，正虚邪陷，出现实中夹虚之状，常见消瘦、乏力、气短等症。综上，余师根据自己 30 多年来的临床经验总结及认识，结合相关文献记载和胆囊癌的临床表现，认为胆囊癌的主要病机为湿热毒邪郁积胆腑，兼有脾虚证，病在胆，涉及肝脾胃，将胆囊癌归属于"积聚""胁痛""黄疸""腹痛"等范畴。

（二）中医病因病机认识

余师认为胆囊癌临床症状复杂多变，虚实夹杂，因肝胆互为表里，同居胁下，共处中焦，故临床症状也有相似之处，相互兼夹，令临床病机更加复杂。

胆居六腑之首，又为奇恒之腑。胆位于右胁下，附于肝之短叶间。胆与肝由足少阳经和足厥阴经相互属络，构成表里关系。胆的生理功能主要是贮藏排泄胆汁和主决断。

贮藏和排泄：胆汁来源于肝，由肝精肝血化生，或由肝之余气凝聚而成。胆汁生成后，进入胆腑，由胆腑浓缩并贮藏。贮藏于胆腑的胆汁，在肝气的疏泄作用下排泄而注入肠中，以促进饮食水谷的消化和吸收。若肝胆的功能失常，胆汁的分泌排泄受阻，就会影响脾胃的受纳腐熟和运化功能，而出现厌食、腹胀、腹泻等症状。若湿热蕴结肝胆，以致肝失疏泄，胆汁外溢，浸渍肌肤，则发为黄疸，出现目黄、身黄、小便黄等症状。相对于肝气升发，胆气以下降为顺，若胆气不利，气机上逆，则可出现口苦、呕吐黄绿苦水等症状。

参与精神情志活动：胆主决断，是指胆在精神情志意识思维活动中，具有判断事物、作出决定的作用。人对事物的决定和判断能力与胆的功能有关。胆气豪壮之人，剧烈的精神刺激对其所造成的影响较小，遇事判断准确，临危不惧，勇敢果断；胆气虚怯之人，在受到不良精神刺激的影响时，则易于形成疾病，出现胆怯易惊、善恐、失眠、多梦等精神情志异常的病变。

1. 先天禀赋不足，后天失养，胆腑虚弱

正气存内，邪不可干，古代医家非常重视正气对于人体的防病调理。正气不足是癌症发生的最根本因素。先天禀赋的不足，或后天失养，或久病体虚，最终导致胆腑空虚，贮藏和排泄胆汁的功能失司，精神情志和决断能力异常，外毒乘虚而入，最终导致气滞、血瘀、湿热、癌毒夹杂，与人体正气相争，正虚邪实，导致本病发生，在疾病的发展过程中，正气不断地损耗，脏腑功能的进一步失调，正不胜邪，至晚期则一派虚象，因此调护正气贯穿本病的整个过程。

2. 情志失调，胆腑郁结，疏藏失司

中医认为胆为中正之官，《素问·灵兰秘典论》明确提出了"胆者，中正之官，决断出焉"，肝胆互为表里关系，胆的功能亦受肝脏功能的影响，肝为刚脏，胆主决断，在五行中属木，肝的疏泄功能影响到胆的排泄与贮藏及决断，肝其气主升主动，具有条顺、畅达、疏通的特性，余师认为肝的疏泄功能正常，则胆的功能亦不受影响，其生理功能可正常运行，反之，气机失于调畅，肝胆气郁，则脏腑气机逆乱，排泄失常，日后胆腑郁结，

疏藏失司，日久气滞血瘀，胆腑虚弱，瘀毒内结，久而成癌，可见胆囊癌发生与情志失调有关。

3. 饮食失节，中焦运化失常，湿热阻滞

脾胃为后天之本，气血生化之源，气机升降之枢，主运化，胆汁的排泄是消化系统的正常生理功能，若患者饮食失节，胆汁的排泄和贮藏紊乱，以致脾胃的运化功能紊乱，久而脾胃功能受损，运化失司，不能运化水谷，不能运输精微物质，水湿内停，久郁化热，湿热内结中焦；湿聚成痰，胆腑郁结，瘀阻少阳肝胆脉络，痰、瘀、热、毒互结，日久成癌。《丹溪心法》：痰挟瘀血，遂成窠囊。因此，饮食失节，胆汁的排泄失常，中焦湿阻是胆囊癌形成发展的重要因素。

4. 毒邪外侵，胆腑空虚，脏腑受累，疏藏失司，湿瘀郁聚成癌

人体正气虚弱，毒邪外侵，正邪相搏，正邪相争，久而损伤正气，正气亏虚，抗邪无力，毒邪久郁体内，湿阻内成；胆腑空虚，疏藏失司，胆腑郁结，久而成毒；中焦运化无力，升降失常，湿热内阻，日久必气滞血瘀，湿热、血瘀、毒邪内聚成癌而发病。

余师指出，胆囊癌的形成主要以人体正气不足为基础，气滞、湿阻、血瘀、癌毒等各种病理产物长期作用于胆囊而发病，在疾病的不同发展阶段，不同的体质中，表现出各种临床症状，伴随各类兼证，使得临床遇到的疾病病机复杂难辨。总之，本病初起以实证为主，后期虚实夹杂，正气不足为本，气滞、湿阻、血瘀、癌毒为标，病位在胆、肝、脾、胃。因此，余师从中医学整体观念出发，根据胆囊癌病因病机和疾病的发展特点，提出了本病的治则，并将胆囊癌分期辨证论治，并取得显著疗效。

二、胆囊癌辨证论治

1. 肝气郁结证

主症：平素易生气、焦虑、多虑，胸闷不舒，右胁胀痛或坠胀，恼怒后加重，胃纳夜寐欠佳，舌苔薄白，脉弦紧。

治法：疏肝理气解郁。

处方：柴胡疏肝散加减。药用柴胡、白芍、郁金、延胡索、厚朴、半夏、鳖甲等。

2. 脾胃虚弱证

主症：腹胀纳差，大便溏薄或腹泻，乏力神疲。甚者下肢浮肿，右胁下可触及肿块，舌质淡苔薄腻，脉滑或濡。

治法：健脾和胃，补中化湿。

处方：六君子汤化裁。药用：党参、白术、茯苓、薏苡仁、黄芪、山药、砂仁、木香、豆蔻、山楂、神曲、麦芽等。

3. 气滞血瘀证

主症：脘腹胀满，呃逆嗳气，右胁下痞硬，痛如锥刺，痛引腰背，入夜加剧，舌质紫暗，舌边可有紫斑状，苔薄，脉紧涩。

治法：疏肝行气，化瘀散结。

处方：膈下逐瘀汤加减。药用赤芍、莪术、红花、延胡索、丹参、川芎、土鳖虫、鳖甲、柴胡等。

4. 湿浊雍盛证

主症：腹胀身重嗜睡，胸闷纳少，乏力，面浮肢肿，小便欠利，大便溏，舌质淡苔白腻，脉濡缓。

治法：利湿化浊，健脾散结。

处方：温脾汤加减。药用附子、厚朴、吴茱萸、木香、干姜、大腹皮、冬瓜皮、车前子、泽泻、薏苡仁等。

5. 肝胆湿热证

主症：口苦、口干、恶心欲呕，纳食少。右胁下疼痛，皮肤黄染，大便干结，小便短赤，或有发热、腹大胀满，舌质红，苔黄腻，脉弦数。

治法：清肝利胆祛湿。

处方：龙胆泻肝汤合茵陈蒿汤加减。药用茵陈、焦栀子、制大黄、苦参、炒黄芩、车前子、葶苈子、牡蛎、泽泻、金钱草等。

6. 癌毒内聚证

主症：面色晦暗、纳差乏力、右胁下局部肿块，按之如石，恶心呕吐、舌质青紫、苔薄、脉弦细或涩。

治法：清热解毒，散结抗癌。

处方：自拟抗癌利胆方加减。药用白花蛇舌草、半枝莲、金钱草、郁金、藤梨根、莪术、赤芍、干蟾皮、鳖甲、土鳖虫、蜈蚣、七叶一枝花等。

7. 肝肾阴虚证

主症：病情日久，胁下隐痛，绵绵不休，胃纳差，消瘦乏力，面色萎黄，口干，五心烦热或盗汗，头晕目眩，尿赤，或腹胀、呕吐，舌红少苔，脉细数。

治法：养血柔肝，滋阴益肾。

处方：一贯煎加减。药用生地、白芍、沙参、川楝子、麦冬、山茱萸、五味子、黄精、肉桂、黄柏、甘草等。

在临床辨证治疗中，余师常常强调，胆囊癌虽然有以上诸多证型，但临床上往往多个证型夹杂，在本病发展的整个过程中，邪盛正衰，病机相应变化，余师在辨证论治的基础上，分期论治胆囊癌。早期胆囊癌可多见肝气郁结、气滞血瘀；中期多见湿热雍盛、肝胆湿热、癌毒内聚；晚期多见脾胃虚弱、脾肾阳虚、肝肾阴虚。但各个证型在各个时期都有兼夹，须灵活随症加减治疗。

三、余师治疗胆囊癌经验及认识

（一）胆病从肝论治

余师认为：胆位于右胁下，与肝相连，附于肝之短叶间，足厥阴肝经与足少阳胆经相互络属于肝和胆，构成表里关系。《难经·三十五难》云："胆者，肝之腑。"即《灵枢·本输》所云"肝合胆"是也；又《东医宝鉴》曰："肝之余气，泄于胆，聚而成精。"《灵枢·本输》云："胆者，中精之腑。"说明胆汁来源于肝，由肝精肝血化生，或由肝之余气凝聚而成，其分泌和排泄受肝气疏泄功能的影响，胆汁生成后，进入胆腑，由胆腑浓缩并贮藏，在肝气的疏泄作用下排泄而注入肠中，以促进饮食水谷的消化和吸收。现代医学认为，胆囊癌的发生是胆囊结石长期的物理刺激，加上黏膜的慢性炎症、感染细菌的产物中致癌物质等因素综合作用的结果。流行病学显示，70%的胆囊癌患者发病与胆结石存在有关，胆囊癌合并胆囊结石者是无结石者的 13.7 倍。任何影响胆固醇与胆汁酸浓度比例和造成胆汁淤滞的因素都能导致胆囊结石的形成。而胆汁主要由肝细胞分泌，汇入毛细胆管，再依次流入小叶间胆管、肝段、肝叶胆管及肝内部分的左右肝管。左右肝管出肝后，在肝门部汇合形成肝总管。最后经过胆囊管，储存于胆囊并浓缩。由此可见，胆囊癌的发生与肝功能正常与否密切相关。

传统中医文献中虽无"胆囊癌"的名称，但依据其临床表现可归属于"积聚""胁痛""黄疸"及"腹痛"等范畴。余师在多年的临床实践中，发现胆囊癌患者大多有肝阴不足的证候，如胁痛隐隐、头晕目眩、口干口苦、纳差、乏力、日渐消瘦、小便不利、大便干结、舌质红、苔光剥或有裂纹、脉弦细或细数等。究其原因，大致有三：一是体质所致，《内经》有"年四十，而阴气自半也，起居衰矣"，"男子七八，肝气衰，筋不能动"，朱丹溪认为"阳常有余，阴常不足"；二是病理所致，胆囊癌被发现时多已属晚期，久病耗伤气阴；三是手术所致。肝体阴而用阳，因此，不论是胆囊床周围的肝楔形切除或肝段肝叶切除，均直接损伤肝的正常形态结构而致肝阴不足。据此，余师提出胆囊癌的治疗应以养肝柔肝之法以从其本，常用生地黄、白芍、枸杞子、何首乌、石斛、黄精、女贞子、墨旱莲、桑椹子等滋养肝肾，以正本清源。

另外，肝的生理特性是主升主动，喜条达而恶抑郁，肝气具有疏通、畅达全身气机，进而促进精血津液的运行输布、脾胃之气的升降、胆汁的分泌排泄以及情志的舒畅等作用。临床所见胆囊癌患者除肝阴不足证候外，尚有右胁胀满疼痛、纳差、口苦、郁怒伤悲等肝气郁滞之候。因此，余师在遣方用药时酌加陈皮、玫瑰花、绿萼梅、佛手等疏肝理气而又不伤阴之品。这与陆以湉"若专用疏泄，则肝阴愈耗，病安得痊"、张山雷"既已横决矣，亦当抚驭而柔驯之，不可再用气药助其刚燥，否则气益横而血益伤"之论不谋而合。

（二）胆腑以通为用

余师认为：胆为六腑之一，《素问·五脏别论》云："六腑者，传化物而不藏，故实而不能满也。"故有"六腑以通为用，以降为顺"之说。胆的生理功能主要是贮藏、排泄胆汁和主决断。在胆囊癌的病情发展中，若癌肿阻塞胆道，胆汁的分泌排泄受阻，就会影响脾胃的受纳腐熟和运化功能，出现厌食、腹胀、腹泻等症状；若肝失疏泄，胆汁外溢，浸渍肌肤，则发为黄疸，出现目黄、身黄、小便黄等症状；若胆气下降不利，气机上逆，则可出现口苦、呕吐黄绿苦水等症状。另外，罹患胆囊癌的不良精神刺激也会导致患者胆气虚怯，出现胆怯易惊、善恐、失眠、多梦等精神情志异常。因此，余师临证时常用代赭石、茵陈、虎杖、玉米须、莱菔子、生大黄、厚朴等利胆通腑降胃气之品，使患者每日保持大便 1～2 次，以利于胆汁排出通畅，从而达到"通则不痛""痛随利减"的目的，对控制临床症状有重要意义。

（三）兼顾调护脾胃

李东垣称"脾胃为后天之本，气血生化之源，气机升降之枢"，张景岳认为"诸药入口，必先入胃而后行及诸经"，故临证用药须时时顾护脾胃，注意开胃进食。胆囊癌患者临床常出现厌食、纳差、日渐消瘦等脾胃虚损证候，一是因为"木乘土"，肝胆之病，疏泄失常，导致脾胃运化升清失司；二是养肝柔肝之药多为滋腻之品易碍胃伤脾。故余师在养肝柔肝方中常佐以健脾和胃之品，如白术、茯苓、山药、太子参、党参、黄芪、白扁豆、山楂、谷芽、麦芽、鸡内金、神曲等，使补而不滞、补而不腻、补而能化、补而能生；而调护脾胃之品，如太子参、党参、黄芪、山药、茯苓等多可补气生血，使人体免疫功能尽快恢复，从而达到"扶正以祛邪"的目的。

（四）佐以抗癌中药

余师将抗癌中药分为两种：一种是扶正以抗癌，如冬虫夏草、灵芝、黄芪、山药、石斛等；另一种是祛邪以抗癌，如清热解毒类的白花蛇舌草、半边莲、半枝莲、藤梨根、龙葵、蚤休等，活血化瘀类的莪术、三棱、丹参、桃仁、穿山甲、鬼箭羽、大黄、延胡索等，化痰散结类的瓜蒌、胆南星、半夏、牡蛎等，利水渗湿类的泽泻、土茯苓、菝葜等，虫类攻毒药蟾皮、蜈蚣、蜂房、全蝎、土鳖虫等，这些药物大多是经过现代药理及临床研究表明具有直接抗肿瘤的作用，余师在遣方用药时会酌情配伍使用，以预防和控制手术所致的对癌细胞的刺激增殖作用。

（五）灵活运用对药

余师在临证中善用对药，如太子参配黄芪善入脾胃，共奏补气养阴功效，多入复方作病后调补之用；生地黄配熟地黄滋水涵木，阴虚发热者宜之；山茱萸配泽泻取自六味地黄丸，补泻兼施，既能补养肝肾，又避滋腻之嫌；茵陈、虎杖、山楂相配，共奏利胆通腑和胃之功；何首乌配肉苁蓉阴阳并补，又兼润肠通便之功，既切合"六腑以通为用，通则不痛"之机，又可防下之太过伤及正气；仙茅配淫羊藿源自二仙汤，温肾阳、补肾精，入滋补肝阴方中，有"阳中求阴"之妙；白术配苍术健脾燥湿，助脾胃运化升清，滋养气血生化之源，入方中行调护脾胃之功。

四、典型病案

『病案1』

患者，女，45 岁，2016 年 8 月 12 日初诊。

患者 2 个月前因反复右上腹隐痛于当地医院确诊为胆囊癌，遂行胆囊癌根治性切除术。8 月 2 日复查 CT 示"肝脏手术楔形切缘侵犯 0.8cm"。刻诊：右中上腹隐痛，偶有作胀，痛剧时牵掣后背，低热，面色萎黄，纳差，口干口苦，郁怒忧思，夜寐不安，小便淡黄，大便 2 日一行，舌质红、边有齿痕，苔少、中有裂纹，脉弦细。

中医诊断：癥瘕（胆囊癌术后）。

中医辨证：肝阴不足，气虚血瘀。

治　　法：养肝柔肝，益气化瘀。

处　　方：

太子参 12g	黄芪 15g	生地黄 12g	枸杞子 12g
何首乌 12g	白术 12g	白芍 12g	茵陈 12g
虎杖 12g	山楂 12g	延胡索 9g	玫瑰花 3g
白残花 3g	龙葵 12g	白英 12g	莱菔子 9g
神曲 9g	大枣 24g		

二诊（2016 年 8 月 26 日）：患者服药 14 剂后腹痛缓解少许，仍时感牵掣后背，自觉时有发热，饮食较前增加，夜寐稍安，大便日行一次，舌质红、边有齿痕，苔薄黄、中有裂纹，脉弦细。在原方基础上加郁金 9g、青蒿 9g、白花蛇舌草 30g，继服 14 剂。处方如下：

太子参 12g	黄芪 15g	生地黄 12g	枸杞子 12g
何首乌 12g	白术 12g	白芍 12g	茵陈 12g
虎杖 12g	山楂 12g	延胡索 9g	玫瑰花 3g
白残花 3g	龙葵 12g	白英 12g	白花蛇舌草 30g
郁金 9g	青蒿 9g	莱菔子 9g	神曲 9g
大枣 24g			

三诊（2016 年 9 月 10 日）：患者药后诉腹痛已不甚明显，背部牵掣感消失，热平，仍时感口苦，体重较前略增，舌质红、边有齿痕，苔薄微黄、中有裂纹，脉弦细。在前方基础上改太子参 15g、黄芪 30g、茵陈 15g，加桃仁 12g、鳖甲 9g，继服 28 剂。处方

如下：

太子参 15g	黄芪 30g	生地黄 12g	枸杞子 12g
何首乌 12g	白术 12g	白芍 12g	茵陈 15g
虎杖 12g	山楂 12g	延胡索 9g	玫瑰花 3g
白残花 3g	龙葵 12g	白英 12g	白花蛇舌草 30g
郁金 9g	青蒿 9g	桃仁 12g	鳖甲 9g
莱菔子 9g	神曲 9g	大枣 24g	

按语 本案例患者发现时已属胆囊癌中晚期，癌毒日久，耗气伤阴，加之手术打击，肝阴更亏，终致本虚标实之证。余师认为本病虽在胆，但源在肝，"治病必求其本"，当以胆病"从肝论治"为主，重用养肝柔肝之品，如生地黄、白芍、枸杞子、何首乌等以滋养肝阴；又因肝主疏泄，喜条达而恶抑郁，胆腑以通为用，以降为顺，故臣以茵陈、虎杖、莱菔子等利胆通腑降逆之品。再者，余师始终不忘"知肝传脾"，时时顾护脾胃，佐以太子参、黄芪、白术、山楂、神曲等甘缓辛补之品补中益气、醒脾运脾，以防养肝之药滋腻，同时又具"扶正以祛邪"之功。然癌症的发生，其本固然在于正虚，但标实之证亦当重视，仅靠扶正培本实难奏效，非攻不可中病，故方中酌情加入抗癌解毒之药，如龙葵、白英等。方中最后加入大枣，旨在调苦涩汤药之味，以便患者能长期坚持服药。综观全方，攻补兼施，正本清源，方显其效。二诊时，患者诸症略已缓解，腹痛仍有，苔薄微黄，乃久病伤阴，阴虚化热，稽热难消之象，故加郁金活血止痛、清热利胆；青蒿清透虚热；白花蛇舌草清热解毒、抗癌消肿。三诊时，诸症基本已消，仍感口苦，苔薄微黄，故在前方基础上加重太子参、黄芪剂量，病后调补，扶正以祛邪；因癌病日久，久病入络，故取鳖甲煎丸之意，在方中加桃仁、鳖甲旨在活血化瘀、软坚散结。至今，患者虽饮食有所增加，但体重并未增加，乃久病耗损，余邪未尽，正气尚虚，宜缓慢调理，以提高患者生存质量，带病延年。

『病案 2』

患者，女性，63 岁，就诊日期：2015 年 10 月 20 日。

患者于 2015 年 7 月初因"腹部胀满不适伴小便黄"就诊，诊断为胆囊癌，7 月 12 日行胆囊癌根治术，术后病理示：（胆总管）中-低分化腺癌，肿瘤切面面积 5.0cm×3.2cm，浸润胆囊周围脂肪组织及部分肝组织，术后联合化疗两周期，化疗可耐受，10 月 13 日复查 CT 示：①肝门区结构紊乱，肝内胆管扩张、积气；②肝内显示多个圆形小密度灶，转移可能。刻诊：患者面色萎黄，乏力明显，胸胁胀痛，大便陶土色，日行 1 次，纳眠可，小便调，舌红苔黄微腻，脉弦滑数。

中医诊断：癥瘕（胆囊癌术后、化疗后）。

中医辨证：肝郁气滞。

治　　法：疏肝利胆，理气和中。

处　　方：

柴胡 15g	金钱草 20g	郁金 15g	白花蛇舌草 20g
土茯苓 20g	蒲公英 20g	太子参 30g	白芍 15g

茯苓 15g	炒白术 15g	鸡内金 15g	砂仁 10g（后下）
陈皮 12g	半夏 9g	炙鳖甲 20g	焦三仙（各）15g
甘草 6g			

二诊（2015年11月3日）：患者服药14剂后，乏力改善，胸胁胀痛缓解，面色萎黄好转，大便陶土样次数明显减少，舌红胖大、边有齿痕。前方显效，续加祛邪之品，同时顾护脾胃，故前方改白花蛇舌草30g，加薏苡仁20g、蛇莓15g。继服14剂。处方如下：

柴胡 15g	金钱草 20g	郁金 15g	白花蛇舌草 30g
土茯苓 20g	蒲公英 20g	太子参 30g	白芍 15g
茯苓 15g	炒白术 15g	鸡内金 15g	砂仁 10g（后下）
陈皮 12g	半夏 9g	炙鳖甲 20g	焦三仙（各）15g
薏苡仁 20g	蛇莓 15g	甘草 6g	

三诊（2015年11月17日）：患者服药后一般情况可，纳眠可，二便调，体力改善佳，舌红苔黄，脉弦数。患者湿象已除，舌脉仍见热象，故以初诊方去土茯苓，上方加绞股蓝15g、莪术12g、鸡血藤30g等清热解毒、化瘀散结之品。继服14剂。处方如下：

柴胡 15g	金钱草 20g	郁金 15g	白花蛇舌草 30g
绞股蓝 15g	蒲公英 20g	太子参 30g	白芍 15g
茯苓 15g	炒白术 15g	鸡内金 15g	砂仁 10g（后下）
陈皮 12g	半夏 9g	炙鳖甲 20g	焦三仙（各）15g
薏苡仁 20g	蛇莓 15g	莪术 12g	鸡血藤 30g
甘草 6g			

按语　中医文献虽未明确提出"胆囊癌"病名，但可归属于"胁痛""积聚""黄疸"范畴，其辨证施治皆从肝论治。余师认为胆囊癌首要必疏肝利胆，疏肝即可利胆，病因除则胆恢复和降；若为湿热内客于胆或热毒内逼于胆所致，肝之疏泄亦必失常，疏肝利胆以使肝恢复气机调畅，可避免肝失疏泄与胆失和降相互牵制陷入恶性循环。癌病体质多为正气虚损、正不胜邪，如《医宗必读·积聚》云："初者，病邪初起，正气尚强，邪气留浅则任受攻。"扶正与祛邪并重，既顾及患者久病体虚，又不纵容留邪，故重视补中益气。故方中，取柴胡、金钱草、郁金、土茯苓、蛇舌草、蒲公英以疏肝利胆、除湿退黄；取太子参、白芍、茯苓、白术、鸡内金、砂仁、焦三仙、甘草益气健脾；陈皮、半夏理气和中、燥湿健脾；炙鳖甲滋阴潜阳兼以散结消癥。前期扶正祛邪并重，后期不忘顾护元气。

『病案3』

患者，张某，女，50岁，浙江金华人，就诊日期：2015年3月17日。

患者因反复右中上腹胀痛不适5年余，加重1个月前来就诊，既往B超提示胆囊多发性息肉结石，未重视治疗，近1个月右上腹持续性隐痛不适，伴低热，纳差，大便干结。经CT检查发现胆囊实质占位，胆囊癌，肝转移，已无法行根治性手术。就诊时，右胁下刺痛，上腹部胀满，大便秘结，乏力，纳差，自汗，夜寐差，舌苔厚，脉弦。

中医诊断：癥瘕（胆囊癌）。

中医辨证：肝胆气郁，瘀浊内阻。

治　　法：疏肝利胆通腑，活血化瘀解毒。

处　　方：大柴胡汤合膈下逐瘀汤加减。

柴胡 12g	厚朴 15g	莱菔子 15g	生大黄 12g（后下）
沉香曲 12g	当归 15g	桃仁 12g	虎杖 15g
陈皮 12g	丹参 12g	蛇六谷 12g	白花蛇舌草 15g
龙葵 15g	枸杞子 12g	白英 15g	

二诊（2015年3月24日）：服药7剂后患者感右胁下刺痛稍有缓解，夜间明显，腹胀减轻。遂上方加威灵仙 12g，延胡索 15g，半枝莲 30g。继服14剂。处方如下：

柴胡 12g	厚朴 15g	莱菔子 15g	生大黄 12g（后下）
沉香曲 12g	当归 15g	桃仁 12g	虎杖 15g
丹参 12g	蛇六谷 12g	半枝莲 30g	白花蛇舌草 15g
龙葵 15g	枸杞子 12g	白英 15g	威灵仙 12g
延胡索 15g	陈皮 12g		

三诊（2015年4月8日）：药后患者感右胁下疼痛隐隐，睡眠欠佳，胃纳一般，大便顺畅，腹胀明显缓解。遂上方加六曲 12g，炒麦芽 12g，炒山楂 10g。续服14剂。处方如下：

柴胡 12g	厚朴 15g	莱菔子 15g	生大黄 12g（后下）
沉香曲 12g	当归 15g	桃仁 12g	虎杖 15g
丹参 12g	蛇六谷 12g	半枝莲 30g	白花蛇舌草 15g
龙葵 15g	枸杞子 12g	白英 15g	威灵仙 12g
延胡索 15g	陈皮 12g	六曲 12g	炒麦芽 12g
炒山楂 10g			

按语　胆囊癌大多因长期胆囊慢性炎症刺激迁延不愈，治疗失当演变而来，不易早期发现，预后差。余师认为本病表现为虚实夹杂，本虚标实，表现为"瘀、实、里"证。胆为六腑之一，"传化物而不藏，实而不能满，以通为顺"是其生理特点；"不通则痛，通则不痛"为其病理特点。因此，对于胆腑的占位性病变，利胆通腑是基本治则，疏肝利胆是主要方法，现代研究表明，胆汁淤积日久，聚而成石，胆汁淤积既是胆石病形成的基本因素，又是形成胆囊癌的重要致病因素，结石郁滞体内，胆腑不利，气血运行不畅，终成此病。因此，通法贯穿本病的整个治疗过程，临床多用大黄、厚朴、莱菔子等通腑降气之品，保持大便的通畅，不仅能减轻临床诸多症状，也可改善胆囊炎症，缓解病情进展，带病生存。

『病案 4』

患者，李某，女，60岁，安徽阜阳人。就诊日期：2016年3月13日。

患者因右中上腹隐痛不适1年余，行胆囊切除三个月来院就诊，既往有胆囊结石，慢性胆囊炎十余年，无明显不适，未进行复查治疗。1年前，出现右上腹隐痛不适，服用利胆药、抗生素等治疗无明显好转，进食油腻后疼痛加重，牵扯至背部，并出现夜间上腹剧痛数次，经抗感染、解痉止痛治疗后缓解，B超检查发现胆囊壁增厚，行腹腔镜胆囊切除术，术后病理报告为胆囊腺癌，建议再次手术行胆囊癌根治术，因拒绝再次手术转中医治疗，刻诊：右胁下疼痛隐隐，有时刺痛，背部胀闷不适，口干，夜寐多梦，乏力，神疲，纳差，大便尚可，舌质淡红，舌苔花剥，脉弦有力。

中医诊断：癥瘕（胆囊癌）。

中医辨证：肝胆气郁，肝阴不足。

治　　法：疏肝利胆，养肝柔肝。

处　　方：小柴胡汤合一贯煎加减。

柴胡 12g	半夏 9g	莱菔子 15g	当归 15g
黄芪 30g	黄芩 9g	生地 15g	枸杞子 12g
麦冬 12g	川楝子 12g	蛇六谷 12g	白花蛇舌草 15g
龙葵 15g	白英 15g		

二诊（2016 年 3 月 20 日）：服药 7 剂后患者感右胁下隐痛缓解，精神好转，纳可，大便调，上方去柴胡、川楝子，加威灵仙 12g，继服 14 剂。处方如下：

黄芪 30g	半夏 9g	莱菔子 15g	当归 15g
黄芩 9g	生地 15g	枸杞子 12g	威灵仙 12g
麦冬 12g	龙葵 15g	蛇六谷 12g	白花蛇舌草 15g
白英 15g			

三诊（2016 年 3 月 27 日）：患者药后疼痛好转，纳可，夜寐安，便调，继服上方14 剂。

按语　胆囊癌的发病率近年有明显上升趋势，已是临床常见疾病之一，一般认为，胆囊结石是胆囊癌的重要发病因素，研究表明，胆结石病程大于 20 年，年龄超过 70 岁，胆囊结石直径大于 2.5cm，胆囊壁增厚等可列为胆囊癌的高危人群，应尽早行胆囊切除术。由于胆囊癌早期难以发现，等发现时常常已失去了手术的机会，即使早发现，目前的治疗技术疗效不理想，预后极差。中医对胆囊癌的认识，大多属于胁痛、胃脘痛、黄疸、积聚等范畴，经验有待总结，老师临床以通利胆腑为基本治则，并常用白花蛇舌草、蛇六谷、龙葵等抗癌，并调脾胃之本，坚持以通为用，对本病有较好的疗效，有待进一步总结提高。

『病案 5』

患者，周某，男，47 岁，浙江温州人，就诊日期：2017 年 9 月 16 日。

患者因 10 余年前无明显诱因出现上腹部胀满不适，当时 B 超提示慢行胆囊炎，胆囊结石，给予药物对症治疗后好转，未重视治疗，2 个月前上腹部胀满严重，纳差，查 CT 提示胆囊占位，肿瘤考虑。遂行胆囊切除术，术后恢复要求用中医中药调理，患者就诊时仍感腹胀，纳差，乏力，口苦，大便干结。查体：消瘦、面色萎黄，神清，精神可，全身皮肤轻度黄染，腹软，无压痛及反跳痛，肝脾未及，下肢无浮肿，舌质淡红，舌苔薄腻，脉细弦。

中医诊断：癥瘕（胆囊癌术后）。

中医辨证：湿热内蕴，肝脾血瘀。

治　　法：清热祛湿，退黄散结。

处　　方：茵陈蒿汤合五苓散加减。

茵陈 30g	制军 15g	金钱草 30g	焦栀子 9g
丹皮 12g	平地木 12g	浙贝 15g	茯苓 15g
猪苓 15g	大腹皮 15g	泽泻 10g	砂仁 6g（后下）
荷包草 15g	炒谷芽 30g	炒白术 15g	甘草 9g

二诊（2017 年 9 月 23 日）：服药 7 剂后患者诉腹胀稍有好转，但仍皮肤黄染，遂上方去茯苓、泽泻，加垂盆草 20g，田基黄 12g，莪术 10g，夏枯草 12g，佛手 12g，大枣 15g，续服 7 剂。处方如下：

茵陈 30g	制军 15g	金钱草 30g	焦栀子 9g
丹皮 12g	平地木 12g	浙贝 15g	垂盆草 20g
田基黄 12g	莪术 10g	夏枯草 12g	砂仁 6g（后下）
荷包草 15g	猪苓 15g	大腹皮 15g	炒白术 15g
炒谷芽 30g	大枣 15g	甘草 9g	佛手 12g

三诊（2017 年 9 月 30 日）：服药后患者皮肤黄染较前好转，腹胀减轻，胃纳好转，夜寐一般，大便通畅。遂上方去制军，加白花蛇舌草 20g，继服 14 剂。处方如下：

茵陈 30g	金钱草 30g	焦栀子 9g	丹皮 12g
平地木 12g	浙贝 15g	垂盆草 20g	白花蛇舌草 20g
田基黄 12g	莪术 10g	夏枯草 12g	砂仁 6g（后下）
荷包草 15g	猪苓 15g	大腹皮 15g	炒白术 15g
炒谷芽 30g	大枣 15g	甘草 9g	佛手 12g

按语　患者素体脾胃虚弱，中焦湿热内阻，术后伤脾，脾弱湿生，湿邪日久发黄，脾主四肢肌肉，脾虚则乏力明显，运化失常，则胃纳差；脾气不升，胃气不降，则升降失常，则口苦、腹胀。湿热交争，发为黄疸，仲景治黄疸大法：诸病黄家，但利其小便。治黄必治脾。脾脏喜燥恶湿，而黄疸乃湿热之邪致病，故清热利湿乃贯穿主线，余师用茯苓、猪苓、大腹皮、泽泻等利水祛湿，同时顾护脾胃化湿，诸药合用，达健脾、利水、退黄、散结、抗癌之功。

『病案 6』

患者，杨某，男，45 岁，江苏盐城人。就诊日期：2016 年 3 月 15 日。

患者从小有慢性乙肝病史，多年来无明显不适症状，2015 年 11 月患者突然出现纳差乏力，到当地医院查 B 超示胆囊占位，肝脾未见异常，进一步复查腹部 CT，诊断为胆囊癌。于 2015 年 12 月 3 日行全麻下胆囊癌根治术，术后病理显示腺癌。术后化疗后求中医调理。刻诊：患者感乏力，偶有上腹部刺痛，胃纳一般，口苦，尿色黄，大便尚可，舌质暗苔薄黄，脉沉细略弦。

中医诊断：癥瘕。

中医辨证：肝胆瘀热。

治　　法：清热利湿，活血散结。

处　　方：

黄芪 20g	夏枯草 12g	浙贝 15g	三叶青 9g
焦栀子 12g	丹参 15g	鳖甲 24g	薏苡仁 30g
荷包草 15g	莪术 10g	半枝莲 15g	白花蛇舌草 15g
桃仁 15g	藿香 12g	土鳖虫 12g	水杨梅根 9g
水红花子 10g			

二诊（2016 年 3 月 22 日）：服药 7 剂后患者感腹部刺痛减轻，发作次数减少，黄疸稍退，遂上方去藿香，加郁金 12g，平地木 12g。续服 7 剂，处方如下：

黄芪 20g	夏枯草 12g	浙贝 15g	三叶青 9g
焦栀子 12g	丹参 15g	鳖甲 24g	薏苡仁 30g
荷包草 15g	莪术 10g	半枝莲 15g	白花蛇舌草 15g
桃仁 15g	郁金 12g	平地木 12g	土鳖虫 12g
水杨梅根 9g	水红花子 10g		

三诊（2016 年 3 月 29 日）：药后患者自诉胃纳欠佳，疼痛较前明显好转，黄疸大幅消退，夜寐一般，遂上方去夏枯草、荷包草、薏苡仁，加炒白术 15g，苍术 9g，夜交藤 30g，酸枣仁 9g，继服 14 剂。处方如下：

黄芪 20g	炒白术 15g	浙贝 15g	三叶青 9g
焦栀子 12g	丹参 15g	鳖甲 24g	莪术 10g
夜交藤 30g	酸枣仁 9g	半枝莲 15g	白花蛇舌草 15g
桃仁 15g	郁金 12g	平地木 12g	苍术 9g
土鳖虫 12g	水杨梅根 9g	水红花子 10g	

按语　老师认为胆囊癌术后或久病，正气虚弱，尤其脾肾之本严重亏虚，则乏力纳差；病久血行不畅，邪伏血分，伤及脏腑血络，黄疸持久不退，胁肋刺痛。湿、热、瘀、毒为本病的基本病机。余师指出，虽然目前在肿瘤的中医治疗中有很多学说及争议，但是活血化瘀在肿瘤的治疗过程中是一致的，若患者有血瘀表现，则应合理应用活血化瘀药物，临床常用活血化瘀药物有：桃仁、红花、苏木、赤芍、丹皮等。川芎、延胡索、郁金、香附等为行气活血药；当归、赤芍、丹皮等为养血活血药；三棱、莪术、水蛭等为破瘀活血药；大黄、牡丹皮、虎杖等为清热活血药；乳香、没药、血竭等为止痛活血药。临床辨证随症加减，以求达到最好疗效。

『病案 7』

患者，王某，女，61 岁，就诊日期：2015 年 4 月 10 日。

患者 2015 年初体检发现胆囊癌，行胆囊癌根治术后，上中腹有胀痛不适，隐隐作痛，夜间明显，胃纳差，恶心，乏力，无呕吐，大便偏干，舌淡红，苔薄黄，脉沉。

中医诊断：癥瘕（胆囊癌术后）。

中医辨证：瘀毒内聚。

治　　法：祛湿散结，化瘀解毒。

处　　方：

白花蛇舌草 15g　　半枝莲 15g　　大腹皮 12g　　豆蔻 6g（后下）

紫苏梗 10g　　　　厚朴 15g　　　金钱草 15g　　牡丹皮 15g

香茶菜 15g　　　　浙贝 12g　　　制大黄 12g　　猪苓 15g

莪术 10g　　　　　土鳖虫 12g　　薏苡仁 30g　　大枣 15g

二诊（2015 年 4 月 17 日）：服药 7 剂后患者诉腹胀、纳差稍有好转，遂上方去大腹皮、厚朴，继服 14 剂。处方如下：

白花蛇舌草 15g　　半枝莲 15g　　紫苏梗 10g　　豆蔻 6g（后下）

金钱草 15g　　　　牡丹皮 15g　　香茶菜 15g　　浙贝 12g

制大黄 12g　　　　猪苓 15g　　　莪术 10g　　　土鳖虫 12g

薏苡仁 30g　　　　大枣 15g

三诊（2015 年 4 月 30 日）：药后患者诉上腹隐痛较前好转，胃纳一般，上方加炒白术 15g，神曲 30g，山楂 10g，继服 14 剂。处方如下：

白花蛇舌草 15g　　半枝莲 15g　　紫苏梗 10g　　豆蔻 6g（后下）

金钱草 15g　　　　牡丹皮 15g　　香茶菜 15g　　浙贝 12g

制大黄 12g　　　　猪苓 15g　　　莪术 10g　　　土鳖虫 12g

薏苡仁 30g　　　　炒白术 15g　　神曲 30g　　　山楂 10g

大枣 15g

按语　中医认为，胆囊癌发病机理为正气亏虚，气滞、血瘀、湿聚、热毒等相互夹杂，日久积滞而成为有形之肿块，湿、热、瘀、毒为本病的基本病机，余师指出，胆病求肝治，肝胆相连，相互影响，必须疏肝利肝，患者病程日久血行郁滞不畅，久之则邪伏血分，渐伤脏腑血络，因此，余师治疗多用散结祛湿，化瘀解毒之法，方中白花蛇舌草、半枝莲、金钱草、香茶菜清解毒瘀以防癌抗癌，赤芍、丹皮、大黄、莪术等活血散结，炒谷芽、大腹皮、厚朴、紫苏、薏苡仁等健脾祛湿，兼顾脾胃之本，攻补兼施，以求达到最好的疗效。

『病案 8』

患者，应某，男，55 岁，就诊日期：2015 年 7 月 12 日。

患者发现胆囊占位 1 周，诊前在当地医院检查腹部 CT 提示：胆囊占位，多发结石。现自觉腹胀，进食后明显，纳食差，尿量正常，大便尚可。复查腹部 B 超，提示胆囊异常回声团块，多发结石。目前患者症见：皮肤轻度黄染，胃纳欠佳，口苦，乏力，腹胀，小便量少，大便干结，舌质淡暗，苔黄腻，脉弦。

中医诊断：癥瘕（胆囊癌）。

中医辨证：肝胆湿热，瘀毒内阻。

治　　法：清热利水，祛瘀散结。

处　　方：

茵陈 20g　　　　制大黄 15g　　半枝莲 15g　　白花蛇舌草 30g

大腹皮 15g　　　半边莲 15g　　金钱草 30g　　车前子 15g

仙鹤草 20g　　　茯苓 15g　　　水红花子 9g　　水杨梅根 9g

| 生姜皮 6g | 苏梗 12g | 青蒿 9g | 鳖甲 20g |

二诊（2015 年 7 月 19 日）：服药 7 剂后患者小便增多，腹胀减轻，上腹有隐隐作痛，遂上方去车前子、大腹皮、生姜皮，加延胡索 9g，川楝子 9g，浙贝 6g。续服 7 剂，处方如下：

茵陈 20g	制大黄 15g	半枝莲 15g	白花蛇舌草 30g
半边莲 15g	金钱草 30g	延胡索 9g	川楝子 9g
仙鹤草 20g	茯苓 15g	水红花子 9g	水杨梅根 9g
浙贝 6g	苏梗 12g	青蒿 9g	鳖甲 20g

三诊（2015 年 7 月 27 日）：药后患者症状较前明显好转，继服上方 14 剂，后随访准备行胆囊癌根治手术。

按语　本病患者既往有胆囊结石病史，现发现胆囊占位就诊，诊时患者有轻度黄疸及小便减少，余师认为病情较重，预后差，病机在于肝气郁滞，脾虚湿阻，久之化生癌毒，气化功能失常，小便减少，病位涉及肝脾肾，以气结、血瘀、湿热癌毒为关键病机，余师认为本病的治疗，须详审邪气的类别、性质、盛衰情况，或分消，或攻逐。而对于正虚，则须明确脏腑及气血阴阳的不同，加以针对性治疗，以白花蛇舌草、半枝莲、半边莲、水杨梅根清解癌毒，金钱草清热利湿，青蒿清热利湿退黄，大腹皮、生姜皮、茯苓等理气化湿利尿，并配青蒿、鳖甲，养阴清热，又可散结活血，切合病机，对症治疗。

『病案 9』

患者，袁某，男，44 岁，就诊日期：2016 年 3 月 20 日。

患者于 1 周前出现恶心呕吐不适，上中腹隐痛，伴腹胀满，胃纳差，检查腹部 CT，发现胆囊占位，肿瘤考虑，患者拒绝手术治疗，要求中医药调理。现患者腹部胀满不适，进食后明显，无呃逆、呕吐，二便尚调，胃纳一般，夜寐可，舌偏红苔薄黄，两脉沉细带弦。

中医诊断：癥瘕（胆囊癌）。

中医辨证：气滞血瘀，邪毒凝滞。

治　　法：理气化瘀，解毒散结。

处　　方：

山药 20g	薏苡仁 30g	豆蔻 6g（后下）	砂仁 6g（后下）
莪术 10g	苏梗 12g	茯苓 15g	大腹皮 12g
香茶菜 15g	半边莲 15g	半枝莲 15g	白花蛇舌草 30g
水杨梅根 15g	水红花子 15g	炒谷芽 30g	鸡内金 12g
大枣 15g			

二诊（2016 年 3 月 27 日）：服药 7 剂后患者腹胀明显缓解，有乏力，遂上方去大腹皮、砂仁、水杨梅根，加用黄芪 12g，炒白术 15g，兼顾脾胃后天之本。处方如下：

| 黄芪 12g | 炒白术 15g | 山药 20g | 豆蔻 6g（后下） |
| 薏苡仁 30g | 莪术 10g | 苏梗 12g | 茯苓 15g |

香茶菜 15g	半边莲 15g	半枝莲 15g	白花蛇舌草 30g
水红花子 15g	炒谷芽 30g	鸡内金 12g	大枣 15g

三诊（2016 年 4 月 7 日）：服药 10 剂后患者诉乏力减轻，胃纳改善，精神状态可，前方继服 14 剂。后随访择期行手术治疗。

按语　老师指出胆囊癌是浙江省常见的恶性肿瘤之一，其起病隐匿，进展迅速，临床疗效不尽如人意，预后差。中医药治疗在控制胆囊癌病情发展、改善生活质量、延长生存等方面取得了一定成效，已广泛应用于手术、介入、射频治疗等综合性治疗。中医认为正气虚是原发性胆囊癌发生发展的内在因素，癌毒内生是原发性胆囊癌发生发展的病理基础，癌毒是恶性肿瘤发生发展、浸润转移的最根本因素，传统痰、湿、瘀是胆囊癌发生发展的病理产物，抗癌才是治疗的根本原则。

『病案 10』

患者，王某，男，49 岁，就诊日期：2017 年 8 月 10 日。

患者因胆囊癌术后半年余来请中医调理，现患者大便秘结不畅，上腹部腹胀，口苦，乏力，胃纳欠佳。舌质淡红，苔薄白腻，脉细弦。

中医诊断：胆胀（胆囊癌术后）。

中医辨证：脾虚湿阻，热毒内聚。

治　　法：健脾化湿，解毒散结。

处　　方：

炒白术 15g	苍术 9g	茯苓 15g	薏苡仁 30g
垂盆草 15g	制军 30g	茵陈 20g	金钱草 30g
虎杖 9g	郁金 10g	浙贝 9g	藤梨根 30g
焦栀子 9g	黄芩 9g	半枝莲 15g	白花蛇舌草 30g
天冬 15g	香茶菜 15g	藿香 12g	佩兰 10g
火麻仁 15g			

二诊（2017 年 8 月 17 日）：服药 7 剂后患者大便已通畅，仍感腹胀、乏力，胃纳差。遂上方去制军、火麻仁，加黄芪 30g，半夏 10g，继服 7 剂。处方如下：

黄芪 30g	炒白术 15g	苍术 9g	茯苓 15g
垂盆草 15g	薏苡仁 30g	茵陈 20g	金钱草 30g
虎杖 9g	郁金 10g	浙贝 9g	藤梨根 30g
焦栀子 9g	黄芩 9g	半枝莲 15g	白花蛇舌草 30g
天冬 15g	香茶菜 15g	藿香 12g	佩兰 10g
半夏 10g			

三诊（2017 年 8 月 26 日）：药后患者自诉腹胀减轻，胃纳改善，遂上方去藤梨根、虎杖、金钱草，加鳖甲 20g，龟板 15g，14 剂，加强软坚散结之功。处方如下：

黄芪 30g	炒白术 15g	苍术 9g	茯苓 15g
垂盆草 15g	薏苡仁 30g	茵陈 20g	焦栀子 9g
鳖甲 20g	龟板 15g	郁金 10g	浙贝 9g

香茶菜 15g	黄芩 9g	半枝莲 15g	白花蛇舌草 30g
天冬 15g	藿香 12g	佩兰 10g	半夏 10g

按语 余师指出，胆囊癌属于本虚标实之证，提出胆囊癌基本病理特点为肝胆失调，及瘀、湿、毒的纠结，临床多以湿、瘀、毒为本病发生发展的病理产物，中医治疗以健脾化湿、活血化瘀、清热解毒、疏肝利胆、兼顾脾胃、补益肝肾等为主线。肝胆相连，治胆必求于肝，胆又促进脾胃的消化吸收，故必须兼顾健脾，改善临床的消化系统症状，有利于手术后体质的恢复，提高患者的生活质量，延长生存时间。

『病案 11』

患者，郑某，男，54 岁，就诊日期：2017 年 10 月 12 日。

患者因胆囊癌在我院行胆囊癌根治手术，术后恢复顺利。目前患者口干口黏，上腹胀满，纳差，乏力明显，大便黏滞，夜寐差，舌淡红苔白腻，脉弦。

中医诊断：癥瘕。

中医辨证：湿毒内聚。

治　　法：清热解毒，祛湿散结。

处　　方：

白花蛇舌草 15g	半边莲 15g	半枝莲 15g	金钱草 15g
八月札 15g	炙鳖甲 15g	赤芍 15g	豆蔻 6g（后下）
虎杖 15g	黄芩 12g	焦栀子 10g	龙胆草 15g
牡丹皮 15g	女贞子 15g	三叶青 15g	五味子 10g
夏枯草 10g	茵陈 15g	甘草 6g	

二诊（2017 年 10 月 19 日）：服药 7 剂后患者自诉大便好转，纳差，乏力，遂上方去虎杖、龙胆草、焦栀子，加炒白术 15g，莪术 10g，紫苏梗 10g，黄芪 30g，续服 7 剂。处方如下：

白花蛇舌草 15g	半边莲 15g	半枝莲 15g	金钱草 15g
八月札 15g	炙鳖甲 15g	赤芍 15g	豆蔻 6g（后下）
炒白术 15g	莪术 10g	紫苏梗 10g	黄芪 30g
黄芩 12g	牡丹皮 15g	女贞子 15g	三叶青 15g
五味子 10g	夏枯草 10g	茵陈 15g	甘草 6g

三诊（2017 年 10 月 26 日）：药后患者胃纳好转，乏力减轻，原方继服 14 剂。

按语 余师认为，胆囊癌发生发展主要有内因和外因：一是正气虚损而导致脏腑失调，促进癌毒内生，引发气滞血瘀，经脉闭阻；二是与饮食、情志、外邪等外在因素相结合，从而导致胆囊癌毒发生，在临床上老师治疗胆囊癌从脾胃论治，将调理脾胃贯穿治疗的始终，做到未病先防，既病防变，辨证辨病相结合，在肝功能正常的前提下，使用有毒抗癌之品，做到攻邪不伤正，并不损伤脾胃，余师常用白花蛇舌草、半边莲、半枝莲、龙胆草、三叶青、金钱草、八月札等解毒、散结、抗癌，适当运用大方治疗肿瘤，以扶正祛邪，标本同治。

『病案 12』

患者，李某，男，48 岁，就诊日期：2016 年 4 月 23 日。

患者于 2015 年 11 月行胆囊癌根治术，术后长期口服中药治疗，目前患者胃纳欠佳，进食后胃脘胀满，稍感乏力，二便无殊，夜寐一般，舌淡红苔薄白，脉沉弦。

中医诊断：癥瘕。

中医辨证：脾虚湿阻。

治 法：健脾化湿，散结抗癌。

处 方：

柴胡 10g	焦栀子 15g	半夏 12g	白花蛇舌草 15g
半枝莲 15g	半边莲 15g	薏苡仁 15g	山药 15g
车前草 15g	丹参 15g	金钱草 15	豆蔻 6g（后下）
苏梗 12g	菊花 15g	灵芝 15g	三叶青 15g
石斛 12g	仙鹤草 15g	淫羊藿 15g	茯苓 15g
莪术 20g	大枣 15g		

二诊（2016 年 4 月 30 日）：服药 7 剂后患者诉乏力好转，胃纳改善，继服上方 7 剂。

三诊（2016 年 5 月 6 日）：药后患者腹胀减轻，夜寐一般，大便溏，遂上方去焦栀子、薏苡仁、三叶青、车前草，加炒白术 15g，苍术 10g，续服 14 剂。处方如下：

柴胡 10g	炒白术 15g	半夏 12g	白花蛇舌草 15g
半枝莲 15g	半边莲 15g	苍术 10g	山药 15g
丹参 15g	金钱草 15g	苏梗 12g	豆蔻 6g（后下）
菊花 15g	灵芝 15g	石斛 12g	仙鹤草 15g
淫羊藿 15g	茯苓 15g	莪术 20g	大枣 15g

按语 余师多年来运用中医药治疗各种恶性肿瘤，改善患者的生活质量，延长生存期，主张带瘤生存，在遣方用药上注意调养脾胃，《脾胃论》中说：百病皆由脾胃衰而生也。凡脾肾不足及虚弱失调之人，多有积聚之病。余师认为肿瘤形成最基本的病理基础就是脾胃功能虚弱，导致摄入不足，气血生化乏源，正气不足，同时，正气不足，免疫功能低下，易受外邪侵袭，则脾胃功能更加虚损，肿瘤术后严重损伤人体正气，影响脾胃后天功能，因此脾胃功能的失调是恶性肿瘤发生发展及治疗过程中的重要原因，若正气不足，脏腑功能失常，导致痰凝、气滞、血瘀等病理产物，最终形成肿瘤，在调护脾胃的基础上，改善患者的整体情况，提高机体的免疫力、抗病能力，有利于提高疗效，改善生活质量。

『病案 13』

患者，王某，男，40 岁，就诊日期：2017 年 7 月 10 日。

胆囊癌术后 3 月余，刻诊患者无明显腹胀腹痛，胃纳一般，二便无殊，夜寐可，舌偏红苔薄，脉沉细带弦。

中医诊断：癥瘕（胆囊癌术后）。

中医辨证：瘀毒内结。

治　　法：清解散结，化瘀抗癌。

处　　方：

金钱草 15g	焦栀子 15g	三叶青 15g	三棱 15g
莪术 15g	郁金 15g	水红花子 15g	水杨梅根 15g
白花蛇舌草 15g	半边莲 15g	半枝莲 15g	鳖甲 15g
炒扁豆 15g	炒山药 15g	赤芍 15g	丹参 15g
大枣 15g			

二诊（2017 年 7 月 17 日）：服药 7 剂后患者精神状态可，继续服用上方 14 剂。

三诊（2017 年 8 月 1 日）：药后患者胃纳好，大便偏干，遂上方去炒扁豆，加制军 10g，续服 7 剂。处方如下：

金钱草 15g	焦栀子 15g	三叶青 15g	三棱 15g
莪术 15g	郁金 15g	水红花子 15g	水杨梅根 15g
白花蛇舌草 15g	半边莲 15g	半枝莲 15g	鳖甲 15g
制军 10g	炒山药 15g	赤芍 15g	丹参 15g
大枣 15g			

按语　余师指出，《仁斋直指方》：癌者，上高下深，岩穴之状，颗颗累垂……毒根深藏，穿孔透里。说明癌毒藏于脏腑深处，具有转移性和穿透性。癌毒产生后，伴随人体正气虚弱导致的湿毒瘀等病理产物结于胆囊，便成为胆囊癌。余师在癌症患者正气尚可时，主要用抗癌散结之药，防止癌症转移或复发，常用药物：白花蛇舌草、半边莲、半枝莲、鳖甲、金钱草、丹皮等解毒散结抗癌之药，同时用炒扁豆、炒山药、五味子等健脾化湿之品，以提高抵抗力。

『病案 14』

患者，钱某，女，45 岁，就诊日期：2017 年 7 月 10 日。

患者于 5 个月前行胆囊癌根治手术，要求中医药调理，现患者时有腹胀，胃纳一般，二便尚调，晨起口苦明显，舌淡红，苔薄黄，脉沉弦。

中医诊断：癥瘕（胆囊癌）。

中医辨证：湿阻毒聚。

治　　法：健脾化湿，散结解毒。

处　　方：

白花蛇舌草 15g	半枝莲 15g	半边莲 15g	香茶菜 15g
豆蔻 6g（后下）	苏梗 10g	薏苡仁 30g	山药 15g
仙鹤草 15g	莪术 10g	三叶青 15g	焦栀子 12g
金钱草 15g	柴胡 10g	女贞子 15g	炒谷芽 15g
灵芝 15g	茯苓 15g	大枣 15g	

二诊（2017 年 7 月 18 日）：服药 7 剂后患者口苦较前明显好转，继续服用 7 剂。

三诊（2017 年 7 月 25 日）：药后患者偶有腹胀不适，上方去薏苡仁、女贞子，加半夏 9g，浙贝 10g，川楝子 10g，续服 14 剂。处方如下：

白花蛇舌草 15g	半枝莲 15g	半边莲 15g	香茶菜 15g
豆蔻 6g（后下）	苏梗 10g	半夏 9g	山药 15g
仙鹤草 15g	莪术 10g	三叶青 15g	焦栀子 12g
金钱草 15g	柴胡 10g	浙贝 10g	川楝子 10g
炒谷芽 15g	灵芝 15g	茯苓 15g	大枣 15g

按语 余师指出，胆囊癌的病位在胆，但是肝胆相连，肝的生理功能对胆的功能具有重大影响，肝气过亢导致脾胃虚弱，肝郁化火伤阴，临证须抓热、瘀、虚的特点，余师在治疗早期注重清肝胆解毒，祛瘀散结，药用半枝莲、白花蛇舌草、栀子、大黄、金钱草、郁金等；祛瘀消肿选用土鳖虫、桃仁、莪术、丹参、鳖甲等；中期注重健脾和胃，选用黄芪、白术、茯苓、豆蔻、苏梗等；晚期注重滋养肝肾，常用女贞子、山茱萸、地黄、白芍等药物。余师认为，在胆囊癌的治疗中要发挥中医药的优势，中药可以促进手术后机体功能的恢复，减少手术不良反应，发挥临床疗效的协同作用。

『病案 15』

患者，周某，女，60 岁，就诊日期：2018 年 1 月 10 日。

患者胆囊癌术后 1 月余，目前感胃脘不适，呃逆，夜寐差，大便欠畅，舌偏红，苔黄腻，脉沉细。

中医诊断：癥瘕（胆囊癌术后）。

中医辨证：湿阻毒聚。

治　　法：清解祛湿，活血散结。

处　　方：

茵陈 15g	焦栀子 15g	黄芩 15g	白花蛇舌草 15g
半枝莲 15g	香茶菜 15g	夏枯草 15g	薏苡仁 30g
赤芍 15g	丹皮 15g	苏梗 10g	豆蔻 6g（后下）
火麻仁 12g	制军 15g	浙贝 15g	苦参 8g
大枣 15g			

二诊（2018 年 1 月 17 日）：服药 7 剂后患者诉胃脘舒适，大便好转，遂上方去制军，加炒白术 15g，继续服 14 剂。处方如下：

茵陈 15g	焦栀子 15g	黄芩 15g	白花蛇舌草 15g
半枝莲 15g	香茶菜 15g	夏枯草 15g	薏苡仁 30g
赤芍 15g	丹皮 15g	苏梗 10g	豆蔻 6g（后下）
火麻仁 12g	炒白术 15g	浙贝 15g	苦参 8g
大枣 15g			

三诊（2018 年 2 月 1 日）：服药 14 剂后，患者诉夜寐差，余无明显不适，遂上方加夜交藤 30g，牛膝 10g，肉桂 3g，续服 7 剂。处方如下：

茵陈 15g	焦栀子 15g	黄芩 15g	白花蛇舌草 15g
半枝莲 15g	香茶菜 15g	夏枯草 15g	薏苡仁 30g
赤芍 15g	丹皮 15g	苏梗 10g	豆蔻 6g（后下）

火麻仁 12g	炒白术 15g	浙贝 15g	苦参 8g
夜交藤 30g	牛膝 10g	肉桂 3g（后下）	大枣 15g

按语 余师认为，肝胆疏泄失常，湿、热、瘀积于体内，形成癌毒，人体正气虚弱，日久形成癌块，表现为湿热蕴毒现象，日久伤脾，肝失条达而郁结，气机不畅，致使癌毒、气滞、湿阻、血瘀内结而发病。因此，余师常用茵陈、栀子、白花蛇舌草、半枝莲、半边莲、金钱草、大黄、龙胆草、黄芩等，结合临床辨证，配合散结、化瘀、健脾等药物灵活应用。

『病案 16』

患者，师某，男，57 岁，就诊日期：2017 年 6 月 21 日。

患者胆囊癌术后 2 月余，诉乏力，夜寐欠佳，易醒，胃纳一般，二便无殊，舌苔薄白，脉细弦。

中医诊断：癥瘕（胆囊癌术后）。

中医辨证：脾气虚弱，邪毒内结。

治　　法：健脾益气，散结抗癌。

处　　方：

党参 15g	谷芽 15g	薏苡仁 30g	炒山药 20g
虎杖 15g	黄芪 15g	鸡内金 15g	金钱草 15g
牡丹皮 15g	五味子 15g	淫羊藿 15g	郁金 15g
枸杞子 15g	半枝莲 15g	白花蛇舌草 15g	水红花子 15g
甘草 6g			

二诊（2017 年 6 月 28 日）：服药 7 剂后，患者自诉症状较前好转，继续服原方 14 剂。

三诊（2017 年 7 月 11 日）：药后患者诸症尚可，继续服用原方 7 剂巩固。

按语 《金匮要略·脏腑经络先后病脉证》：见肝之病，知肝传脾，当先实脾。肝为刚脏，体阴用阳，喜条达恶抑郁。余师认为若情志失畅，肝气郁结，疏泄功能异常，影响胆汁的排泄，木来克土，脾失健运，湿浊内生，若患者饮食失节，脾胃受损，运化失常，水湿内停，久郁化热，湿聚成痰，痰、瘀、湿、毒互结，日久化生肿瘤，可见脾气虚弱是癌症形成的重要因素。胆囊癌术后，脾气虚弱始终存在，故调护脾胃为第一要务。

『病案 17』

患者，王某，男，55 岁，就诊日期：2014 年 7 月 12 日。

患者胆囊癌术后 5 个月，目前患者口苦，胃纳差，二便尚调，舌偏红，苔薄黄，脉沉细。

中医诊断：癥瘕。

中医辨证：气滞血瘀，癌毒内聚。

治　　法：解毒化湿，理气化瘀。

处　　方：

白花蛇舌草 15g	半边莲 15g	半枝莲 15g	炒谷芽 30g
焦栀子 15g	女贞子 15g	三棱 10g	莪术 10g
金钱草 15g	鸡内金 10g	海金沙 10g	水红花子 15g
水杨梅根 15g	猪苓 10g	紫苏 10g	薏苡仁 30g

二诊（2014 年 7 月 19 日）：上方服用 7 剂后患者口苦好转，原方续服 10 剂。

三诊（2014 年 7 月 29 日）：患者诉服药后有恶心感，上方去海金沙、水杨梅根，加白及 6g，黄连 3g，续服 14 剂。处方如下：

白花蛇舌草 15g	半边莲 15g	半枝莲 15g	炒谷芽 30g
焦栀子 15g	女贞子 15g	三棱 10g	莪术 10g
金钱草 15g	鸡内金 10g	水红花子 15g	水杨梅根 15g
猪苓 10g	紫苏 10g	薏苡仁 30g	白及 6g
黄连 3g			

按语　余师指出癌毒的出现，使疾病的性质发生了根本变化，导致机体功能失调，代谢紊乱，正气急剧消耗，日久终成癌块。余师依据中医坚者消之，结者散之的治疗原则，采用散结解毒抗癌之药，如软坚散结之鳖甲、穿山甲、牡蛎、土鳖虫等；清热散结药如龙葵、蒲公英、石见穿等；解毒散结药如半枝莲、白花蛇舌草、半边莲等；化痰散结药如海浮石、瓜蒌、瓦楞子、南星、半夏、浙贝等；理气散结药如川楝子、川芎等。

『病案 18』

患者，赵某，女，67 岁，就诊日期：2013 年 3 月 21 日。

患者于 6 个月前行胆囊癌根治术，术后恢复顺利，目前皮肤轻度黄染，胃纳欠佳，时有腹胀，进食后明显，口苦，尿量偏少，大便干结，舌淡红苔薄黄，脉沉弦。

中医诊断：癥瘕、黄疸。

中医辨证：湿毒内聚。

治　　法：清热散结，化瘀祛湿。

处　　方：

白花蛇舌草 15g	半边莲 15g	半枝莲 15g	炒谷芽 15g
赤芍 15g	大腹皮 15g	大枣 15g	豆蔻 6g（后下）
金钱草 15g	牡丹皮 15g	女贞子 15g	浙贝 15g
制大黄 15g	猪苓 15g	茯苓 15g	

二诊（2013 年 4 月 1 日）：服上方 10 剂后患者大便已通畅，仍感口苦，遂上方去大黄，加黄芩 10g，大青叶 10g，牛膝 10g，继服 14 剂。处方如下：

白花蛇舌草 15g	半边莲 15g	半枝莲 15g	炒谷芽 15g
赤芍 15g	大腹皮 15g	大枣 15g	豆蔻 6g（后下）
金钱草 15g	牡丹皮 15g	女贞子 15g	浙贝 15g
猪苓 15g	茯苓 15g	黄芩 10g	大青叶 10g
牛膝 10g			

三诊（2013年4月15日）：药后患者口苦较前好转，腹胀减轻，原方继服14剂。

按语 余师指出，黄疸多系感染湿热疫毒，侵犯脾胃，蕴结肝胆，或热毒炽盛弥漫三焦，瘀热互结，损伤肝胆，胆汁不循常道排泄而外溢肌肤，以至于身目发黄，尿色黄。患者病程日久，血行郁滞不畅，口苦，中医认为发病机理为正气内虚，湿热癌毒聚集成肿块，余师从基本病机出发，从清热解毒、散结祛湿入手，达到最佳的治疗效果。

『病案19』

患者，孙某，男，40岁，就诊日期：2016年5月18日。

患者胆囊癌根治术后半年，现患者稍感乏力，胃纳一般，口苦，夜寐可，巩膜轻度黄染，尿色偏黄，大便无殊，舌质淡红苔薄黄，脉细。辅助检查：查总胆红素18μmol/L，直接胆红素5μmol/L。

中医诊断：黄疸。

中医辨证：肝胆湿热。

治　　法：清热利湿，退黄活血。

处　　方：

茵陈15g	焦栀子10g	夏枯草12g	黄芩12g
柴胡9g	三叶青9g	半枝莲15g	白花蛇舌草15g
半边莲15g	龙胆草10g	荷包草15g	田基黄9g
垂盆草20g	丹参15g	黄芪20g	薏苡仁30g
莪术12g	桃仁15g	苍术9g	藿香12g
藤梨根12g	水杨梅根9g		

二诊（2016年5月25日）：服用7剂后患者黄疸较前减退，原方续服14剂。

三诊（2016年6月8日）：药后黄疸消退，胃纳可，大便偏稀，上方去龙胆草、荷包草、田基黄，加炒白术15g，大枣15g，续服14剂。处方如下：

茵陈15g	焦栀子10g	夏枯草12g	黄芩12g
柴胡9g	三叶青9g	半枝莲15g	白花蛇舌草15g
半边莲15g	垂盆草20g	丹参15g	黄芪20g
薏苡仁30g	炒白术15g	苍术9g	莪术12g
桃仁15g	藿香12g	藤梨根12g	杨梅根9g
大枣15g			

按语 余师认为湿、热、瘀、毒为本病的基本病机，但术后久病正气虚弱，尤其是脾肾亏损，故而乏力不适；病程日久血行郁滞不畅，久之则邪伏血分，伤及脏腑血络，使黄疸持久不退，治疗退黄从湿入手。方中茵陈、焦栀子、夏枯草、龙胆草、黄芩等清热利湿退黄，莪术、丹参、桃仁、鳖甲等活血散结，加用抗癌药物，使邪有出路，黄疸得除。

『病案20』

患者，洪某，男，55岁，就诊日期：2015年10月11日。

患者1年前行胆囊癌切除术，术后恢复可，长期中药调理，现患者胃纳可，时有腹胀、二便无殊，夜寐一般，舌淡苔薄白，脉细弱。

中医诊断：癥瘕。

中医辨证：湿阻毒聚。

治　　法：清热解毒，祛湿散结。

处　　方：

白花蛇舌草 15g	半边莲 15g	半枝莲 15g	金钱草 15g
鸡内金 10g	海金沙 10g	三叶青 15g	龙胆草 10g
生栀子 10g	制大黄 10g	丹皮 15g	田基黄 15g
香茶菜 15g	浙贝 12g	莪术 10g	豆蔻 6g（后下）
三棱 10g			

二诊（2015 年 10 月 18 日）：服用上方 7 剂后，腹胀减轻，原方继续服用 7 剂。

三诊（2015 年 10 月 26 日）：药后腹胀明显缓解，胃纳可，上方去大黄、丹皮、田基黄，加生地 10g，女贞子 15g，墨旱莲 15g 以滋补肝肾，继续服用 14 剂。处方如下：

白花蛇舌草 15g	半边莲 15g	半枝莲 15g	金钱草 15g
鸡内金 10g	海金沙 10g	三叶青 15g	龙胆草 10g
生栀子 10g	生地 10g	女贞子 15g	墨旱莲 15g
香茶菜 15g	浙贝 12g	莪术 10g	豆蔻 6g（后下）
三棱 10g			

按语　余师指出，胆囊癌往往有诸多并发症，如黄疸、腹水等。大多数肿瘤的发生均是一个因虚致实、因实致虚的过程，胆囊癌病机当以脾胃虚弱为本，气滞、血瘀、湿热毒聚为标。余师在临床中一直强调调护脾胃的重要性，常用茯苓、薏苡仁、豆蔻、苏梗、鸡内金、炒谷芽、麦芽等消食、导滞、健脾药物。治疗以健脾和胃，疏肝理气为主，兼以祛湿化瘀，软坚散结之法，带瘤生存，延长生存期，提高生活质量。

（宋　诞）

第五节　胰　腺　癌

一、概　述

胰腺癌是一种恶性程度极高，预后极差的消化系统肿瘤，被称为"癌中之王"，确诊后 5 年生存率低于 8%。据美国癌症协会统计，2018 年美国新发胰腺癌患者 55 440 例，因胰腺癌死亡人数达 44 330 例；而到 2030 年胰腺癌预计将成为美国第 2 大癌症死亡原因。同期我国国家癌症中心发布的最新数据也显示，中国胰腺癌发病率上升到恶性肿瘤的第 10 位，癌症相关死亡率位于第 6 位。在某些大城市，胰腺癌的发病率已上升至第 7 位，死亡率升至第 5 位。

二、病因病机

由于胰腺癌症状隐匿,不易发现,其诊断容易被延误,仅有不足 10% 的患者能被早期发现。因此,早期诊断胰腺癌的需求十分迫切,近几年大规模人群队列研究确定了一些胰腺癌的相关因素,可分为自身因素和环境因素,自身因素包括年龄、性别、种族、血型、慢性胰腺炎和家庭遗传因素等;环境因素包括肥胖、饮食、乙醇摄入、吸烟、感染等。这些因素可以预测胰腺癌发生的风险,概述如下。

(一)自身因素

1. 年龄

胰腺癌主要好发于高年龄人群,30 岁之前比较罕见;30 岁之后,发病率开始增加;到 50 岁以后,其发病率呈指数增加。在美国,大多数胰腺癌患者被确诊时年龄在 40～80 岁,中位发病年龄为 71 岁,早期癌症患者的平均年龄比晚期癌症患者小 2～3 岁,提示癌症从早期进展到晚期需要 2～3 年的时间。

2. 性别

胰腺癌在男性中更常见,与发展中国家相比,胰腺癌的这种性别差异在发达国家更明显。在发达国家,男性发病率为 8.5/10 万,女性为 5.6/10 万;在发展中国家,男性发病率为 3.3/10 万,女性为 2.4/10 万。

3. 种族

种族是公认的胰腺癌危险因素。在美国,非裔美国人的胰腺癌发病率高于高加索白人,亚裔美国人和太平洋岛民的发病率最低。非裔美国人的高发病率主要归因于其环境因素的不同,如饮食习惯、饮酒、吸烟和维生素 D 缺乏。然而,近期有人群队列研究结果显示,胰腺癌发病率的增加原因可能包括种族特异的遗传差异,这种差异导致因毒物(比如烟草降解物)获得的基因突变的风险增加。

4. 血型

大型流行病学研究发现 ABO 血型与胰腺癌发生风险之间存在联系。A、AB 或 B 血型的人群发生胰腺癌的风险比 O 血型的高,一项研究发现,9q34 片段中的 ABO 基因普遍存在基因突变,与胰腺癌发病风险增加有关。

5. 慢性胰腺炎

慢性胰腺炎是一种由胰腺腺泡细胞破坏和病理纤维化不断进展而成的炎症性疾病,是胰腺癌的危险因素。在一个重要的遗传队列研究中发现,慢性胰腺炎患者发生胰腺癌的风险增加。尽管有少数研究认为这种关系存在争议，但是，很多病例对照研究和队列研究都发现，慢性胰腺炎是胰腺癌的危险因素。胰腺炎与胰腺癌的这种联系在罕见的常染色体遗传性胰腺炎患者中表现得更明显，在这些患者中，这种关联的强度比普通人群要高 70 倍，终身危险度为 40%～55%。

6. 家庭遗传因素

遗传性基因变化可能是胰腺癌重要的危险因素。美国的一项病例对照和队列研究表明，有胰腺癌家族史的人患癌的风险增加 1.9～13 倍。另一研究表明，约 10%的胰腺癌病人具有遗传背景，患有遗传性胰腺炎、色素沉着息肉综合征、家族性恶性黑色素瘤及其他遗传性肿瘤疾患的病人，患胰腺癌的风险显著增加。相关报道发现，胰腺癌和黑色素瘤家族中存在细胞周期蛋白依赖性激酶基因突变。特别是最近发现，*PALB2* 基因突变有可能会增加胰腺癌的易感性。

（二）环境因素

1. 肥胖

肥胖和 BMI 增加都是胰腺癌的危险因素，最近一项 meta 分析评估了男女性肥胖与胰腺癌的关系，结果显示，与正常体重者相比，肥胖者发生胰腺癌的风险增加。因体重增加导致胰腺癌风险增加存在多条通路，肥胖可能与身体缺乏活动、不健康饮食和生活方式以及尚未发现的遗传因素有关，这些在增加胰腺癌风险方面起着重要作用。

2. 饮食

大量摄入肉类尤其是烤肉、胆固醇、油炸食品、含亚硝胺的食物和含糖软饮料均可以增加胰腺癌的发病风险。另外，大量摄入柑橘类水果和黄酮类食物可以降低胰腺癌的发病风险，主要是因为这些植物中广泛存在抗氧化物。叶酸和蛋氨酸在抑制胰腺癌发展方面发挥着一定的作用，是胰腺癌的保护性因素。有研究探讨维生素 D 在降低胰腺癌风险方面的潜在作用，研究发现 25-羟基维生素 D 的高存储量能够降低 35%的胰腺癌风险。

3. 乙醇摄入

乙醇一直被认为是胰腺癌的危险因素，因为它在慢性胰腺炎的发生中起着重要的作用。乙醇能够诱发慢性胰腺炎和胰腺癌的作用机制主要是由于乙醇的新陈代谢可以改变细胞内的氧化还原反应水平。

4. 吸烟

烟草使用是公认的引发胰腺癌最重要的环境危险因素。暴露于烟草的胰腺与烟草产物的作用是间接的，烟草致癌物通过血液和消化系统十二指肠到达胰腺。大多数的胰腺癌都发生在胰头，这个部位容易暴露于十二指肠液和胆汁内的烟草致癌物。集合了 30 个队列研究进行的 meta 分析结果显示，与不吸烟者相比，吸烟者发生胰腺癌的危险性增加 60%。

5. 感染

研究报道称，乙型肝炎病毒和丙型肝炎病毒感染与胰腺癌之间存在联系，乙肝病毒感染与之的关联更强。也有研究报道过幽门螺杆菌感染与胰腺癌之间存在联系。综合了 7 项研究的 meta 分析发现，感染幽门螺杆菌的人群发生胰腺癌的风险增加 65%。病毒性疾病，如流行性腮腺炎，细菌性疾病如沙门菌肠炎和伤寒，都可以影响胰腺功能，从而增加发生胰腺癌的风险。

三、胰腺癌的西医诊断

胰腺癌起病隐匿，早期症状不典型，常表现为上腹部不适、腰背部痛、消化不良或腹泻等，易与其他消化系统疾病相混淆。患者食欲减退，体重下降，出现症状时大多已属中晚期。

（一）高危人群

胰腺癌美国国家综合癌症网络（NCCN）指南指出高危人群应包括：①年龄 > 40 岁，有上腹部非特异性症状的患者；②有胰腺癌家族史患者；③突发糖尿病患者；④慢性胰腺炎患者，尤其是慢性家族性胰腺炎和慢性钙化性胰腺炎；⑤导管内乳头状黏液瘤的患者；⑥有家族性腺瘤息肉病者；⑦良性病变行远端胃大部切除者，特别是术后 20 年以上的人群；⑧吸烟、大量饮酒史，以及长期接触有害化学物质的人群等。

（二）症状

1. 上腹疼痛、不适

上腹疼痛、不适是常见的首发症状。早期因肿块压迫胰管，使胰管不同程度的梗阻、扩张、扭曲及压力增高，出现上腹不适，疼痛位于腹中线或左上腹，进行性加剧，常呈中上腹部饱胀不适、隐痛或钝痛。侧卧、弯腰、前俯位时减轻，而平卧时加重。中晚期肿瘤侵及腹腔神经丛，出现持续性剧烈腹痛，向腰背部放射，严重者影响睡眠和饮食。少数（约15%）病人可无疼痛。

2. 体重减轻

胰腺癌造成的体重减轻明显。体重下降的原因是由于进食减少，或因进食后上腹部不适或诱发腹痛而不愿进食。此外，胰腺外分泌功能不良或胰液流出不畅影响消化和吸收功能，也有一定关系。

3. 胃肠道症状

多数患者有食欲减退、厌油腻食物、恶心、呕吐、消化不良等症状，10%壶腹部癌患者因肿瘤溃烂而有呕血和解柏油样便史。

4. 其他症状

患者常诉发热、明显乏力。部分患者尚有小关节红、肿、热、痛，关节周围皮下脂肪坏死及原因不明的睾丸痛等。

（三）体征

1. 腹部包块

腹部包块多属于晚期胰腺癌体征。肿块形态不规则，大小不一，质坚固定，可有明显压痛。腹块相对多见于胰体尾部癌。

2. 黄疸

阻塞性黄疸是胰头癌的突出表现，发生率在90%以上。病灶部位越邻近壶腹部，黄疸发生就越早，黄疸通常呈进行性加重。当完全梗阻时，大便可呈陶土色，而皮肤黄染可呈棕色或古铜色，伴瘙痒。

3. 其他

约50%患者可有肝脏肿大，体检时可触及无压痛胆囊。约10%的患者可出现血性腹腔积液。

（四）辅助检查

对临床上怀疑胰腺癌的病人和胰腺癌的高危人群，应首选无创性检查手段进行筛查，如血清学肿瘤标志物、超声、胰腺 CT 或 MRI 等。肿瘤标志物联合检测并与影像学检查结果相结合，可提高阳性率，有助于胰腺癌的诊断和鉴别诊断。

1. 肿瘤相关抗原

CA19-9 可异常表达于多种肝胆胰疾病及恶性肿瘤病人，虽为非肿瘤特异性标志物，但血清 CA19-9 的上升水平仍有助于胰腺癌与其他良性疾病的鉴别。作为肿瘤标志物，CA19-9 诊断胰腺癌的敏感性为 79%～81%，特异性为 82%～90%。CA19-9 水平的监测亦是判断术后肿瘤复发、评估放化疗效果的重要手段。

3%～7%的胰腺癌病人为 Lewis 抗原阴性血型结构，不表达 CA19-9，故此类胰腺癌病人检测不到 CA19-9 水平的异常。某些良性疾患所致的胆道梗阻及胆管炎，亦可导致 CA19-9 水平的升高，故在黄疸缓解后检测 CA19-9 更有意义，以其作为基线值也更为准确。

其他肿瘤标志物包括 CEA、CA50 及 CA242 等，联合应用有助于提高诊断的敏感性及特异性。

2. 腹部超声

腹部超声作为筛查手段，其可对梗阻部位、病变性质等做出初步评估。由于受胃肠道气体的干扰和操作者技术及经验水平的影响，敏感性及特异性不高，诊断价值有限。

3. 胰腺 CT

胰腺 CT 是疑有胰腺肿瘤病人的首选影像学检查。针对胰腺肿瘤应设置特别扫描参数，对全腹部行对比剂加强扫描，包括薄层（<3mm）、平扫、动脉期、实质期、门静脉期及三维重建等，以准确描述肿瘤大小、部位及有无淋巴结转移特别是与周围血管的结构关系等。

4. 胰腺 MRI

胰腺 MRI 与 CT 同等重要，参数要求同上。在排除及检测肝转移病灶方面，敏感性及特异性优于 CT。

5. 内镜超声

内镜超声（EUS）为 CT 及 MRI 的重要补充，可准确描述病灶有无累及周围血管及淋巴结转移，在诊断门静脉或肠系膜上静脉是否受累方面，敏感性及特异性优于对肠系膜上动脉的检测。EUS 的准确性受操作者技术及经验水平的影响较大。

6. PET/CT

PET/CT 不可替代胰腺 CT 或 MRI，作为补充，在排除及检测胰腺癌远处转移方面具有优势。对于原发病灶较大、疑有区域淋巴结转移及 CA19-9 显著升高的病人，推荐应用。

7. 腹腔镜探查

不建议常规应用腹腔镜探查。但对于瘤体较大、疑有腹腔种植或远处转移的病人，可行腹腔镜探查，以避免不必要的开腹探查。

（五）病理学检查

组织病理学和（或）细胞学检查是诊断胰腺癌的"金标准"。除拟行手术切除的患者外，其余患者在制订治疗方案前均应力争明确病理学诊断。目前获得组织病理学或细胞学标本的方法包括：①EUS 或 CT 引导下穿刺活检；②腹水脱落细胞学检查；③腹腔镜或开腹手术下探查活检。

四、胰腺癌的外科治疗

根治性切除（R0 切除）是目前治疗胰腺癌最有效的方法。术前应开展多学科诊疗（MDT）讨论，依据影像学评估将胰腺癌分为可切除胰腺癌、交界可切除胰腺癌、局部进展期胰腺癌、合并远处转移胰腺癌。

（一）可切除胰腺癌的手术治疗

1. 胰头癌

推荐根治性胰十二指肠切除术：①包括完整切除胰头部及钩突，并行区域淋巴清扫。要求胆管、胃或十二指肠、胰颈和肠系膜上动脉切缘阴性。②微创根治性胰十二指肠切除术在手术安全性、淋巴结清扫数目和 R0 切除率方面与开腹手术相当，但其"肿瘤学"获益性有待进一步的临床研究证实，推荐在专业的大型胰腺中心由有经验的胰腺外科医师开展。

2. 胰体尾癌

推荐根治性胰体尾联合脾脏切除术：①微创胰体尾切除术的手术安全性和根治性与开腹手术相比无差异，已获得较为广泛的应用与认可，但其"肿瘤学"获益性仍需进一步临床研究证实，推荐在专业的大型胰腺中心由有经验的胰腺外科医师开展。②根治性顺行模块化胰脾切除术在提高肿瘤 R0 切除率和淋巴结清扫方面具有优势，但其对患者长期生存的影响有待临床研究证实。

3. 全胰腺切除

部分胰腺颈部癌或胰腺多中心病灶的患者，可考虑行全胰腺切除。此类患者的手术操作及围手术期处理更加复杂，推荐在专业的大型胰腺中心由有经验的胰腺外科医师开展。

4. 扩大切除术

扩大淋巴结清扫或神经丛切除，以及联合动静脉或多器官切除等扩大切除术对胰腺癌患者预后的改善存在争论，仍需要临床研究验证。

（二）交界可切除胰腺癌的手术治疗

（1）交界可切除胰腺癌患者能否从手术中获益，目前尚缺乏足够的循证医学证据，建议进行临床研究。

（2）新辅助治疗是目前交界可切除胰腺癌患者的首选治疗方式。部分交界可切除胰腺癌患者可从新辅助治疗中获益。对于新辅助治疗后序贯肿瘤切除的患者，联合静脉切除如能达到 R0 根治，则患者的生存获益与可切除患者相当。联合动脉切除对患者预后的改善存在争论，尚须前瞻性大样本的数据评价。

（3）不推荐这部分患者行姑息性 R2 切除，特殊情况如止血挽救生命除外。

（三）局部进展期胰腺癌的手术治疗

（1）对 CT 或 EUS 引导下反复穿刺活检仍无法明确病理学诊断的局部进展期胰腺癌患者，可行手术（腹腔镜或开腹）探查活检以明确病理学诊断。

（2）合并胆道和消化道梗阻的局部进展期胰腺癌患者，优先考虑行内支架置入解除梗阻。当支架置入失败而患者体能状况尚可时，推荐开展胃-空肠吻合术或胆囊（或胆管）-空肠吻合术。

（3）术中探查发现肿瘤无法切除但存在十二指肠梗阻的患者，应行胃-空肠吻合术；对尚未出现十二指肠梗阻、预期生存时间超过 3 个月的患者，仍建议行预防性胃-空肠吻合术；肿瘤无法切除而存在胆道梗阻，或预期可能出现胆道梗阻的患者，建议行胆总管（或肝总管）-空肠吻合术。

（4）术中探查判定肿瘤无法切除的患者，在解除胆道、消化道梗阻同时，应尽量取得病理学诊断证据。

（四）合并远处转移胰腺癌的手术治疗

（1）不推荐合并远处转移的胰腺癌患者行减瘤手术。

（2）部分合并远处孤立转移灶的胰腺癌患者经过系统化疗后，若肿瘤明显退缩且预计手术能达到 R0 切除，则推荐参加手术切除的临床研究。

（3）对于合并胆道及消化道梗阻的远处转移的胰腺癌患者，优先考虑行内支架置入解除梗阻。当支架置入失败且患者体能状态尚可时，才考虑开展姑息性旁路手术。

五、胰腺癌的化疗、放疗、介入治疗及其他疗法

（一）胰腺癌的化疗

理论上胰腺癌患者化疗前均应获得细胞学或组织病理学证据，并行多学科诊疗（MDT）讨论。化疗策略主要包括术后辅助化疗、新辅助化疗、局部进展期不可切除或合并远处转移患者的姑息性化疗等。化疗方案根据胰腺癌患者病理结果及病情、耐受性等选择。

目前一、二线化疗方案失败后的胰腺癌患者是否继续开展化疗存在争议，尚无明确化

疗方案，建议开展临床研究。

（二）胰腺癌的放疗

对胰腺癌患者是否进行放疗需要由 MDT 综合评估后决定。由于胰腺癌的放射抵抗性较高，且相邻空腔脏器不能耐受高剂量放射，因此，不能给予胰腺癌患者根治性的高剂量放疗。对大多数胰腺癌患者而言，放疗是一种局部的姑息治疗。

根据病情，放疗期间的同步化疗或者放疗前可行诱导化疗或放疗后行辅助化疗。对合并远处转移的胰腺癌，放疗作为姑息治疗，对缓解胰腺癌引起的腹背疼痛有一定疗效。对手术后局部肿瘤和区域淋巴结复发的患者可进行放化疗同步进行。

（三）介入治疗

动脉内灌注化疗治疗胰腺癌的效果存在争议，还需大量临床研究试验。

（四）其他治疗及其进展

其他治疗方法主要包括去间质治疗、分子靶向治疗、免疫治疗等，目前多在临床试验阶段。

六、胰腺癌的中医病因病机

胰腺癌属于祖国医学的"癥积""积聚""伏梁""黄疸"以及"肥气""痞气"等证范畴。祖国医学对胰腺癌的认识很早就有记载，如在《难经·五十六难》中记载："心之积，名曰伏梁，起脐上，大如臂，上至心下，久不愈，令人病烦心。"《素问·腹中论》篇则更详细："病有少腹盛，上下左右皆有根……病名曰伏梁……裹大脓血，居胃肠之外，不可治，治之每切按之致死……此下则因阴，必下脓血，上则迫胃脘，生膈，侠胃脘内痈，此久病也，难治。"《难经·五十六难》还说："脾之积，名曰痞气，在胃脘，覆大如盘，久不愈，令人四肢不收，发黄疸，饮食不为肌肤。"《诸病源候论》说："癥者，由寒温失节，致脏腑之气虚弱。而食饮不消，聚结在内，染渐生长块段，盘牢不移动者，是癥也……若积引岁月，人皆柴瘦，腹转大，逐致死。"这些论述与胰腺癌的常见症状如腹痛、黄疸、上腹部肿块、腹水、消瘦及恶病质类似，并指出疗效欠佳及预后差。

（一）病因

余师认为，胰腺癌的病因有以下几方面。

1）情志内伤，肝郁气滞，水湿内困，郁久化热，湿热蕴结，日久成毒，结于腹中，形成癥瘕。

2）饮食劳倦，嗜酒过度或过食肥甘厚腻之品，损伤脾胃，脾虚湿困，水湿内停，聚于腹中，发为臌胀，久成癥瘕。

3）正气亏虚，禀赋不足，或后天失养，或他病日久，耗伤正气，脾肾亏虚导致邪气内聚，痰毒积聚而成癥瘕；外因有湿热毒邪侵袭，留恋体内，化毒成瘀，毒瘀内聚，形成癥瘕。胰腺癌病机关键在于湿热毒聚的标实和脾肾亏虚的本虚。胰腺癌的早中期以邪实为主，晚期以正虚为主。

（二）病机

诸多医家认为气机不畅、脾湿困郁是本病首要病因，正气虚弱、脏腑失调是发病的内在条件。脾胃乃人体"后天之本"，为水谷运化、阴阳升降之枢纽，脾胃受损而运化失调，升降不和，气机不畅，脾湿困郁，郁久化热，湿热蕴结，日久成瘀成毒。湿毒瘀三者交阻，湿浊内生，邪毒留滞，积而成癌。故胰腺癌多见湿热毒邪、血瘀气滞相互交阻的症状，毒瘀互结是胰腺癌的病机关键。

国医大师周仲瑛认为胰腺癌的发生与脾胃虚弱、气血瘀滞、湿热蕴结、肝郁气滞相关。尤建良等认为与后天失养、饮食失节、七情郁结所诱发的基因突变，机体免疫失调有关，进而导致气虚血瘀，胆汁排泄受阻，气血阴阳逆乱。而中焦脾胃失调是胰腺癌的病机关键，木郁土虚，脾虚生湿，气滞血瘀、水湿相合形成"积"，阻滞胆道，胆汁外溢而成黄疸。

杨炳奎等认为胰腺癌病位在胰，实则在肝胆。多为外感湿热毒邪阻滞气机，肝胆失疏，胆汁外溢而发为黄疸；气机不畅，络脉不通，湿热毒邪与瘀血互结，久留不去，积证乃成。初期多实证，后期多虚或虚实夹杂。实者多为湿热、邪毒、血瘀，虚者以气虚、阴虚为多。

顾缨等认为胰腺疾病的发生离不开肝脾二脏的功能失调。基本病机在中焦脾虚。由于寒温失调、饮食不节或情志抑郁等诸多因素伤及脾胃，出现脾运失司，湿浊内生，郁而化热，热毒内蕴，气机不畅，气滞血瘀，湿热瘀毒互结而形成痞块。其本在于脾虚（正气亏虚），其标在于湿热瘀毒的内聚。

林洪生等认为，胰腺癌病因多为情志失调，饮食不节等因素致肝郁脾虚、湿热蕴蒸、瘀毒内阻而成本病，晚期引起肾气亏虚，气血阴液不足，病位多在肝胆脾胃。早期以实邪为主，中晚期以虚证多见。

李忠等认为本病病因与饮食内伤、情志不遂、脾胃虚弱有关，因脾气不足而发病，进一步致气滞、湿阻、热蕴、血瘀、毒聚而呈一派标实之象，病久则气阴已虚而邪毒未尽。

孙玉冰、朴炳奎等皆认为本病病位在胰，实系肝胆，发病为外感湿热毒邪，肝胆气机受阻，疏泄失常，胆汁外溢；气机不利，络脉不通，湿热毒邪与瘀互结，久留不去，积证成矣。

七、胰腺癌的中医辨证论治

（一）胰腺癌辨证分型概况

一般认为，胰腺癌病位在胰，实则在肝脾。病理因素为湿（痰）、热、毒、瘀。病理性质初期多实，中晚期多虚证或虚实夹杂。本病多由脾虚及湿热瘀毒所致，治疗上以理气健脾为原则，兼以清热祛湿，化痰散结，解毒祛瘀。再根据疾病进展的不同阶段，或攻，或补，或攻补兼施。

目前尚无胰腺癌的统一分型标准，各医家经过长期临床经验的积累，对胰腺癌的分型有独到的见解，虽然分型各不相同，但其分型方法及结果都体现了辨证论治的思想。目前临床上所见到的分型大致有：以邪实的病理因素致病者有气滞血瘀、邪毒内攻、寒湿阻滞、湿热蕴结；以脏腑的病机变化为主者有肝脾两虚、脾虚湿阻、肝郁脾虚；以全身的虚弱状态为主者有气血虚弱、阴虚内热。

林洪生等将胰腺癌分为六型论治：肝郁脾虚型，方用逍遥散加减；湿热蕴阻型，方用龙胆泻肝汤加减；瘀毒内结型，方用膈下逐瘀汤加减；气血亏损型，方用八珍汤加减；气阴两虚型，方用沙参麦冬汤加减；肝肾阴虚型，方用一贯煎加减。

朴炳奎等将胰腺癌分为四型论治：湿热毒邪型，方用黄连解毒汤合茵陈蒿汤加减；瘀积气滞型，方用莪术散加减；脾虚湿热型，方用香砂六君子汤、排气饮加减；正虚邪实型，方用参麦散、沙参麦冬汤加减。

陆菊星等将胰腺癌分成四型治疗：邪毒内攻型，常见于胰头癌，治宜清热解毒、利湿化浊，方用黄连解毒汤合茵陈蒿汤加减；气滞血瘀型，治宜活血化瘀、软坚散结，方用血府逐瘀汤加减；脾虚湿阻型，治宜健脾化湿宽中，方用香砂六君子汤加减；阴虚内热型，治宜养阴生津泻火，方用一贯煎合清凉甘露饮加减。同时认为应在治疗中抓住正虚与血瘀之病机，在辨证论治的基础上，加入活血化瘀及顾护正气之品，才能取得良好的疗效。

《胰腺癌综合诊治中国专家共识（2014年版）》也给出了一些常见分型，治疗上宜辨病与辨证相结合，实行个体化诊疗，以提高临床疗效。

1. 湿热毒盛型

症见身目黄染，心烦易怒，口干口苦，食少腹胀，或胁肋疼痛，小便黄赤，大便干结，舌红苔黄腻，脉弦滑或滑数。治宜清热利湿，解毒退黄，方用茵陈蒿汤合黄连解毒汤加减。

2. 气滞血瘀型

症见胁背疼痛，持续胀痛或刺痛，或窜及两胁，或有胁下结块，脘腹胀满，饮食减少，舌质紫暗或有瘀斑，苔薄白，脉弦涩。治宜行气活血，软坚散结，方用膈下逐瘀汤加减。

3. 脾虚湿阻型

脘腹胀满或膨隆，食后加重，纳食减少，胁下或有隐痛不适，大便溏薄，舌苔白腻，脉细弦。治宜健脾益气，化湿行气，方用香砂六君子汤加减。

4. 阴虚内热型

脘腹疼痛，五心烦热，或盗汗，口干咽燥，头昏目眩，大便干结，舌红少苔，脉细数。治宜滋养肝肾、清火散结，方用知柏地黄汤加减。

（二）余师对胰腺癌的辨证论治

余师根据自己临床诊治经验认为，根据胰腺癌的病因病机，常见的分型可有以下几个类型：脾虚气滞型、湿热蕴结证、气滞血瘀证、肝胃郁热型、阴虚内热型。

1. 脾虚气滞型

证候：上腹部不适或疼痛，按之缓解，面浮色白，纳呆，消瘦，便溏，恶风自汗，口干不多饮，舌质淡，苔薄或薄腻，脉细或细弦。

治法：健脾理气。

主方：香砂六君子汤加减。

药物：党参 12g，白术 12g，茯苓 12g，半夏 12g，木香 12g，砂仁 3g，陈皮 9g，炙甘草 6g，茵陈、石见穿、山慈菇各 30g，菝葜 20g。

方中党参、白术、茯苓益气健脾；半夏、木香、砂仁理气和胃，半夏、菝葜、茵陈、石见穿、山慈菇利湿，解毒退黄，散结，抗肿瘤；甘草调和诸药。疼痛较甚可加延胡索、徐长卿；气短乏力较甚可加黄芪；食欲不振较甚者可加焦山楂、炒谷芽、炒麦芽；腹部包块明显可加夏枯草、生牡蛎、制南星等。

2. 湿热蕴结型

证候：上腹部胀满不适或胀痛，发热缠绵，口渴而不喜饮，或见黄疸，小便黄赤，口苦口臭，便稀溏，味重，心中懊恼，舌红苔黄或腻，脉数。

治法：清热化湿。

主方：三仁汤合茵陈五苓散加减。

药物：杏仁 12g，白蔻仁 6g，薏苡仁、茵陈、石见穿、山慈菇各 30g，菝葜 20g，泽泻 15g，猪苓、茯苓各 12g，白术、桂枝、陈皮、法半夏各 10g，甘草 6g。

方中泽泻、猪苓、茯苓淡渗利湿；白术、陈皮、法半夏健脾燥湿，化浊止呕；桂枝温化水湿；菝葜、茵陈、石见穿、山慈菇利湿，解毒退黄，散结，抗肿瘤；甘草调和诸药。共奏健脾化湿，解毒散结之效。若湿邪郁久化热者，加藿香、木通、黄芩、薏苡仁。

3. 气滞血瘀型

证候：上腹疼痛，痛无休止，痛处固定，拒按，腹中痞块，脘腹胀满，恶心呕吐或呃逆，纳差，面色晦暗，形体消瘦。舌质青紫，边有瘀斑，苔薄，脉弦细或涩。

治法：理气止痛，活血化瘀，软坚散结。

主方：膈下逐瘀汤加减。

药物：延胡索、菝葜、藤梨根各30g，赤芍、浙贝母各15g，制香附12g，红花、桃仁、枳壳、八月札、炮山甲（先煎）、五灵脂（布包）各10g，乌药9g，甘草6g。

方中五灵脂、制香附活血理气止痛；八月札、菝葜、藤梨根清热抗癌；赤芍活血止痛；炮山甲、浙贝母软坚散结；桃仁、红花活血化瘀，延胡索化瘀止痛；枳壳、乌药理气消胀，甘草调和诸药。共奏活血化瘀，理气止痛，软坚散结之效。若病程迁延，乏力甚者，去五灵脂，加白术、茯苓、党参、陈皮；瘀血内结较甚者，加川楝子、三棱、莪术；腹胀明显者，加沉香、大腹皮；若呕吐甚者，加姜竹茹、姜半夏；若有黄疸者，加茵陈、田基黄。

4. 肝胃郁热型

证候：腹痛拒按，脘胁胀满，身目发黄，纳呆，恶心呕吐，嗳气吞酸，心烦易怒，发热，大便干结，小便黄赤。舌质红，苔黄厚腻或燥，脉弦数或滑数。

治法：疏肝解郁，和胃降逆，清热解毒。

主方：柴胡疏肝散加减。

药物：白芍、白花蛇舌草、土茯苓、白毛藤、垂盆草、虎杖、菝葜各30g，制香附15g，柴胡、枳壳各10g，川芎、甘草各6g。

方中柴胡疏肝解郁，枳壳、制香附理气解郁；白花蛇舌草、土茯苓清热解毒；白芍、川芎化瘀止痛；白毛藤、菝葜解毒抗癌；垂盆草利湿退黄；虎杖解毒利湿，抗癌止痛；甘草调和诸药。共奏疏肝解郁，清热解毒，和胃降逆之效。若兼瘀象者，加延胡索、莪术；黄疸明显，疼痛牵引肩背，或恶寒发热，大便色淡灰白者，加茵陈、金钱草、郁金、栀子；食后腹胀者，加莱菔子、鸡内金。

5. 阴虚内热型

证候：上腹胀满，或隐痛不适，低热不退，口干不欲饮，神疲乏力，纳差，大便干结，小便黄。舌少津，舌光苔少，脉虚细而数。

治法：养阴，生津，泻火。

主方：一贯煎合甘露饮加减。

药物：生地、地骨皮、白花蛇舌草、焦神曲各30g，枸杞子、知母各15g，沙参、麦冬、花粉、甘草、土茯苓各10g，大黄6g。

方中生地滋阴养血；地骨皮、知母清热泻火；白花蛇舌草、土茯苓清热解毒抗癌；大黄清热泻火；沙参、麦冬、花粉、枸杞子益阴柔肝生津；焦神曲消食健胃；甘草调和诸药。共奏滋养肝肾，养阴生津，清热泻火之效。若腹胀明显者，加大腹皮、香附、隔山消；若黄疸明显者，加茵陈、虎杖、金钱草、垂盆草，兼有血虚者，加白芍、当归。

由于胰腺癌患者多有肝气郁结，脾胃虚弱，气血痰湿互阻等正虚邪实表现。因此，治疗中应行气活血、化痰散结以祛其邪，益气健脾、养阴和胃以补其虚。

八、典型病案

『**病案 1**』

患者，姚某，男，37 岁，杭州萧山人。

患者于 2017 年 8 月 7 日行胰腺恶性肿瘤手术，术后行 8 周期辅助化疗。末次化疗为 2018 年 3 月初。2018 年 4 月 29 日胰腺磁共振提示：胰尾部+脾脏+左肾切除缺如。右肝小囊肿。患者首次来中医门诊，主诉术后腹胀、纳呆，进食后腹胀明显，食量减少，大便欠通畅，偏溏。舌质淡红苔偏白腻，脉偏弦。

中医诊断：癌症（胰腺癌）。

中医辨证：脾虚肝郁，湿热瘀毒互结。

中医治法：健脾疏肝祛湿，清热解毒。

处　　方：

党参 15g	炒白术 12g	生白术 30g	茯苓 15g
苏梗 12g	豆蔻 6g	柴胡 9g	黄芩 9g
焦栀子 9g	菝葜 15g	鸡内金 9g	莪术 12g
陈皮 9g	莱菔子 15g	香茶菜 15g	七叶一枝花 15g
制军 9g	怀山药 30g	炒谷芽 30g	

复诊（2018 年 9 月 18 日）：患者服上方后，食欲略有增加，腹胀有所缓解，大便通畅。处方如下：

党参 15g	炒白术 12g	生白术 30g	茯苓 15g
苏梗 12g	豆蔻 6g	柴胡 9g	黄芩 9g
焦栀子 9g	菝葜 15g	鸡内金 9g	莪术 12g
陈皮 9g	莱菔子 15g	香茶菜 15g	七叶一枝花 15g
怀山药 30g	炒谷芽 30g	制军 9g	半夏 9g
八月札 9g	半边莲 15g	半枝莲 15g	丹皮 15g
青皮 9g			

三诊（2018 年 9 月 28 日）：患者服上方后，食欲增加，腹胀有所缓解，大便通畅。睡眠可。处方如下：

党参 15g	炒白术 12g	生白术 30g	茯苓 15g
苏梗 12g	豆蔻 6g	柴胡 9g	黄芩 9g
焦栀子 9g	菝葜 15g	鸡内金 9g	莪术 12g
青皮 9g	香附 12g	香茶菜 15g	七叶一枝花 15g
炒谷芽 30g	制军 9g	半夏 9g	八月札 9g
半边莲 15g	半枝莲 15g	丹皮 15g	

按语 胰腺癌是一种恶性程度极高，预后极差的消化系统肿瘤。胰腺癌的首选治疗是手术切除。该患者一经发现及时予以手术治疗，术后出现纳呆乏力、腹胀、便溏的症状，考虑术后出现脾胃气虚，余师予以健脾益气祛湿，清热解毒抗肿瘤治疗，改善患者腹胀、纳呆、便溏等脾虚症状，提高生活质量。四君子汤出自《太平惠民和剂局方》，是治疗脾胃气虚的主方、基础方。胰腺癌术后邪毒已除，以扶正为主，兼以清热解毒抗肿瘤，预防肿瘤复发，延长患者生命及提高生活质量。

『病案2』

患者，戴某，女，63岁，甘肃兰州人。

2017年10月13日就诊，因腹痛数周就诊，查超声及胰腺磁共振结果示胰腺癌考虑，伴腹腔多处转移。患者暂无手术机会，并拒绝化疗，遂来中医门诊就诊，寻求中医药抗肿瘤治疗。患者主诉腹部胀痛，以胀为主，并感乏力，纳差，大小便尚正常，舌质淡红，苔薄白，脉弦细。

中医诊断：癌症（胰腺癌）。

中医辨证：脾虚气滞，瘀毒内结。

中医治法：益气健脾，理气化瘀散结。

处　　方：

党参15g	炒白术12g	生白术30g	茯苓15g
陈皮6g	青皮6g	莱菔子15g	莪蒺15g
香附12g	丹皮12g	夏枯草12g	浙贝15g
藤梨根30g	香茶菜15g	肿节风12g	厚朴9g
豆蔻5g	煨木香9g	八月札12g	白花蛇舌草30g
半枝莲15g			

复诊（10月27日）：服药后上腹部胀痛稍缓解，局部压痛，纳差仍存，大小便通畅。处方如下：

党参15g	炒白术12g	生白术30g	茯苓15g
陈皮6g	青皮6g	莱菔子15g	莪蒺15g
夏枯草12g	浙贝15g	藤梨根30g	香茶菜15g
肿节风12g	厚朴9g	豆蔻5g	白花蛇舌草30g
煨木香9g	八月札12g	延胡索15g	

三诊（11月9日）：服药后上腹部胀痛缓解，局部压痛，纳差改善，大小便通畅。处方如下：

党参15g	炒白术12g	生白术30g	茯苓15g
陈皮6g	青皮6g	莱菔子15g	莪蒺15g
丹皮12g	夏枯草12g	藤梨根30g	白花蛇舌草30g
煨木香9g	八月札12g	香茶菜15g	肿节风12g
延胡索15g	乌药12g	鸡内金9g	

按语 胰腺癌属于中医学的"癥积""积聚""伏梁""黄疸"以及"肥气""痞气"等

证范畴。其发生与七情郁结，饮食失调，后天失养，瘀毒内侵等密切相关。余师认为胰腺癌的病因病机的关键在于脾虚的本虚和湿热郁结的标实，所以治疗上以健脾理气贯穿其中，并兼以化瘀祛湿，清热解毒。

『病案 3』

患者，男，赵某，58 岁，杭州人。

因"体检发现胰腺癌 2 周"于 2016 年 12 月 26 日行胰腺癌切除术，术后复查未见肿瘤明显复发征象，于 2017 年 2 月 17 日来中医科就诊，患者主诉术后乏力明显，伴纳差、腹胀，舌质偏红苔白腻，脉偏弦。

中医诊断：癌症（胰腺癌）。

中医辨证：脾虚气滞，瘀毒内结。

中医治法：益气健脾，理气化瘀散结。

处　　方：

党参 15g	炒白术 15g	茯苓 15g	陈皮 6g
豆蔻 6g	苏梗 12g	焦栀子 10g	莪术 12g
制军 9g	夏枯草 9g	菝葜 15g	枳壳 9g
仙鹤草 20g	红藤 30g	丹皮 15g	香附 12g
浙贝母 15g	藤梨根 30g	炒山药 24g	鸡内金 9g
炒谷芽 30g			

复诊（2017 年 2 月 24 日）：患者诉乏力腹胀较前有所改善，但出现便溏。处方如下：

党参 15g	炒白术 15g	茯苓 15g	陈皮 6g
豆蔻 6g	鸡内金 9g	炒山药 30g	苍术 9g
炒谷芽 30g	焦栀子 10g	莪术 12g	夏枯草 9g
柴胡 9g	黄芩 9g	浙贝母 15g	藤梨根 30g
菝葜 15g	枳壳 9g	仙鹤草 20g	红藤 30g
丹皮 15g	香附 12g		

三诊（2017 年 3 月 3 日）：患者诉乏力腹胀改善，大便成形，食欲略差。处方如下：

党参 15g	炒白术 15g	茯苓 15g	陈皮 6g
豆蔻 6g	鸡内金 9g	炒山药 24g	苍术 9g
炒谷芽 30g	莪术 12g	柴胡 9g	黄芩 9g
菝葜 15g	仙鹤草 20g	莱菔子 15g	神曲 15g
苦参 6g	红藤 30g	丹皮 15g	香附 12g
浙贝母 15g	藤梨根 30g		

按语 胰腺癌属中医学"积聚""伏梁"的范畴。"伏梁"的病机在于正气虚弱及中焦脾胃功能失调，脾虚则木郁，土虚则生湿，湿郁化热，气滞血瘀，痰瘀湿热相搏结而成本病。该患者目前已行胰腺癌切除，邪实已祛，治疗宜扶正为主，兼以清热解毒预防肿瘤复发，调理脾胃以促后天之本，调动机体自身免疫功能以延长胰腺癌患者生存期、提高生活质量。

『病案 4』

李某，女，69 岁，杭州人。

因"胰腺癌术后 7 个月，化疗 6 周期"于 2016 年 2 月 19 日就诊，患者于 2015 年 6 月 29 日行胰腺癌手术，胰腺肿瘤大小：4cm×3cm×3.5cm，组织学类型：中–低分化腺癌。切缘：胰腺、胆总管、胃及十二指肠切缘未见肿瘤侵犯。浸润深度：肿瘤侵及十二指肠黏膜下层。转移情况：自检胰周淋巴结 2/8 枚见癌转移。胆囊呈慢性胆囊炎改变。术后行单药吉西他滨化疗 6 周期，末次化疗时间为 2016 年 2 月 1 日。患者主诉神疲乏力、纳差、食之无味，时有腹胀，便溏，夜寐差。舌质淡白胖大，苔白腻，脉弦细弱。

中医诊断：癌症（胰腺癌）。

中医辨证：脾虚气滞，湿毒内结。

中医治法：益气健脾，理气化湿散结。

处　　方：

太子参 15g	党参 15g	炒白术 15g	茯苓 15g
苏梗 12g	瓜蒌皮 15g	半夏 12g	猪苓 15g
陈皮 6g	山药 15g	薏苡仁 20g	炒谷芽 20g
炒麦芽 20g	八月札 10g	莪术 15g	菝葜 15g
肿节风 15g	鸡内金 9g	枣仁 20g	

二诊（2016 年 3 月 4 日）：患者诉精神较前好转，进食改善，腹胀有所缓解，仍便溏。处方如下：

党参 15g	炒白术 15g	茯苓 15g	苏梗 12g
木香 10	厚朴 10g	佛手 10g	陈皮 6g
豆蔻 6g	炒山药 30g	炒薏苡仁 20g	猪苓 30g
炒谷芽 20g	炒麦芽 20g	八月札 10g	莪术 15g
菝葜 15g	肿节风 15g	鸡内金 9g	

三诊（2016 年 3 月 18 日）：患者精神尚可，基本无腹胀，食欲、睡眠均改善，大便时有成形。处方如下：

太子参 15g	党参 15g	炒白术 15g	茯苓 15g
苏梗 12g	佛手 10g	炒山药 15g	炒薏苡仁 20g
炒谷芽 20g	炒麦芽 20g	猪苓 30g	八月札 10g
莪术 15g	菝葜 15g	肿节风 15g	鸡内金 9g

按语　胰腺癌是较为常见的消化系统肿瘤之一。胰腺癌患者大多起病隐匿，早期症状不典型，主要症状有上腹部不适、消化不良或腹泻、隐痛，症状缺乏特异性。胰腺癌诊断后能手术的病人在 20%左右，术后易发生复发和远处转移，术后患者的 5 年生存率低于 20%。该患者已行手术及化疗，目前处于恢复期，正气耗损，脾胃功能受损，遂出现腹胀、纳差、便溏等脾气虚的一系列症状，余师运用太子参及四君子汤益气健脾，并苏梗、木香、厚朴、佛手、陈皮、青皮、山药、薏苡仁、八月札健脾理气化湿，炒谷芽、炒麦芽、鸡内金健脾消食，并用猪苓、莪术、菝葜、肿节风等清热解毒抗肿瘤的中药预防肿瘤复发，枣仁安

眠。该方以扶助正气为主，兼以预防肿瘤复发，以达到提高患者生存质量、延长寿命之目的。

『病案5』

患者，王某，女，64岁。

患者于2016年5月25日行胰腺癌切除术，术后病理：中至高分化胰腺导管癌。术后放疗25次，并结合化疗。患者于2017年9月11日来中医科就诊。患者诉口苦，脘胁胀满，纳呆，大便干结，小便偏黄，舌胖，苔黄，脉沉弦。

中医诊断：癌症（胰腺癌）。

中医辨证：肝胃郁热内结。

中医治法：疏肝解郁，清热解毒散结。

处　方：

柴胡9g	枳壳9g	陈皮6g	白芍12g
川芎10g	焦栀子9g	黄芩9g	金钱草30g
夏枯草9g	龙胆草9g	丹皮15g	制军6g
郁金9g	鸡内金9g	肿节风7g	三叶青6g
菝葜15g	蛇舌草30g	半枝莲15g	七叶一枝花9g
半边莲15g	莪术12g		

复诊（2017年9月18日）：患者诉口苦、脘胁胀满较前好转，食欲有所改善，大便通畅，小便偏黄，舌胖，苔略黄腻，脉沉弦。处方如下：

柴胡9g	枳壳9g	陈皮6g	白芍12g
川芎10g	焦栀子9g	黄芩9g	金钱草30g
夏枯草9g	龙胆草9g	丹皮15g	郁金9g
鸡内金9g	肿节风7g	三叶青6g	蛇舌草30g
菝葜15g	莪术12g	半枝莲15g	七叶一枝花9g
半边莲15g	薏苡仁30g	炒白术15g	

三诊（2017年9月25日）：患者诉无明显口苦，胁肋胀满仍存，大便通畅，小便色清，舌胖，苔薄白，脉沉弦。

柴胡9g	枳壳9g	陈皮6g	白芍12g
川芎10g	焦栀子9g	黄芩9g	金钱草30g
夏枯草9g	丹皮15g	郁金9g	莪术12g
肿节风7g	三叶青6g	蛇舌草30g	半枝莲15g
菝葜15g	半边莲15g	七叶一枝花9g	薏苡仁30g
炒白术15g	鸡内金9g	莱菔子15g	

按语　胰腺癌为消化系统最为常见的恶性肿瘤之一，预后差，病死率高。随着医学体检的普及，早中期胰腺癌的检出率逐年提高。该患者已行胰腺癌切除术，邪实已祛，余师认为患者肝胃内热仍存，若不加以调理，时之日久，患者有再次形成癥瘕的风险，出现肿瘤复发，遂予以运用柴胡疏肝散加减疏肝解郁，清热解毒散结以达到预防肿瘤复发之目的。本方中运用柴胡疏肝散如柴胡、枳壳、陈皮、白芍、川芎疏肝解郁，焦栀子、黄芩、金钱

草、夏枯草、龙胆草、丹皮、制军、郁金清泻肝胃之郁火，肿节风、三叶青、菝葜、蛇舌草、七叶一枝花、半枝莲、半边莲、莪术清热解毒抗肿瘤，鸡内金促消化。患者服用中药3个月后上述症状基本消失，精神状态良好，无明显腹胀腹痛，食欲正常。大便通畅。舌质淡红苔薄白，脉偏弦。

『**病案 6**』

患者，万某，女，74 岁。

患者于 2017 年 10 月 23 日因"腹痛 4 月余"就诊，患者主诉左上腹疼痛已 4 月余，伴进行性消瘦，食欲下降。当地医院全腹 CT 提示胰腺恶性肿瘤。患者及家属因考虑患者年事已高，治疗上不考虑手术治疗及全身化疗，欲求中医药治疗。精神偏差，左上腹隐痛伴时有腹胀，时有恶心感，无呕吐，食欲较前下降，大便干结，小便尚可。舌质淡紫边有瘀斑，脉弦细。

中医诊断：癌症（胰腺癌）。

中医辨证：气滞血瘀，瘀毒内结。

中医治法：理气止痛，活血化瘀，软坚散结。

处　　方：

延胡索 24g	赤芍 24g	当归 12g	桃仁 15g
香附 12g	枳壳 10g	川芎 10g	乌药 10g
莪术 12g	三棱 6g	仙鹤草 30g	半边莲 15g
半枝莲 15g	藤梨根 30g	石见穿 15g	三叶青 6g
菝葜 15g	肿节风 12g	浙贝母 15g	甘草 6g
制军 15g			

复诊（2017 年 11 月 6 日）：患者诉服用 2 周中药后腹痛稍有缓解，时有腹胀，诉略感乏力，食欲欠佳，大便通畅。处方如下：

延胡索 24g	赤芍 24g	当归 12g	桃仁 15g
香附 12g	枳壳 10g	乌药 10g	莪术 12g
仙鹤草 30g	半边莲 15g	半枝莲 15g	藤梨根 30g
石见穿 15g	三叶青 6g	菝葜 15g	肿节风 12g
浙贝母 15g	炒麦芽 15g	焦山楂 10g	鸡内金 10g
党参 20g	甘草 6g		

三诊（2017 年 11 月 20 日）：患者诉乏力较前缓解，食欲改善，左上腹时有隐痛，疼痛比 1 个月前减轻，大便通畅。处方如下：

黄芪 15g	女贞子 15g	党参 20g	延胡索 24g
赤芍 24g	香附 12g	枳壳 10g	乌药 10g
三叶青 6g	半边莲 15g	莪术 12g	仙鹤草 30g
菝葜 15g	半枝莲 15g	藤梨根 30g	石见穿 15g
肿节风 12g	浙贝母 15g	炒麦芽 15g	焦山楂 10g
鸡内金 10g			

按语 胰腺癌起病隐匿，早期症状不典型，上腹部疼痛是最常见的症状之一。中晚期胰腺癌可表现为剧烈的腹痛，严重影响患者的生活质量和生存质量。目前临床上对于癌痛西医以止痛药物的应用为主。中医从胰腺癌的病因病机出发，认为由于正气虚损、阴阳失衡、留滞外邪，致使气滞血瘀、痰凝毒聚、相互胶结，蕴结成癌肿。"不通则痛"，运用行气止痛类中药达到止痛效果。余师运用较大剂量的延胡索及莪术、三棱、香附、乌药行气止痛，赤芍、当归、桃仁、川芎活血化瘀，半边莲、藤梨根、石见穿、三叶青、菝葜、肿节风、浙贝母清热解毒，软坚散结，仙鹤草补虚，根据症状加减炒麦芽、焦山楂、鸡内金等促进消化，党参、黄芪、女贞子等益气，增强免疫力。患者腹痛症状得到缓解，乏力改善、食欲增进，大便通畅，病情有所控制，生活质量得到一定的提高，达到良好的治疗效果。

『病案7』

患者，李某，男，53岁，杭州人。

患者于2017年10月31日就诊，2017年7月28日行胰十二指肠切除术治疗，病理提示胰腺癌伴淋巴结转移。术后曾行吉西他滨单药化疗10余次，后因不能耐受化疗停药，遂来中医科寻求中医药治疗。主诉神疲乏力，时有头晕，上腹部胀满不适，进食后明显，无明显腹痛，纳食呆，夜寐欠佳，大便溏。面色㿠白，舌质淡红苔稍白腻，脉偏细。

中医诊断：癌症（胰腺癌）。

中医辨证：脾虚气滞，瘀毒内结。

中医治法：益气健脾，理气化瘀散结。

处　　方：

党参 15g	炒白术 15g	茯苓 15g	炙黄芪 15g
炒薏苡仁 30g	苍术 10g	山药 15g	炒麦芽 15g
莱菔子 12g	柴胡 6g	干姜 8g	郁金 10g
梅花 6g	三叶青 6g	山慈菇 10g	香茶菜 10g
钩藤 15g	莪术 10g	藤梨根 15g	肿节风 15g
枣仁 20g			

复诊（2017年11月14日）：患者诉乏力较前改善，腹胀稍有缓解，改善不明显，夜寐尚可，大便偏溏。处方如下：

党参 15g	炒白术 15g	茯苓 15g	炙黄芪 15g
炒薏苡仁 30g	苍术 10g	山药 15g	炒麦芽 15g
莱菔子 12g	柴胡 6g	干姜 8g	郁金 10g
梅花 6g	三叶青 6g	山慈菇 10g	香茶菜 10g
钩藤 15g	莪术 10g	藤梨根 15g	肿节风 15g
陈皮 10g	青皮 10g	枳壳 10g	

三诊（2017年11月28日）：患者诉精神逐渐恢复，腹胀缓解，时有胃部不适，无恶心呕吐，夜寐尚可，大便基本成形，时有溏。

党参 15g	炒白术 15g	茯苓 15g	炙黄芪 15g
炒薏苡仁 30g	苍术 10g	山药 15g	炒麦芽 15g
莱菔子 12g	柴胡 6g	干姜 8g	郁金 10g
梅花 6g	三叶青 6g	山慈菇 10g	香茶菜 10g
钩藤 15g	莪术 10g	藤梨根 15g	肿节风 15g
陈皮 10g	木香 10g	枳壳 10g	苏梗 12g

按语　该患者为胰腺癌术后，并行术后化疗，说明邪实已祛，但正气亏虚，出现神疲乏力、面色㿠白等气虚表现及上腹部胀满、纳食呆、大便溏等脾气虚表现，余师根据患者术后正气亏虚、脾胃功能虚弱的表现，辨证施治，予以健脾益气祛湿、清热解毒抗肿瘤治疗。运用四君子汤加黄芪、薏苡仁、苍术、山药益气健脾，炒麦芽、莱菔子促消化，柴胡、郁金、梅花、陈皮、青皮、枳壳疏肝理气，干姜温中健脾，三叶青、山慈菇、香茶菜、钩藤、莪术、藤梨根、肿节风抗肿瘤治疗，枣仁安神助眠，患者经过一个月的治疗，气虚症状逐渐改善，脾胃功能逐渐恢复，继续予以服用上述四君子汤加减益气健脾，以达到"正气存内、邪不可干"的治疗目的，预防肿瘤复发。

『病案 8』

患者，虞某，男，68 岁，杭州人。

2018 年 5 月 2 日来中医科就诊，主诉：反复腹痛 1 月余。1 月余前无明显诱因下出现上腹部疼痛，呈胀痛，与进食无关，晨起口苦，伴口臭，时有恶心，无呕吐，食欲尚可，大便偏干，夜寐可。舌质红苔黄腻，脉弦滑。平素嗜食烟酒及肥甘厚腻之品。磁共振检查提示胰腺癌伴肝转移，无手术指征。患者拒绝全身化疗，欲求中医药抗肿瘤治疗。

中医诊断：癌症（胰腺癌）。

中医辨证：肝胆湿热，瘀毒内结。

中医治法：疏肝解郁，理气止痛，散结消癥。

处　　方：

柴胡 10g	枳壳 10g	陈皮 6g	白芍 12g
川芎 10g	煨木香 12g	炒黄连 12g	砂仁 6g（后煎）
延胡索 30g	川楝子 9g	生白术 24g	茯苓 15g
薏苡仁 30g	藿香 12g	苏梗 12g	半边莲 15g
平地木 15g	莪术 12g	浙贝母 15g	白花蛇舌草 30g
半枝莲 15g	肿节风 15g	炙甘草 6g	

复诊（2018 年 5 月 29 日）：患者诉上腹部胀满缓解，但疼痛仍存，口苦减轻，无恶心感，大便偏干。舌质偏红苔薄黄腻，脉弦滑。处方如下：

柴胡 10g	枳壳 10g	陈皮 6g	白芍 12g
川芎 10g	煨木香 12g	炒黄连 12g	砂仁 6g（后煎）
延胡索 30g	川楝子 9g	生白术 24g	茯苓 15g
薏苡仁 30g	苏梗 12g	半边莲 15g	莪术 12g
浙贝母 15g	半枝莲 15g	肿节风 15g	白花蛇舌草 30g

枳实 10g　　制军 15g

三诊（2018 年 6 月 12 日）：患者诉时有乏力感，上腹部胀满缓解，疼痛缓解，无口苦，无恶心呕吐，大便通畅。舌质偏红苔薄白，脉偏弦。处方如下：

柴胡 10g	枳壳 10g	陈皮 6g	白芍 12g
川芎 10g	煨木香 12g	炒黄连 12g	砂仁 6g（后煎）
延胡索 30g	生白术 24g	茯苓 15g	薏苡仁 30g
苏梗 12g	半边莲 15g	莪术 12g	肿节风 15g
枳实 10g	制军 15g	半枝莲 15g	白花蛇舌草 30g
黄芪 15g	仙鹤草 30g		

按语　腹痛是胰腺癌最常见的症状之一，约有 80% 的患者有腹痛症状，多为肿瘤致胰管或胆管梗阻，胆汁排泄不畅，胆道内压力升高，胆管及胆囊不同程度扩张而引起的。该患者平素嗜食烟酒及肥甘厚腻之品，脾胃受损，脾虚肝郁、湿热蕴蒸，瘀毒内阻，久成癥瘕；"不通则痛"，遂患者出现反复的上腹部疼痛，以胀痛为主。余师运用柴胡疏肝散加减以疏肝解郁、理气止痛，兼化瘀消癥。柴胡、枳壳、陈皮、白芍、川芎、煨木香疏肝理气，延胡索、川楝子行气止痛，炒黄连、砂仁、生白术、茯苓、薏苡仁、藿香、苏梗健脾化湿和胃，半边莲、平地木、莪术、浙贝母、白花蛇舌草、半枝莲、肿节风清热解毒散结消癥，并根据临床症状酌情加减。患者上述症状有所改善，服用上述药物 3 个月来病情稳定，并未见明显病灶进展。

『病案 9』

患者，陈某，男，69 岁，浙江余杭人。

患者 2018 年 2 月份体检时发现胰腺占位，同年 3 月在肝胆胰外科行胰十二指肠切除术，术后病理：低分化腺癌，部分肉瘤。于 2018 年 6 月 25 日来中医科就诊，患者面色㿠白，主诉神疲乏力，伴胃纳差，进食后腹胀明显，无明显腹痛，大便溏，每日解 3~4 次，量不多，夜寐一般。舌质淡红苔薄白腻，脉偏细弱。

中医诊断：癌症（胰腺癌）。

中医辨证：脾虚气滞，瘀毒内结。

中医治法：益气健脾，理气化瘀散结。

处　　方：

党参 15g	炒白术 15g	茯苓 15g	陈皮 10g
半夏 9g	炙黄芪 15g	炒麦芽 15g	炒薏苡仁 30g
炒山药 30g	鸡内金 9g	焦栀子 9g	七叶一枝花 9g
金钱草 30g	半枝莲 15g	半边莲 15g	白花蛇舌草 30g
黄芩 10g	柴胡 9g	菝葜 15g	藤梨根 30g
浙贝母 15g	炙甘草 6g		

复诊（2018 年 7 月 13 日）：患者诉精神较前好转，腹胀缓解，胃纳一般，大便仍溏。处方如下：

党参 15g	炒白术 15g	茯苓 15g	陈皮 10g
半夏 9g	炙黄芪 15g	炒麦芽 15g	炒薏苡仁 30g
炒山药 30g	鸡内金 9g	焦栀子 9g	金钱草 30g
半枝莲 15g	藤梨根 30g	半边莲 15g	白花蛇舌草 30g
黄芩 10g	柴胡 9g	煨葛根 20g	升麻 9g
菝葜 15g	炙甘草 6g		

三诊（2018 年 7 月 27 日）：患者主诉活动后仍有乏力感，无明显腹胀腹痛，胃纳一般，大便基本成形，每日 1～2 次。处方如下：

党参 15g	炒白术 15g	茯苓 15g	炙黄芪 30g
半夏 9g	炒麦芽 15g	炒薏苡仁 30g	炒山药 30g
鸡内金 9g	焦栀子 9g	黄芩 10g	柴胡 9g
金钱草 30g	半枝莲 15g	半边莲 15g	白花蛇舌草 30g
菝葜 15g	藤梨根 30g	煨葛根 20g	升麻 9g
炙甘草 6g	太子参 15g		

按语　患者胰腺癌术后气虚较明显，表现为一系列气虚及脾气虚症状，如面色㿠白，神疲乏力，胃纳差，进食后腹胀明显，大便溏。余师辨证施治，运用四君子汤加减益气健脾，补益脾胃，"脾胃为后天之本"，脾胃之气得到补益，气血生化有源，人体的气血逐渐充实，"正气存内，邪不可干"，以达到抑制肿瘤复发的效果。

『病案 10』

患者，陈某，男，64 岁。

患者于 2018 年 6 月 4 日来中医科就诊，患者主诉 1 个月前出现尿黄肤黄，2 周前行全腹增强 CT 提示胰腺占位伴周边组织浸润，暂无手术指征，1 周前放置胆总管支架减黄治疗。现患者欲求中医药治疗。诉有口苦口臭，伴口渴，但不喜欢喝水，上腹部时有胀满不适，便溏，舌红苔黄或腻，脉数。

中医诊断：癌症（胰腺癌）。

中医辨证：湿热内蕴，瘀毒内结。

中医治法：清热化湿，化瘀散结。

处　　方：

杏仁 12g	薏苡仁 30g	豆蔻 6g（后煎）	厚朴 9g
半夏 9g	藿香 12g	苏梗 12g	茯苓 15g
苍术 9g	陈皮 9g	猪苓 15g	泽泻 15g
金钱草 30g	鸡内金 10g	郁金 9g	茵陈 15g
菝葜 15g	半枝莲 15g	半边莲 15g	猫人参 15g
莪术 12g			

复诊（2018 年 6 月 18 日）：患者诉口苦口臭改善，腹胀缓解，乏力仍较明显，便溏。

处方如下：

杏仁 12g	薏苡仁 30g	豆蔻 6g（后煎）	厚朴 9g
半夏 9g	藿香 12g	苏梗 12g	茯苓 15g
苍术 9g	陈皮 9g	猪苓 15g	泽泻 15g
金钱草 30g	鸡内金 10g	郁金 9g	茵陈 15g
菝葜 15g	半枝莲 15g	半边莲 15g	猫人参 15g
莪术 12g	黄芪 15g	女贞子 15g	

三诊（2018 年 7 月 2 日）：患者诉口苦口臭明显改善，腹胀仍存，精神好转，大便基本成形。处方如下：

杏仁 12g	薏苡仁 30g	豆蔻 6g（后煎）	厚朴 9g
半夏 9g	茯苓 15g	苍术 9g	陈皮 9g
猪苓 15g	金钱草 30g	鸡内金 10g	郁金 9g
茵陈 15g	菝葜 15g	半枝莲 15g	半边莲 15g
猫人参 15g	莪术 12g	黄芪 15g	女贞子 15g
川楝子 9g	枳壳 10g		

按语 黄疸是胰腺癌的症状之一，发生率很高，尤其是肿瘤发生在胰头部位者，发生率在 90% 以上。目前西医学上以姑息性的减黄治疗为主，多以放置支架内引流或经皮置管外引流，以达到减黄的目的。该患者主诉口苦口臭，伴口渴，上腹部时有胀满不适，便溏，舌红苔黄或腻，脉数。余师分析上述症状，认为患者湿热蕴结，化毒成瘀，毒瘀内聚，形成癥瘕。宜清热化湿、化瘀散结。方中运用三仁汤合茵陈五苓散加减，三仁汤出自《温病条辨》，主治湿温初起及暑温夹湿之湿重于热证，方用于此意在清利湿热；茵陈五苓散出自《金匮要略》，主治湿热黄疸，湿重于热，小便不利者，用于此意在化湿退黄，两方合用清热化湿退黄效果显著，兼用菝葜、半枝莲、半边莲、猫人参、莪术清热解毒散结抗肿瘤。

『病案 11』

患者，夏某，男，53 岁，甘肃省嘉峪关市人。

患者于 2018 年 5 月 14 日就诊，半年前行胰腺癌根治术，手术顺利，术后恢复良好，主诉术后经常腹泻，伴便前腹痛，两胁常有胀痛不适感，情绪欠佳（既往患者性格内向），食欲睡眠一般，舌质淡胖边有齿痕，苔薄黄偏腻。脉弦细。

中医诊断：癌症（胰腺癌）。

中医辨证：肝郁脾虚，瘀毒内结。

中医治法：疏肝理气，健脾止泻，化瘀散结。

处　　方：

柴胡 10g	枳壳 10g	陈皮 6g	白芍 12g
川芎 10g	煨葛根 12g	炒黄连 12g	炒黄芩 9g
焦栀子 9g	延胡索 24g	炒党参 30g	茯苓 15g
炒白术 15g	炒山药 30g	菝葜 15g	半边莲 15g
炒防风 9g	炒扁豆 15g	炒薏苡仁 50g	鸡内金 9g
苏梗 12g	神曲 15g		

复诊（2018 年 5 月 28 日）：诉两胁胀痛较前缓解，腹泻略有好转，遇冷腹泻明显，食欲改善，但动则疲劳感明显。处方如下：

柴胡 10g	枳壳 10g	陈皮 6g	川芎 10g
煨葛根 12g	炒黄连 12g	炒黄芩 9g	肉豆蔻 9g
延胡索 24g	炒党参 30g	茯苓 15g	炒防风 9g
炒白术 15g	炒山药 30g	菝葜 15g	半边莲 15g
炒扁豆 15g	炒薏苡仁 50g	鸡内金 9g	神曲 15g
黄芪 20g	仙鹤草 15g		

三诊（2018 年 6 月 11 日）：诉两胁胀痛偶有发生，腹泻明显好转，食欲改善，乏力感改善。处方如下：

柴胡 10g	枳壳 10g	陈皮 6g	川芎 10g
煨葛根 12g	延胡索 24g	炒党参 30g	肉豆蔻 9g
茯苓 15g	炒防风 9g	炒白术 15g	炒山药 30g
菝葜 15g	半边莲 15g	炒扁豆 15g	炒薏苡仁 50g
鸡内金 9g	苏梗 12g	神曲 15g	仙鹤草 15g
黄芪 20g	女贞子 15g		

按语　余师认为，该患者是内向性格，容易出现肝郁气滞，胰腺癌根治术后现两胁胀痛、腹泻等肝郁脾虚表现，肝郁而气滞，脾虚而生湿，气滞血瘀、水湿相合易再次形成癥痕。余师运用柴胡疏肝散合四君子汤加减疏肝理气，健脾止泻，化瘀散结来达到气血调和之目的，以预防肿瘤复发。

『病案 12』

患者，金某，女，75 岁，浙江省临安市人。

患者于 2015 年 7 月 7 日就诊，1 月余前因胰腺占位曾行胰体尾切除术，术后恢复尚可，术后病理提示胰腺腺癌。患者及家属因考虑年纪偏大，暂不行全身化疗，欲求中医治疗。诉术后略感乏力，胃纳一般，平时少吃多餐，多食后易腹胀，偶有腹泻，平素大小便正常，睡眠佳。舌质淡红苔薄白，脉偏弦细。

中医诊断：癌症（胰腺癌）。

中医辨证：脾虚气滞，瘀毒内结。

中医治法：益气健脾，理气化瘀散结。

处　　方：

党参 15g	炒白术 15g	茯苓 15g	苏梗 12g
厚朴 10g	佛手 10g	陈皮 6g	炒山药 15g
薏苡仁 20g	炒谷芽 20g	炒麦芽 20g	鸡内金 10g
猪苓 30g	八月札 10g	莪术 15g	菝葜 15g
肿节风 15g	藤梨根 20g	蚤休 10g	炙甘草 6g

复诊（2015 年 7 月 21 日）：患者主诉食欲较前改善，但仍控制饮食，基本上无腹胀现象，偶有腹泻，矢气偏多，平素无乏力感。处方如下：

党参 15g	炒白术 15g	茯苓 15g	苏梗 12g
厚朴 10g	佛手 10g	陈皮 6g	炒山药 15g
薏苡仁 20g	炒谷芽 20g	炒麦芽 20g	鸡内金 10g
八月札 10g	莪术 15g	肿节风 15g	藤梨根 20g
蚤休 10g	炙甘草 6g	炒槟榔 15g	

三诊（2015 年 8 月 18 日）：患者主诉食欲较前改善，但仍控制饮食，基本上无腹胀现象，偶有腹泻，平素精神可，乏力感不明显。

党参 15g	炒白术 15g	茯苓 15g	苏梗 12g
厚朴 10g	佛手 10g	陈皮 6g	炒山药 15g
薏苡仁 20g	炒谷芽 20g	炒麦芽 20g	鸡内金 10g
八月札 10g	莪术 15g	菝葜 15g	肿节风 15g
藤梨根 20g	蚤休 10g	黄芪 20g	女贞子 15g
炙甘草 6g			

按语 该患者胰腺癌术后恢复尚可，略有气虚症状，余师运用四君子汤益气健脾，山药、薏苡仁健脾，苏梗、厚朴、佛手、陈皮、八月札理气，炒谷芽、炒麦芽、鸡内金消食促消化，莪术、菝葜、肿节风、藤梨根、蚤休联合抗肿瘤治疗。猪苓因考虑其中的"猪苓多糖"成分能提高免疫力，故此方中使用较大剂量的猪苓来达到预防肿瘤复发的目的。余师开方之余，嘱咐患者保持心情舒畅及适量运动，以便气血顺畅运行。全方扶正固本，并兼以理气散结抗肿瘤治疗。患者服用此方，病情稳定期达 2 年之久，疗效显著。

『病案 13』

患者，金某，女，77 岁，浙江杭州市人。

就诊日期：2015 年 5 月 21 日。患者主诉发现胰头占位 1 月余，时有嗳气泛酸，进食后饱胀感，食量下降，偶有便溏，无明显腹痛，无发热，体重近 3 个月下降约 4 千克。舌质淡红苔薄白，脉细。

中医诊断：癌症（胰腺癌）。

中医辨证：脾虚气滞，瘀毒内结。

中医治法：益气健脾，理气化瘀散结。

处　　方：

党参 15g	炒白术 15g	茯苓 15g	苏梗 12g
厚朴 10g	佛手 10g	陈皮 6g	薏苡仁 20g
炒谷芽 20g	炒麦芽 20g	鸡内金 10g	焦山楂 12g
八月札 10g	莪术 15g	菝葜 15g	肿节风 15g
藤梨根 20g	蚤休 10g	海螵蛸 15g	煅瓦楞子 20g

复诊（2015 年 6 月 5 日）：患者诉嗳气泛酸较前改善，食量略有提高，进食后饱胀感缓解。二便无殊。处方如下：

| 党参 15g | 炒白术 15g | 茯苓 15g | 苏梗 12g |

厚朴 10g	佛手 10g	陈皮 6g	薏苡仁 20g
炒谷芽 20g	炒麦芽 20g	鸡内金 10g	焦山楂 12g
八月札 10g	莪术 15g	菝葜 15g	肿节风 15g
藤梨根 20g	蚤休 10g	海螵蛸 15g	煅瓦楞子 20g
石见穿 15g	枳壳 12g		

三诊（2015年7月2日）：患者诉嗳气泛酸好转，食量基本稳定，进食后饱胀感缓解。二便无殊。体重无明显变化。活动后有乏力感。处方如下：

党参 15g	炒白术 15g	茯苓 15g	苏梗 12g
厚朴 10g	佛手 10g	陈皮 6g	薏苡仁 20g
炒谷芽 20g	炒麦芽 20g	鸡内金 10g	焦山楂 12g
八月札 10g	莪术 15g	菝葜 15g	肿节风 15g
藤梨根 20g	石见穿 15g	海螵蛸 15g	仙鹤草 30g
枳壳 12g	白花蛇舌草 30g		

按语　该患者为老年女性，临床症状主要以消化系统症状为主，余师认为该患者年事已高，正气已衰，邪实形成，目前临床表现以脾气虚为主，治疗原则以益气健脾、理气化瘀散结为主，以四君子汤益气健脾，薏苡仁健脾，苏梗、厚朴、佛手、陈皮、八月札理气，炒谷芽、炒麦芽、鸡内金、焦山楂消食促消化，海螵蛸、煅瓦楞子抑酸护胃，莪术、菝葜、肿节风、藤梨根、蚤休联合抗肿瘤治疗。根据症状的不同酌情加减，提高患者的生存质量，延长患者的生存时间。

『病案 14』

患者，戴某，男，45岁，浙江萧山人。

就诊日期：2012年8月27日。患者主诉胰腺癌术后3年余，病情稳定2年，1年余前发现肿瘤复发，予以吉西他滨单药化疗，化疗总共10余次，近2个月来发现肿瘤进展，未再行全身化疗，现神疲乏力，身体消瘦，手足心热，上腹部隐痛，食量一般，口干，大便干。舌质红光苔，脉细数。

中医诊断：癌症（胰腺癌）。

中医辨证：阴虚内热，瘀毒内结。

中医治法：养阴清热，化瘀散结。

处　　方：

生地 30g	北沙参 10g	麦冬 10g	当归 10g
川楝子 9g	延胡索 20g	地骨皮 30g	黄柏 12g
知母 15g	天花粉 15g	生麦芽 15g	鸡内金 15g
生谷芽 20g	焦山楂 15g	焦神曲 15g	大黄 6g
浙贝 15g	菝葜 15g	肿节风 15g	白花蛇舌草 30g
藤梨根 20g			

复诊（2012年9月4日）：主诉口干、手足心热好转，大便通畅。上腹部隐痛缓解，进食有腹胀不适感。处方如下：

生地 30g	北沙参 10g	麦冬 10g	当归 10g
川楝子 9g	延胡索 20g	地骨皮 30g	黄柏 12g
知母 15g	天花粉 15g	生麦芽 15g	鸡内金 15g
生谷芽 20g	焦山楂 15g	焦神曲 15g	大黄 6g
浙贝 15g	菝葜 15g	肿节风 15g	白花蛇舌草 30g
藤梨根 20g	苏梗 12g	佛手 10g	

三诊（2012 年 9 月 20 日）：主诉口干、手足心热好转，大便通畅。上腹部隐痛缓解，胃部不适感改善，近期夜寐欠佳。处方如下：

生地 30g	北沙参 10g	麦冬 10g	当归 10g
延胡索 20g	黄柏 12g	知母 15g	鸡内金 15g
生麦芽 15g	生谷芽 20g	焦山楂 15g	焦神曲 15g
大黄 6g	浙贝 15g	藤梨根 20g	白花蛇舌草 30g
菝葜 15g	肿节风 15g	苏梗 12g	枣仁 20g
佛手 10g			

按语　该患者胰腺癌术后、全身化疗后，出现一派阴虚内热的征象，如身体消瘦，手足心热，上腹部隐痛，口干，大便干，舌质红光苔，脉细数。余师四诊合参，辨证施治，运用一贯煎加减，养阴清热、化瘀散结。一贯煎出自清代名医魏玉璜的《续名医类案》，是由生地黄、当归、枸杞、北沙参、麦冬、川楝子组成，是一首滋阴疏肝的名方，主治肝肾阴虚，肝气郁滞证。余师运用一贯煎加减养阴清热疏肝，改善患者阴虚症状，同时兼以延胡索理气止痛，地骨皮清虚热，黄柏、知母、天花粉清热，生麦芽、鸡内金、生谷芽、焦山楂、焦神曲消食促消化，白花蛇舌草、浙贝、菝葜、肿节风、藤梨根清热解毒、抗肿瘤治疗。全方运用改善患者症状，提高生活质量，延长生存时间。

『病案 15』

患者，高某，女，91 岁，浙江省杭州人。

患者 2014 年 6 月 11 日来中医科就诊。患者主诉上腹部疼痛 1 月余，位置较固定，食欲一般，上腹部胀闷不适，有恶心感无明显呕吐，大便偏干，无发热，我院查全腹 CT 提示胰腺病变，腹腔多发结节，肿瘤标志物糖类抗原 199 大于 12 000ng/ml，癌胚抗原 164.1ng/ml。舌质青紫，边有瘀斑，苔薄，脉细。

中医诊断：癌症（胰腺癌）。

中医辨证：气滞血瘀，瘀毒内结。

中医治法：理气止痛，活血化瘀，软坚散结。

处　　方：

延胡索 30g	赤芍 15g	制香附 12g	红花 10g
桃仁 15g	枳壳 10g	八月札 10g	五灵脂（布包）10g
川芎 10g	丹皮 15g	乌药 10g	炮山甲（先煎）9g
菝葜 30g	藤梨根 30g	浙贝母 15g	甘草 6g

复诊（2014 年 6 月 25 日）：患者主诉上腹部疼痛有所缓解，腹胀减轻，胃纳欠佳，大

便尚通畅。睡眠一般。处方如下：

延胡索 30g	赤芍 15g	制香附 12g	红花 10g
桃仁 15g	枳壳 10g	八月札 10g	五灵脂（布包）10g
川芎 10g	丹皮 15g	乌药 10g	炮山甲 9g（先煎）
菝葜 30g	藤梨根 30g	浙贝母 15g	甘草 6g
苏梗 12g	鸡内金 10g		

三诊（2014 年 7 月 16 日）：患者主诉上腹部疼痛仍有，较前缓解，胃纳稍有改善，大便难解。睡眠一般。处方如下：

延胡索 30g	赤芍 15g	制香附 12g	红花 10g
桃仁 15g	枳壳 10g	八月札 10g	五灵脂（布包）10g
丹皮 15g	乌药 10g	菝葜 30g	炮山甲 9g（先煎）
藤梨根 30g	浙贝母 15g	苏梗 12g	鸡内金 10g
枳实 10g	厚朴 10g	大黄 6g（后下）	甘草 6g

按语　患者为高龄女性，上腹部疼痛，位置较固定，伴胀闷不适，有恶心无呕吐，大便偏干，舌质青紫，边有瘀斑，苔薄，脉细，属于气滞血瘀证型。余师四诊合参，辨证施治，予以膈下逐瘀汤加减以理气活血止痛，软坚散结。膈下逐瘀汤出自《医林改错》，具有活血逐瘀、破癥消结之功效，主治积聚癥块，痛不移处，卧则腹坠，及肾泻、久泻由瘀血所致者。余师运用膈下逐瘀汤来治疗胰腺癌达到理气止痛，活血化瘀，软坚散结之功效。

『病案 16』

患者，诸某，女，67 岁。

患者于 2014 年 7 月 11 日来中医科就诊，诉胰腺恶性肿瘤术后 1 年余，现上腹部胀痛不适，口渴而不喜饮，皮肤巩膜黄染，口臭，小便黄赤，便稀溏，舌红苔黄腻，脉数。睡眠尚可。

中医诊断：癌症（胰腺癌）。

中医辨证：湿热内蕴，瘀毒内结。

中医治法：清热化湿，化瘀散结。

处　　方：

杏仁 12g	薏苡仁 30g	半夏 9g	豆蔻 6g（后煎）
厚朴 9g	苏梗 12g	茯苓 15g	苍术 9g
陈皮 9g	猪苓 30g	泽泻 15g	金钱草 30g
鸡内金 10g	郁金 9g	茵陈 20g	田基黄 15g
香附 15g	莪术 15g	菝葜 15g	肿节风 15g
藤梨根 30g			

复诊（2014 年 7 月 25 日）：患者诉口渴口臭较前好转，上腹部胀痛仍较明显，皮肤巩膜仍黄染。舌红苔薄黄腻，脉数。处方如下：

杏仁 12g	薏苡仁 30g	半夏 9g	豆蔻 6g（后煎）
厚朴 9g	苏梗 12g	茯苓 15g	苍术 9g

猪苓 30g	泽泻 15g	金钱草 30g	田基黄 15g
鸡内金 10g	郁金 9g	茵陈 20g	香附 15g
莪术 15g	菝葜 15g	肿节风 15g	藤梨根 30g
垂盆草 15g			

三诊（2014 年 9 月 9 日）：患者诉基本无口渴口臭，上腹部胀痛缓解，大便时成形，皮肤巩膜仍黄染，诉胃纳欠佳。舌红苔薄黄，脉数。

茵陈 20g	焦栀子 12g	薏苡仁 30g	半夏 9g
厚朴 9g	苏梗 12g	苍术 9g	豆蔻 6g（后煎）
茯苓 15g	泽泻 15g	金钱草 30g	田基黄 15g
鸡内金 10g	郁金 9g	莪术 15g	菝葜 15g
肿节风 15g	藤梨根 30g	垂盆草 15g	延胡索 20g
炒麦芽 15g	炒山楂 10g		

按语 该患者为老年女性，主诉胰腺癌术后，出现上腹部胀痛不适，口渴而不喜饮，皮肤巩膜黄染，口苦口臭，小便黄赤，便稀溏，舌红苔黄腻，脉数。余师认为，患者症状表现为湿热内蕴，湿热蕴结，若不干预，任由其发展，日久可成瘀成毒。湿毒瘀三者交阻，湿浊内生，邪毒留滞，积而成癥瘕。目前治疗宜予以清热化湿，防止毒瘀的再次形成。遂予以三仁汤加减，清热化湿，化瘀散结。患者服用 2 个月后上述症状有所缓解，效不更方，遂续原方治疗。

『病案 17』

患者，励某，男，81 岁，浙江宁波人。

患者于 2014 年 4 月 9 日来中医科就诊，主诉反复上腹部疼痛半年余，曾按胃痛治疗，效果不明显，近期因发现黄疸，全腹增强 CT 提示胰腺癌伴肝转移，患者及家属要求内科保守治疗，遂寻求中医药的治疗。现上腹部持续性疼痛，以止痛药物控制，伴上腹部胀满不适，进食后明显，食欲欠佳，偶有恶心感，无呕吐，面色晦暗，有乏力感，半年来体重下降约 5 千克，大便干结。舌质青紫，边有瘀斑，苔薄，脉弦细。

中医诊断：癌症（胰腺癌）。

中医辨证：气滞血瘀，瘀毒内结。

中医治法：理气止痛，活血化瘀，软坚散结。

处 方：

延胡索 50g	赤芍 15g	制香附 12g	桃仁 15g
枳壳 10g	枳实 15g	八月札 10g	五灵脂（布包）10g
川芎 10g	丹皮 15g	乌药 10g	郁金 10g
金钱草 30g	茵陈 30g	田基黄 15g	莪术 15g
猫人参 20g	石见穿 15g	菝葜 30g	藤梨根 30g
浙贝母 15g			

复诊（2014 年 4 月 28 日）：患者诉上腹部疼痛，止痛药物服用后控制良好，腹胀缓解，但大便仍欠通畅。胃纳略有改善。处方如下：

延胡索 50g	赤芍 15g	制香附 12g	桃仁 15g
枳壳 10g	枳实 15g	八月札 10g	乌药 10g
郁金 10g	金钱草 30g	莪术 15g	猫人参 20g
石见穿 15g	菝葜 30g	藤梨根 30g	浙贝母 15g
制军 15g	炒麦芽 15g	鸡内金 10g	

三诊（2014年5月19日）：患者诉上腹部疼痛，止痛药物服用后控制良好，腹胀缓解，食欲增加，大便通畅。处方如下：

延胡索 50g	赤芍 15g	制香附 12g	桃仁 15g
枳壳 10g	枳实 15g	八月札 10g	乌药 10g
郁金 10g	金钱草 30g	莪术 15g	猫人参 20g
石见穿 15g	菝葜 30g	藤梨根 30g	浙贝母 15g
炒麦芽 15g	鸡内金 10g	黄芪 20g	女贞子 15g

按语 该患者为老年患者，上腹部持续性疼痛，伴上腹部胀满不适，进食后明显，食欲欠佳，偶有恶心感，无呕吐，面色晦暗，有乏力感，大便干结。舌质青紫，边有瘀斑，苔薄，脉弦细。余师四诊合参，考虑患者属胰腺癌中的气滞血瘀型，予以膈下逐瘀汤加减以理气活血止痛，软坚散结。膈下逐瘀汤出自《医林改错》，方由灵脂、当归、川芎、桃仁、丹皮、赤芍、乌药、元胡、甘草、香附、红花组成，具有活血逐瘀、破癥消结之功效。余师运用膈下逐瘀汤加减以达活血逐瘀、破癥消结的疗效，并根据患者黄疸的症状，加用郁金、金钱草、茵陈、田基黄退黄，莪术、猫人参、石见穿、菝葜、藤梨根、浙贝母清热软坚抗肿瘤治疗。并根据服药后的症状酌情加减，缓解患者病情，减轻患者痛苦。该患者病情控制稳定近半年之久，后因病情进展离世。

『病案 18』

患者，章某，女，61岁，浙江省温州市人。

患者于2013年12月16日来中医科就诊，胰腺癌术后2月余，术后病理：（胰腺）低分化腺癌。诉术后乏力感明显，动则汗出，无夜间盗汗，食欲欠佳，进食后上腹部胀满不适，有恶心感，无呕吐，大便偏溏。舌质淡红苔薄白，脉偏弱。

中医诊断：癌症（胰腺癌）。

中医辨证：脾虚气滞，瘀毒内结。

中医治法：益气健脾，理气化瘀散结。

处　　方：

炒党参 20g	炒白术 15g	茯苓 15g	陈皮 10g
半夏 9g	砂仁 6g（后下）	木香 9g	炙黄芪 20g
防风 10g	苏梗 12g	枳壳 10g	炒麦芽 15g
鸡内金 9g	半枝莲 15g	半边莲 15g	白花蛇舌草 30g
菝葜 15g	肿节风 15g	藤梨根 30g	浙贝母 15g
大枣 15g			

复诊（2013年12月24日）：患者诉精神较前好转，腹胀缓解，胃纳一般，大便仍溏。

处方如下：

炒党参 20g	炒白术 15g	茯苓 15g	砂仁 6g（后下）
木香 9g	炙黄芪 20g	防风 10g	苏梗 12g
半枝莲 15g	半边莲 15g	藤梨根 30g	白花蛇舌草 30g
菝葜 15g	肿节风 15g	浙贝母 15g	煨葛根 20g
炒薏苡仁 30g	炒麦芽 15g	鸡内金 9g	大枣 15g

三诊（2014年1月13日）：患者主诉活动后仍有乏力感，无明显腹胀腹痛，胃纳一般，大便基本成形，每日1～2次。处方如下：

炒党参 20g	炒白术 15g	茯苓 15g	炙黄芪 20g
太子参 15g	仙鹤草 30g	炒薏苡仁 30g	砂仁 6g（后下）
半枝莲 15g	半边莲 15g	藤梨根 30g	白花蛇舌草 30g
菝葜 15g	肿节风 15g	浙贝母 15g	煨葛根 20g
鸡内金 9g	炒麦芽 15g	大枣 15g	

按语　患者胰腺癌术后气虚较明显，表现为一派气虚如肺气虚、脾气虚症状，表现为神疲乏力，动则出汗，胃纳差，进食后腹胀明显，大便溏。余师四诊合参，辨证施治，运用四君子汤加玉屏风散加减益气固护，补益脾胃，并加几味清热解毒药物预防肿瘤复发。四君子汤出自《太平惠民和剂局方》，是治疗脾胃气虚的主方、基础方。玉屏风散出自元代医家危亦林的《世医得效方》，具有益气固表止汗之功效。两方合用增加益气之功效，扶助患者正气生长，促使患者气血旺盛。达到"正气存内，邪不可干"的目的。

『病案19』

患者，杨某，男，55岁。

患者于2013年10月31日首次来中医科就诊，当时患者主诉胰腺癌术后1年余，术后口服替吉奥治疗，病情稳定，近期复查时发现癌胚抗原、糖类抗原199偏高，诉有口苦口臭，胃脘不适，痰多易咳出，上腹部时有胀满不适，便溏，舌红苔黄或腻，脉数。

中医诊断：癌症（胰腺癌）。

中医辨证：湿热内蕴，瘀毒内结。

中医治法：清热化湿，化瘀散结。

处　方：

杏仁 10g	薏苡仁 30g	厚朴 9g	豆蔻 6g（后煎）
半夏 9g	苏梗 12g	茯苓 15g	苍术 10g
木香 9g	陈皮 9g	猪苓 15g	泽泻 15g
浙贝 15g	菝葜 15g	莪术 12g	车前子 15g（包煎）
半枝莲 15g	半边莲 15g	猫人参 15g	大枣 15g

复诊（2013年11月18日）：患者诉口苦口臭改善，腹胀缓解，动则仍有乏力感，大便偶有成形。处方如下：

杏仁 10g	薏苡仁 30g	厚朴 9g	豆蔻 6g（后煎）

半夏 9g	苏梗 12g	茯苓 15g	苍术 10g
木香 9g	陈皮 9g	猪苓 15g	泽泻 15g
浙贝 15g	菝葜 15g	莪术 12g	车前子 15g（包煎）
半枝莲 15g	半边莲 15g	猫人参 15g	大枣 15g
黄芪 15g	女贞子 15g		

三诊（2013 年 12 月 3 日）：患者诉口苦口臭明显改善，精神好转，饱食后有腹胀感，大便基本成形，复查癌胚抗原、糖类抗原 199 水平较前下降。处方如下：

黄芪 15g	女贞子 15g	杏仁 10g	薏苡仁 30g
厚朴 9g	半夏 9g	苏梗 12g	豆蔻 6g（后煎）
茯苓 15g	苍术 10g	木香 9g	菝葜 15g
莪术 12g	半枝莲 15g	半边莲 15g	猫人参 15g
炒麦芽 15g	鸡内金 10g	大枣 15g	

按语 患者胰腺癌术后，近期诉有口苦口臭，胃脘不适，痰多易咯出，上腹部时有胀满不适，便溏，舌红苔黄或腻，脉数；血肿瘤标志物检查提示癌胚抗原、糖类抗原 199 偏高。余师四诊合参后分析：患者上述症状是湿热内蕴的表现，血肿瘤标志物升高，有可能再次出现瘀毒内结，形成癥瘕，遂予以清热化湿，化瘀散结，预防肿瘤复发，方中用三仁汤加减如杏仁、豆蔻、薏苡仁、厚朴、半夏、苏梗、茯苓、苍术、木香、陈皮、猪苓、泽泻、车前子等理气、清热、化湿，并加以浙贝、菝葜、半枝莲、半边莲、猫人参、莪术清热软坚散结，根据症状酌情加减用药。上方用药 2 个月后患者不适症状改善，而血液中的癌胚抗原、糖类抗原 199 下降，疗效良好。

『病案 20』

患者，王某，男，63 岁，江西人。

患者于 2018 年 5 月 15 日就诊，3 个月前行胰腺癌根治术，手术顺利，术后恢复良好，主诉术后心理负担较重，情绪不佳，两胁胀闷不适，胃纳一般，伴嗳气泛酸，伴腹泻，伴轻度腹痛，睡眠一般，舌质淡胖边有齿痕，苔薄黄偏腻。脉弦细。

中医诊断：癌症（胰腺癌）。

中医辨证：肝郁脾虚，瘀毒内结。

中医治法：疏肝理气，健脾止泻，化瘀散结。

处　方：

柴胡 12g	陈皮 6g	白芍 12g	枳壳 10g
川芎 10g	煨木香 12g	炒黄连 12g	焦栀子 12g
郁金 10g	苏梗 12g	党参 30g	茯苓 15g
炒白术 15g	炒薏苡仁 30g	鸡内金 9g	菝葜 15g
半边莲 15g	半枝莲 15g	莪术 15g	肿节风 15g
炙甘草 6g			

复诊（2018 年 5 月 28 日）：诉两胁胀痛缓解，腹泻略有好转，食欲改善，动则疲劳感较明显。处方如下：

黄芪 20g	柴胡 12g	陈皮 6g	白芍 12g
川芎 10g	郁金 10g	苏梗 12g	党参 30g
茯苓 15g	炒白术 15g	炒薏苡仁 30g	鸡内金 9g
菝葜 15g	半边莲 15g	半枝莲 15g	莪术 15g
肿节风 15g	炙甘草 6g		

三诊（2018 年 6 月 11 日）：诉精神好转，两胁胀痛明显改善，腹泻好转，食欲改善。处方如下：

黄芪 20g	党参 30g	柴胡 12g	陈皮 6g
白芍 12g	苏梗 12g	茯苓 15g	炒薏苡仁 30g
鸡内金 9g	菝葜 15g	半边莲 15g	半枝莲 15g
莪术 15g	肿节风 15g	仙鹤草 15g	女贞子 15g

按语 余师认为，该患者胰腺癌根治术后出现情绪不佳，两胁胀闷不适，伴嗳气泛酸，伴腹泻，伴轻度腹痛，食欲睡眠一般等属肝郁脾虚表现，肝郁易气滞，脾虚易生湿，气滞血瘀、水湿相合易再次形成癥瘕。余师运用柴胡疏肝散合四君子汤加减疏肝理气，健脾止泻，化瘀散结来达到气血调和，以预防肿瘤复发。该患者坚持服用中药，病情稳定，情绪好转，无明显不适症状。

（卢雯雯）

第六节 大 肠 癌

一、概 述

大肠癌是指发于结肠、直肠的恶性肿瘤，是最常见的消化系统肿瘤之一，具有较高的发病率及病死率，其中低位大肠癌（直肠癌）占大肠癌的 60%～75%。大肠癌的各部位发病率从高到低依次为直肠、乙状结肠、盲肠、升结肠、降结肠及横结肠。本病的发生有明显的地域分布差异，高发地区如北美、西欧、澳大利亚；中发地区如东欧、南欧、拉丁美洲；低发地区如非洲、亚洲、南美。高、低发地区的发病率和死亡率相差 10～20 倍。大肠癌发病率在西欧、北美占恶性肿瘤中的第 1、2 位。在我国，大肠癌的发病率占恶性肿瘤中的第 4 位，发病年龄以 40～60 岁最多见，但 30 岁以下的亦占 1/5，文献报道最幼者仅 9 个月，中位发病年龄 45 岁左右，男女发病率之比为（1.2～2）：1。

目前大肠癌的治疗仍以外科手术治疗为主，术后 5 年的生存率约为 50%。复发和转移是导致手术失败和患者死亡的主要原因，超过半数的结直肠癌患者会发生转移。无转移者 5 年生存率接近 90%，而已发生转移者 5 年生存率仅为 19%。其发病与生活方式、遗传、大肠腺瘤等关系密切。

二、中医对大肠癌的认识

中医学无"大肠癌"这一名称，从其发病及临床特征分析，属于中医学的"肠积""脏毒""积聚""癥瘕""肠覃""肠风""下痢""锁肛痔"等范畴。《灵枢·水胀》中记载："肠覃者，寒气客于肠外，与卫气相搏，气不得荣，因有所系，癖而内著，恶气乃起，息肉乃生。其始也，大如鸡卵，稍以益大，至其成如怀子状，久者离岁，按之则坚，推之则移，月事以时下，此其候也。"《灵枢·五变》："人之善病肠中积聚者何以候之?少俞答曰：皮肤薄而不泽，肉不坚而淖泽，如此肠胃恶，恶则邪气留止，积聚乃伤。"其症状的描述颇似结肠癌腹内结块的表现。《诸病源候论·癥瘕病诸候》记述："癥者，由寒温失节，致脏腑之气虚弱，而食饮不消，聚结在内，染渐生长块段，盘劳不移动者，是癥也。言其形状，可征验也。"《医林改错·膈下逐瘀汤所治症目》："无论何处，皆有气血，……气无形不能结块，结块者必有形之血也。血受寒则凝结成块，血受热则煎熬成块。"《丹溪心法·卷二·肠风脏毒》论述："脏毒者，蕴积毒久而始见。"《医宗金鉴》中描述"发于内者，兼阴虚湿热下注肛门，内结蕴肿，刺痛如锥"，就认识到大肠癌发病与外邪侵袭及正气内虚密切相关。这些记载有助于了解大肠癌的病因、症状和体征。《济生方·下痢》："大便下血，血清而色鲜者，肠风也；浊而色黯者，脏毒也。"《血证论》云："脏毒者，肛门肿硬，疼痛流水。"《外科大成》云："锁肛痔，肛门内外如竹节锁紧，形如海蛇，里急后重，粪便细而带扁，时流臭水……"类似于大肠癌的病因、主要症状，并明确指出预后不良。这些记载的描述与现代大肠癌的临床表现极为相似。

关于本病的治疗，《素问·六元正纪大论》中提出积聚的内科治疗总原则"大积大聚，其可犯也，衰其大半而止，过者死"；《后汉书》中有华佗进行"剖破腹背，抽割积聚"进行外科手术的记载。这种采用内科或外科治疗本病的方法，迄今仍有重要的指导意义。中医药治疗本病所采用的方药散见于中医治疗积聚、癥瘕、痢疾、脏毒等病证中，如《素问玄机原病式》的芍药汤、《济生方》的香棱丸、《疡医大全》的化痞丸、《医林改错》的少腹逐瘀汤等。对于晚期大肠癌的描述也有相关记载，如《外科正宗·脏毒论》所描述："蕴毒结于脏腑，火热流注肛门，结而为肿，其患痛连小腹，肛门坠重，二便乖违，或泻或秘，肛门内蚀，串烂经络，污水流通大孔。无奈饮食不餐，作渴之甚，凡犯此未得见其有生。"《外科大成·痔漏》："脏痈疽，肛门肿如馒头，两边合紧，外坚而内溃，脓水常流，引终身之疾，治之无益。"结合历代医家的描述，多数认为大肠癌是多种病理因素长期相互作用的结果，病至后期，无法可治。

三、大肠的生理病理

大肠居于腹中，包括回肠和广肠。其上端称为"回肠"，包括现代解剖学中的回肠和结肠的上段；下段称为"广肠"，包括乙状结肠和直肠。大肠亦是一个管腔性器官，呈回环叠积之状，其经脉络肺，统摄于脾，主要有传化糟粕与主津的生理机能。

（一）大肠的生理功能

1. 主传化糟粕

大肠接受小肠下传的食物残渣，吸收其中多余的水液，形成粪便。大肠之气的运动，司糟粕传送，将粪便传送至大肠末端，并经过肛门有节制地排出体外，故《素问·灵兰秘典论》曰："大肠者，传导之官，变化出焉。"

2. 大肠主津

大肠接受小肠下传的含有大量水液的食物残渣，将其中的水液吸收，使之形成粪便，即是所谓的燥化作用。大肠吸收水液，参与体内的水液代谢，故说"大肠主津"。

（二）大肠的病理变化

若大肠传导糟粕功能失常，则出现排便异常，常见大便秘结或者泄泻。若有湿热郁结大肠，大肠传导功能失常，还会出现腹痛、里急后重、下痢脓血等病证。若大肠主津功能失常，则大肠中的水液不得吸收，水与糟粕俱下，可出现肠鸣、腹痛、泄泻等病证，若是大肠实热，消灼津液，或者大肠津亏，肠道失润，又会导致大便秘结不通。

四、大肠癌的发病机制

（一）中医病因病机

一般认为，大肠癌的发生主要是以正气不足为内因，邪毒侵犯为外因。机体正气虚损，易招致邪毒入侵，更伤正气，且正气既虚，无力抗邪，致邪气留恋，气、瘀、毒留滞大肠，壅蓄不散，大肠传导失司，日久则积生于内，发为大肠癌。

大肠癌的发生主要与先天因素、饮食因素、情志因素、感受外邪等有关。余师认为素体正气亏虚，加之平素饮食不节（洁），脾胃亏虚，水谷不化，内生痰湿，滞留于肠道，痰湿蕴久化热，气机受阻，运行不畅，阻于脉络而成瘀积，最终形成大肠癌。

大肠癌的病证多数表现为虚实夹杂证，正虚是本，邪实是标。脾气亏虚、肾阳亏损是疾病发病之根本，湿浊、癌毒、痰凝、血瘀等搏结于肠道，伤及肠腑，形成癌肿，导致肠腑通降失司而发病。

1. 外感湿热

久居湿地，或外感湿邪，湿邪黏滞，易困遏肠胃，湿邪蕴蓄不解，阻滞气机，肠腑气机升降失调，导致水湿困脾，脾失健运，水谷不得运化精微停滞为湿浊，则内外之水湿日久不去，内迫大肠，可引发本病。

2. 饮食不节

恣食膏粱厚味，或过食生冷，或暴饮暴食，均可损伤脾胃，影响脾胃升降、运化水谷功能，滋生水湿，水湿不去化热而下迫大肠，与肠中之糟粕交阻搏击或日久成毒，损伤肠络而演化为本病。

3. 情志所伤

长期情志抑郁，或所愿不遂，肝气郁结，气机不舒，影响脏腑功能及气血的运行。肝木太过克伐脾土，脾失健运，水湿内生，郁而化热，湿热合邪，下迫大肠；肠腑气滞，传导功能失调，湿浊内生也可诱生本病。

4. 正气亏虚

先天不足或年高体虚之人，或长期过度劳累，脾虚肾亏。肾为先天之本，脾为后天之本，两者与水湿的运化也有密切的关系，两脏虚损，气血阴阳耗伤，脏腑功能失调，正虚无力抗邪，易致外邪入侵，湿浊、瘀血等病邪在体内留积，日久可化生邪毒侵犯肠腑，导致水湿内停，日久也可导致本病的发生。

总之，余师认为本病病位在肠，但与脾、胃、肝、肾的关系尤为密切。其病性早期以湿热、瘀毒邪实为主，晚期则多为正虚邪实，正虚又以脾肾（气）阳虚、气血两虚、肝肾阴虚多见。外感湿热或脾胃损伤导致水湿内生，郁久化热，是发病的重要原因，湿热久羁，留连肠道，阻滞气机，热渐成毒，热伤脉络，致使气滞、湿热、毒聚、血瘀，在肠道结积成块是发病的主要病机环节。

（二）西医发病机制

大肠癌的发病原因具体不十分清楚，一般认为与高脂肪低纤维饮食、大肠慢性炎症、大肠腺瘤、遗传因素和其他因素如血吸虫病、盆腔放射、环境因素（如土壤中缺钼）、吸烟等有关。

目前研究发现可能与以下癌前病变和一些因素有关。

1. 结肠息肉恶变

在许多临床实践中发现结肠息肉可以恶变，其中乳头状腺瘤最易恶变，可达40%；在家族性息肉病的病人中，癌变的发生率则更高，这说明结肠癌与结肠息肉关系密切。

2. 结肠黏膜慢性炎症

部分慢性溃疡性结肠炎可以并发结肠癌，发生率可能比正常人群高出5～10倍。发生结肠癌的原因可能与结肠黏膜慢性炎症刺激有关，一般认为在炎症增生的过程中，经过炎性息肉阶段发生癌变。

3. 血吸虫病

在中国，血吸虫病并发结肠癌的病例并不少见，但对其因果关系仍有争论。

4. 地理分布与饮食习惯

据世界肿瘤流行病学调查统计，结肠癌在北美、西欧、澳大利亚、新西兰等地的发病率高，而在日本、芬兰、智利等地较低。研究认为，这与地理分布与居民的饮食习惯有关系，高脂肪饮食者发病率较高。

5. 遗传因素

结肠癌的发生可能与遗传因素有关，这已越来越引起重视。

五、大肠癌临床表现及临床检查

（一）临床表现

大肠癌早期无症状，或症状不明显，仅感不适、消化不良、大便潜血等。随着癌肿发展，症状逐渐出现，表现为大便习惯改变、腹痛、便血、腹部包块、肠梗阻等，伴或不伴贫血、发热和消瘦等全身症状。肿瘤因转移、浸润可引起受累器官的改变。大肠癌因其发病部位不同而表现出不同的临床症状及体征。

1. 右半结肠癌

右半结肠癌的主要临床症状为食欲不振、恶心、呕吐、贫血、疲劳、腹痛。右半结肠癌导致缺铁性贫血，表现疲劳、乏力、气短等症状。右半结肠因肠腔宽大，肿瘤生长至一定体积才会出现腹部症状，这也是肿瘤确诊时分期较晚的主要原因之一。

2. 左半结肠癌

左半结肠肠腔较右半结肠肠腔窄，左半结肠癌更容易引起完全或部分性肠梗阻。肠阻塞导致大便习惯改变，出现便秘、便血、腹泻、腹痛、腹部痉挛、腹胀等。带有新鲜出血的大便表明肿瘤位于左半结肠末端或直肠。病期的确诊常早于右半结肠癌。

3. 直肠癌

直肠癌的主要临床症状为便血、排便习惯的改变及梗阻。癌肿部位较低、粪块较硬者，易受粪块摩擦引起出血，多为鲜红或暗红色，不与成形粪便混合或附于粪柱表面，误诊为"痔"出血。病灶刺激和肿块溃疡的继发性感染，不断引起排便反射，易被误诊为"肠炎"或"菌痢"。癌肿环状生长者，导致肠腔缩窄，早期表现为粪柱变形、变细，晚期表现为不全性梗阻。

4. 肿瘤浸润及转移

大肠癌最常见的浸润形式是局部侵犯，肿瘤侵及周围组织或器官，造成相应的临床症状。肛门失禁、下腹及腰骶部持续疼痛是直肠癌侵及骶神经丛所致。肿瘤细胞种植转移到腹盆腔，形成相应的症状和体征，直肠指检可在膀胱直肠窝或子宫直肠窝内扪及块状物，肿瘤在腹盆腔内广泛种植转移，形成腹腔积液。大肠癌的远处转移主要有两种方式：淋巴转移和血行转移。肿瘤细胞通过淋巴管转移至淋巴结，也可通过血行转移至肝脏、肺部、骨等部位。

（二）大肠癌的病理表现

根据大肠癌的病理类型，结肠直肠癌的大体形态可分为三种：息肉型、狭窄型和溃疡型。各型癌肿的好发部位和临床表现均有不同。

息肉型大肠癌好发于盲肠、升结肠等右半结肠，癌体较大，外形似菜花样，向肠腔突出，表面容易溃烂、出血、坏死。

狭窄型大肠癌好发于直肠、乙状结肠和降结肠等左半结肠，癌体不大，但质地硬，常围绕肠壁浸润而导致肠腔呈环型狭窄，容易引起肠梗阻。

溃疡型大肠癌好发于左半结肠，癌体较小，早期形成凹陷性溃疡，容易引起出血、穿透肠壁侵入邻近器官和组织。

（三）临床检查项目

1. 实验室检查

血常规、生化全项（肝肾功能+血清铁）、大便常规+便潜血等化验检查，有助于了解患者有无缺铁性贫血、肝肾功能等基本情况。进行血肿瘤标志物癌胚抗原（CEA）检测，有助于肿瘤的诊断。在大肠癌患者中，CEA 水平高并不表示存在远处转移，有少数转移瘤患者，CEA 并不增高。

2. 内镜检查

结肠镜检查是将纤维结肠镜伸入到结肠起始部位回盲部，检查结肠和直肠肠腔，并在检查过程中进行活检和治疗。结肠镜检查比钡剂灌肠 X 线检查更准确，尤其对结肠小息肉，通过结肠镜摘除并行病理学确诊，对于良性息肉摘除可预防其转变为结直肠癌，对于癌性息肉有助于明确诊断和治疗。

3. 活体组织检查和脱落细胞学检查

活体组织检查对大肠癌，尤其是早期癌和息肉癌变的确诊以及对病变进行鉴别诊断有决定性意义，可明确肿瘤的性质、组织学类型及恶性程度、判断预后和指导临床治疗。脱落细胞学检查准确性高，取材繁琐，不易获得满意的标本，临床应用少。

六、大肠癌的诊断

本病应该做到早期诊断。对于近期出现排便习惯改变或血便的病人应不失时机地进行直肠指诊、钡剂灌肠 X 线检查、乙状结肠镜或纤维结肠镜检查。X 线钡剂空气双重对比造影可以显示出钡剂充盈缺损、肠腔狭窄、黏膜破坏等征象，从而确定肿瘤的部位和范围。乙状结肠镜及纤维结肠镜检查可以直接观察到全结肠及直肠黏膜形态，对可疑病灶能够在直视下采取活体组织检查，对提高诊断的准确率，尤其对微小病灶的早期诊断很有价值。

直肠指诊检查是诊断直肠癌的最简单而又非常重要的检查方法，它不仅可以发现肿物，而且可以确定肿块的部位、大小、形态、手术方式及其预后，许多直肠癌病人常因为没有及时做此项检查而被误诊为痔、肠炎等，以致长期延误治疗。

粪便隐血试验是一种简单易行的早期诊断的初筛方法，它虽然没有特异性，对持续、反复潜血阳性而又无原因可寻者，常警惕有结肠癌的可能性，尤其对右半结肠癌更为重要。癌胚抗原（CEA）被认为与恶性肿瘤有关，但对大肠癌无特异性，可以作为诊断的辅助手段之一，由于癌肿切除后血清 CEA 逐渐下降，当有复发时会再次增高，因此可以用来判断本病的预后或有无复发。

凡 30 岁以上的患者有下列症状时需高度重视，考虑有大肠癌的可能：①近期出现持续性腹部不适，隐痛，胀气，经一般治疗症状不缓解；②无明显诱因的大便习惯改变，如腹泻或便秘等；③粪便带脓血、黏液或血便，而无痢疾、肠道慢性炎症等病史；④结肠部位出现肿块；⑤原因不明的贫血或体重减轻。出现上述临床表现时，应详细询问病史，全面体检，并及时进行直肠指诊、全结肠镜检查、钡剂灌肠 X 线检查、血清癌胚及肠癌相关抗原测定及直肠内超声扫描、CT 等检查以明确诊断，协助治疗。

七、大肠癌的中医辨证治疗

（一）中医治疗原则

本病病机的中心环节是湿热，并由湿热进一步演化而为热毒、瘀毒蕴结于肠中，日久形成结块，故以清热利湿、化瘀解毒为治疗原则。病至晚期，正虚邪实，当根据患者所表现的不同证候，以补虚为主兼以解毒散结。余师指出，大肠癌临床症状复杂多变，必须应在辨证论治的基础上，结合病情变化灵活用药。

（二）辨证论治

直肠癌的临床辨证，总体来讲，为本虚于内，邪客于外，意思是说本虚标实，虚实夹杂，寒热错杂。初期以标实为主，全身症状较轻。后期则以本虚为突出的表现，全身症状为主。本虚又分为阴虚、阳虚。余师根据多年临床诊治经验，总结大肠癌常见辨证分型有以下几方面。

1. 湿热蕴结证

证候：腹部阵痛，便中带血或黏液脓血便，里急后重，或大便干稀不调，肛门灼热，或有食欲不振，气短乏力、发热、恶心、胸闷、口干、小便黄等症，舌质红，苔黄或黄厚腻，脉滑数。

分析：湿热蕴结滞于大肠，久则损及脾胃，脾气亏虚，正虚邪实。脾虚则食欲不振，气短乏力，湿热蕴结于肠道，气血凝聚，肠络不通则腹痛拒按，下腹阵痛；大便中带血乃积热内郁，气血逆乱，迫血下行或肿物溃破，血溢肠中；里急后重乃湿热之邪壅滞肠道，气机阻滞，恶浊欲出不待；胃气失降故见恶心；胸闷烦躁，肛门灼痛，发热，舌红苔黄，脉滑数乃湿热之象。

治法：清热利湿，健脾解毒。

方药：槐角丸（《寿世保元》）。

方中槐角、地榆、侧柏叶凉血止血；黄芩、黄连、黄柏清热燥湿，泻火解毒；荆芥、防风、枳壳疏风理气；当归尾活血祛瘀。腹痛较著者可加香附、郁金，以行气活血定痛；大便脓血黏液，泻下臭秽，为热毒炽盛，加白头翁、败酱草、马齿苋以清热解毒，散血消肿。本证常见于大肠癌早期，可常配伍四君子汤、参苓白术散等，如党参、黄芪、白术、扁豆、怀山药、薏苡仁之辈以健脾化湿，以苦参、生薏苡仁、槐花、地榆、败酱草、银花、白花蛇舌草、厚朴、黄连清利湿热解毒。

2. 湿热瘀毒证

证候：腹痛腹胀，痛定拒按，腹有包块，矢气胀减，便下脓血黏液，色紫暗，量多，或里急后重，或便溏便细，烦热，口干喜饮，面色晦暗，或有肌肤甲错，舌紫暗或有瘀点，苔薄黄，脉弦数或涩。

分析：湿热留滞，瘀毒内结，腑气不通，气滞血瘀，血瘀化热，故见烦热，口干喜饮，腹痛拒按乃肿物日增，侵及周围器官组织所致，便下脓血及黏液血便乃肿物压迫或溃破且腐肉蒸脓所致，舌质暗红或瘀斑，脉涩或细数乃气滞血瘀之象。

治法：清热解毒，理气化瘀。

方药：桃红四物汤或膈下逐瘀汤加味（《医宗金鉴》《医林改错》）。

本方用桃仁、红花、五灵脂、延胡索、丹皮、赤芍、当归、川芎活血通经，行瘀止痛；以香附、乌药、枳壳调理气机；甘草调和诸药，共呈活血化瘀，行气止痛的功效。临床应用常配伍黄连、黄柏、败酱草等，以加强清热解毒之力。本证常见于大肠癌早期，病情比较重者，常配伍苦参、槐花、地榆、败酱草、银花、白花蛇舌草、鸦胆子、七叶一枝花、赤芍、莪术等清肠解毒、化瘀消瘤。

3. 脾肾阳虚证

症状：腹痛喜温喜按，或腹内结块，下利清谷或五更泄泻，或见大便带血，面色苍白，少气无力，畏寒肢冷，腰酸膝冷，苔薄白，舌质淡胖有齿痕，脉沉细弱。

分析：久病久泻，脾肾命门火衰，寒湿内蕴。脾胃为水谷之海，虚则气血生化之源不足，气血亏虚，故见面色苍白，倦怠乏力，少气懒言；肾阳亏损，火不生土，关门不固，则为五更泄泻；阳虚不能温煦而生外寒，故见形寒肢冷；寒凝气滞，故见腹痛喜温喜按；舌淡胖，苔薄白，脉淡细乏力皆为脾肾阳虚之征。

治法：温补脾肾，化湿解毒。

方药：附子理中汤或四神丸加减（《丹溪心法》《内科摘要》）。

理中汤温中健脾，更加附子以增强温肾散寒之力。如下利清谷、腰酸膝冷之症突出，可配四神丸以温补脾肾，涩肠止泻。四神丸中补骨脂、肉豆蔻温脾肾而涩肠止泻；吴茱萸暖脾散寒除湿；五味子酸甘温涩。临床宜配伍补骨脂、菟丝子、薜荔果、益智仁、熟附片等温肾助阳之类，以扶助阳气。

4. 气血两虚证

症状：腹痛绵绵，或腹内结块，肛门重坠，大便带血，泄泻，面色苍白，唇甲不华，神疲肢倦，心悸气短，头晕目眩，形瘦纳少，苔薄白，舌质淡，脉沉细无力。

分析：气血双亏，血虚不能上荣于面故见面色苍白或萎黄，唇甲无华亦为血虚之故；生化乏源，气血运行不足，故见神疲懒言和少气乏力，脱肛及下坠感为气虚下陷之故；舌淡苔薄白，脉沉细无力为气血两虚之象。

治法：补气养血，补中升提。

方药：八珍汤或（合）补中益气汤加减（《正体类要》《脾胃论》）。

以四君汤益气健脾，以四物汤补血调血。腹痛绵绵，重用白芍、炙甘草以缓急止痛；便血不止者，加三七、茜草、仙鹤草化瘀止血；泄泻者，加肉豆蔻、赤石脂以收敛固涩；心悸失眠者，加酸枣仁、远志养心安神。

5. 肝肾阴虚证

症状：腹痛隐隐，或腹内结块，便秘，大便带血，腰膝酸软，头晕耳鸣，视物昏花，五心烦热，口咽干燥，盗汗，遗精，月经不调，形瘦纳差，舌红少苔，脉弦细数。

分析：肾阴不足，阴虚内热，故五心烦热，肝阳上亢故见头晕；肾水不足则致耳鸣；腰为肾府，肾精亏损，骨髓不充故见腰酸膝软；精关不固，不能秘藏，故见遗精带下；阴火内炽，迫液外泄，故见盗汗频发；舌红绛少苔，脉沉细乃阴虚火旺之征。

治法：滋肾养肝，固本清解。

方药：知柏地黄丸（《医宗金鉴》）。

本方以六味地黄滋补肝肾，加知母、黄柏清泻虚火。便秘者，加柏子仁、火麻仁润肠通便；大便带血者，加三七、茜草、仙鹤草化瘀止血；遗精加芡实、金樱子益肾固精；月经不调者加香附、当归益气活血调经。

（三）辨病用药

余师在辨证论治的基础上，可以加用具有明确对大肠癌有抗癌作用的中草药，如白花蛇舌草、半枝莲、半边莲、漏芦、藤梨根、红藤、蛇六谷、菝葜、苦参、红豆杉、马齿苋、败酱草、地鳖虫、龙葵、土茯苓等。

恶心：加姜半夏、广陈皮、黄连、紫苏等。

乏力：加女贞子、旱莲草、生黄芪、当归、补骨脂、菟丝子、大枣等。

腹泻：加党参、干姜、黄芩、黄连、半夏、大枣、甘草等。

便秘：加大黄（后下）、枳实、厚朴、麻子仁、瓜蒌仁、肉苁蓉、莱菔子等。

腹胀：加薏苡仁、陈皮、鸡内金、炒麦芽、神曲、砂仁、扁豆等。

（四）辨证选择口服中成药

目前临床上明确具有治疗肠癌功效的中成药不多，常常需根据病情选择一些抗肿瘤的药物，如华蟾素片、复方斑蝥胶囊、安替可胶囊、西黄丸、西黄胶囊、平消胶囊、小金胶囊、康力新胶囊等，同时可选用一些具有扶正作用的中成药如贞芪扶正胶囊、健脾益肾颗粒、八珍颗粒等以扶助正气，提高机体免疫力，一方面有助于病情恢复，另一方面可辅助化疗、放疗的顺利完成。

（五）辨证选择静脉滴注中药注射液

临床也有一些中药注射剂具有抗癌或补益作用，也可以用于大肠癌的治疗，如复方苦参注射液、榄香烯乳注射液、华蟾素注射液、鸦胆子油乳注射液、参芪扶正注射液、生脉注射液、参麦注射液、参附注射液、艾迪注射液、康莱特注射液等，但务必密切注意中药注射剂的不良反应。

八、大肠癌的西医治疗

（一）手术治疗

1. 结肠癌的手术方案

治疗结肠癌的方案是以手术切除为主的综合治疗方案。Ⅰ、Ⅱ和Ⅲ期患者常采用根治性的切除+区域淋巴结清扫，根据癌肿所在部位确定根治切除范围及其手术方式。Ⅳ期患者若出现肠梗阻、严重肠出血时，暂不做根治手术，可行姑息性切除，缓解症状，改善患者生活质量。

2. 直肠癌的手术方案

直肠癌根治性治疗的基础是手术。直肠手术较结肠困难。常见手术方式有：经肛门切除术（极早期近肛缘）、直肠全系膜切除手术、低位前切术、经腹会阴联合切除。对于Ⅱ、Ⅲ期直肠癌，建议术前行放射、化学治疗，缩小肿瘤，降低局部肿瘤期别，再行根治性手术治疗。

（二）综合治疗

1. 辅助化学治疗

奥沙利铂联合氟尿嘧啶类药物（5-氟尿嘧啶）的方案是目前Ⅲ期结直肠癌和部分具有高危因素结直肠癌患者的标准治疗方案，治疗时间为 6 个月。适用于术前未接受新辅助放射治疗的直肠癌患者，术后需要进行辅助放射治疗者。

2. Ⅳ期结直肠癌的治疗

主要是以化学治疗为主的综合治疗方案，化疗药物包括 5-氟尿嘧啶、卡培他滨、奥沙利铂、伊立替康、贝伐单抗、西妥希单抗、帕尼单抗等多种药物，常用化疗方案有：FOLFOX、XELOX、FOLFIRI 等，在化疗基础上酌情联合靶向药物治疗（贝伐单抗、西妥希单抗、帕尼单抗）。

（三）放射治疗

目前效果较好、研究较多的是外科和放疗的综合治疗，包括术前放疗、术中放疗、术后放疗、"三明治"式放疗等，各有其特点。对晚期直肠癌患者、局部肿瘤浸润者、有外科禁忌证者，应用姑息性放疗，以缓解症状，减轻痛苦。

九、典 型 医 案

『病案 1』

患者，戴某，女，71 岁，浙江萧山人。

患者因"直肠癌术后 1 年余，大便次数增多半年"于 2013 年 4 月 26 日就诊。刻下症状：乏力神疲，胃纳欠佳，时感肠鸣、腹胀隐痛，进食后腹胀明显，大便每日 3~4 次，质稀，无恶心呕吐，无便血。舌质淡苔薄黄，两脉弦细代数。

中医诊断：癌症（大肠癌）。

中医辨证：肠道湿热，脾虚毒郁。

中医治法：清热化湿，健脾理气。

处　　方：

葛根 20g	黄芩 10g	黄连 9g	厚朴 9g
枳实 10g	青皮 9g	半枝莲 15g	白花蛇舌草 30g
香茶菜 15g	败酱草 15g	地锦草 15g	猫人参 15g
红藤 20g	木香 9g	莪术 12g	茯苓 15g
泽泻 10g	山药 30g	焦山楂 15g	大枣 15g

复诊（5月10日）：患者诉胃纳稍有好转，但夜寐差，上方去焦山楂、青皮。加五味子 10g 安神。处方如下：

葛根 20g	黄芩 10g	黄连 9g	厚朴 9g
枳实 10g	红藤 20g	半枝莲 15g	白花蛇舌草 30g
香茶菜 15g	败酱草 15g	地锦草 15g	猫人参 15g
木香 9g	莪术 12g	茯苓 15g	五味子 10g
泽泻 10g	山药 30g	大枣 15g	

三诊（6月6日）：患者诉腹胀缓解，腹痛消失，大便次数每日 2～3 次，上方减枳实、厚朴、红藤，加薏苡仁 30g、白豆蔻 6g 化湿止泻。处方如下：

葛根 20g	黄芩 10g	黄连 9g	薏苡仁 30g
半枝莲 15g	白花蛇舌草 30g	莪术 12g	白豆蔻 6g（后下）
香茶菜 15g	败酱草 15g	地锦草 15g	猫人参 15g
木香 9g	茯苓 15g	五味子 10g	泽泻 10g
山药 30g	大枣 15g		

按语　大肠癌是临床常见的消化系统恶性肿瘤之一，大肠癌属于中医学"锁肛痔""癥瘕""肠覃"等范畴。早期患者证候特点以湿浊、热毒、瘀阻等表现为主。此患者术后，大肠传化糟粕功能失调，肠道湿浊、热毒、瘀阻不能及时排出，而致大便失禁，腹中气机不畅，出现腹胀腹痛，故老师用葛根芩连汤加减以清热解毒，清除肠道积聚湿热、毒瘀。本方出自张仲景《伤寒论》，一般认为葛根芩连汤适用于太阳病误下后形成表邪未解，邪热内陷，出现下利、喘、脉促的太阳阳明合病，是治疗下利的常用经方。现代研究可用于治疗各种急慢性肠炎、痢疾、胃炎、糖尿病、动脉硬化等疾病。老师常用本方加清热解毒、健脾化湿理气等药物，标本同治。

『**病案 2**』

患者，章某，女性，62岁，杭州富阳人。

患者因"结肠癌术后 5 月余，时感腹胀"于 2012 年 12 月 27 日就诊。患者于 2012 年 7 月行结肠癌根治术，术后病理提示：结肠中–高分化腺癌，未行化疗。刻下见症：腹部胀满明显，偶感隐痛，胃纳欠佳，大便秘结，口干，曾口服促进胃肠动力的西药治疗，效果欠佳。舌淡红苔薄白腻，脉细弦。

中医诊断：大肠癌。

中医辨证：脾虚湿阻，邪毒内阻。

中医治法：健脾化湿，解毒清热。

处　　方：

陈皮 5g	苏梗 12g	砂仁 6g（后下）	厚朴 9g
莪术 12g	山药 15g	薏苡仁 30g	茯苓 15g
炒谷芽 30g	红藤 24g	败酱草 15g	丹皮 9g
猫人参 15g	香茶菜 15g	半枝莲 15g	白花蛇舌草 30g
柏子仁 15g	瓜蒌仁 15g	火麻仁 15g	

复诊（2013年1月10日）：患者腹胀稍有缓解，但仍感腹部隐痛不适，上方去厚朴、丹皮，加白芍20g、甘草6g缓急止痛，继服14剂。处方如下：

陈皮 5g	苏梗 12g	砂仁 6g（后下）	薏苡仁 30g
莪术 12g	山药 15g	茯苓 15g	红藤 24g
白芍 20g	甘草 6g	败酱草 15g	白花蛇舌草 30g
香茶菜 15g	猫人参 15g	半枝莲 15g	柏子仁 15g
瓜蒌仁 15g	火麻仁 15g	炒谷芽 30g	

三诊（2013年1月25日）：患者大便转畅，隐痛消失，胃纳较前好转，腹中时有肠鸣，上方去瓜蒌仁、火麻仁，加青皮10g、莱菔子15g理气。处方如下：

陈皮 5g	苏梗 12g	砂仁 6g（后下）	薏苡仁 30g
莪术 12g	山药 15g	茯苓 15g	红藤 24g
白芍 20g	甘草 6g	败酱草 15g	白花蛇舌草 30g
香茶菜 15g	猫人参 15g	半枝莲 15g	柏子仁 15g
青皮 10g	莱菔子 15g	炒谷芽 30g	

按语　中医学认为大肠癌多因忧思抑郁，或饮食不节、误食不洁之品、嗜酒等，导致脾胃失和、湿浊内生、郁而化热；病久则损伤脾胃，酿生湿热，导致湿热下注、浸淫肠道，使气血运行不畅，日久蒸化热毒，血肉腐败，故见腹痛、腹胀、湿毒、痰浊凝结成块、肿块日益增大，肠道狭窄，出现排便困难，病情迁延，食欲不振，脾胃虚弱，生化乏源，气血亏虚最终导致阴阳气血失调。此患者术后大便秘结，脾胃虚弱，肠道积热，余师治疗则以苏梗、砂仁、山药、薏苡仁、茯苓等健脾化湿，香茶菜、白花蛇舌草、半枝莲、猫人参等解毒清热抗肿瘤，柏子仁、瓜蒌仁、火麻仁通便，莪术、红藤、丹皮活血化瘀止痛。使瘀毒得清，内湿得化，脾胃得健，正气得复，大便自通。

『病案3』

患者，余某，女性，82岁。

患者因"直肠癌术后1年余，发现肺转移"于2012年12月5日就诊。患者于2011年因便血住院，行"直肠癌根治术"，术后病理提示：直肠溃疡性腺癌（低分化），后行全身静脉化疗12次，2012年8月复查发现肺部转移性癌，遂开始口服靶向药物治疗。刻下诉胃纳欠佳，稍有咳嗽，咳痰量少，大便尚调，舌质偏红舌苔薄白，脉弦细。

中医诊断：癌症（肺癌，直肠癌）。

中医辨证：痰凝毒聚证。

中医治法：解毒化痰，健脾散结。

处　方：

白花蛇舌草 30g	半枝莲 15g	香茶菜 15g	猫人参 15g
莪术 12g	败酱草 15g	八月札 12g	豆蔻 6g（后下）
薏苡仁 30g	茯苓 15g	桔梗 5g	枳壳 12g
石斛 12g（先煎）	葶苈子 12g	椒目 9g	冬瓜子 15g
芦根 15g	金荞麦 15g	白及 10g	

复诊（2012 年 12 月 25 日）：患者诉咳嗽稍有缓解，自觉乏力，易疲劳，前方去冬瓜子、芦根、金荞麦，加女贞子 12g、黄芪 15g 益气补肾。服 2 周，处方如下：

黄芪 15g	女贞子 12g	半枝莲 15g	白花蛇舌草 30g
香茶菜 15g	猫人参 15g	莪术 12g	败酱草 15g
八月札 12g	薏苡仁 30g	茯苓 15g	豆蔻 6g（后下）
桔梗 5g	枳壳 12g	石斛 12g（先煎）	葶苈子 12g
椒目 9g	白及 10g		

三诊（2013 年 1 月 16 日）：患者诉咳嗽稍有缓解，自觉乏力，易疲劳，胃纳稍转佳，大便偏稀，遂上方去败酱草、葶苈子、枳壳，加怀山药 30g、白扁豆 20g 健脾化湿。处方如下：

黄芪 15g	女贞子 12g	半枝莲 15g	白花蛇舌草 30g
香茶菜 15g	猫人参 15g	莪术 12g	椒目 9g
八月札 12g	薏苡仁 30g	茯苓 15g	豆蔻 6g（后下）
桔梗 5g	怀山药 30g	白扁豆 20g	石斛 12g（先煎）
白及 10g			

按语　大肠癌虽经手术治疗，但往往会出现肺脏、肝脏、骨骼等转移。肠道邪毒内聚，脾胃受损，运化失职，则见胃纳差；中医认为"肺与大肠相表里"。里病及表，肺气不宣，肺气上逆，则见咳嗽，脾不能运化水湿，肺不能通调水道，则咳痰，湿毒内郁日久，化热化瘀。故治疗则以解毒化痰、健脾散结为法，老师常用薏苡仁、茯苓、豆蔻等健脾化湿，白花蛇舌草、半枝莲、香茶菜等清热解毒，芦根、金荞麦、葶苈子、冬瓜子等清肺热化痰瘀，往往收到较好疗效，改善患者生活质量。

『病案 4』

患者，丁某，女性，66 岁。

就诊日期：2012 年 11 月 13 日。患者于 2011 年 8 月行结肠癌手术，术后正规化疗 12 次。目前患者自觉乏力，易疲劳，胃纳差，肛周不适，大便溏薄。舌质淡红舌苔薄，脉沉弦。

中医诊断：虚劳。

中医辨证：脾胃虚弱证。

中医治法：健脾益气，化湿和胃。

处　　方：

藿香 10g	苏梗 12g	豆蔻 6g（后下）	砂仁 6g（后下）
厚朴 9g	煨木香 6g	红藤 24g	大腹皮 15g
地锦草 15g	白头翁 15g	白花蛇舌草 30g	半枝莲 15g
莪术 12g	猫人参 15g	桑椹子 15g	黄芪 15g
女贞子 12g	香茶菜 15g	山药 20g	薏苡仁 30g
茯苓 15g	大枣 15g		

复诊（2012 年 11 月 27 日）：药后患者胃纳稍有好转，但觉进食后胃脘胀满不适无疼痛，去红藤、莪术，加炒谷芽 30g、半夏 9g 以化食消痞。处方如下：

藿香 10g	苏梗 12g	豆蔻 6g（后下）	砂仁 6g（后下）
厚朴 9g	煨木香 6g	半夏 9g	大腹皮 15g
地锦草 15g	白头翁 15g	白花蛇舌草 30g	半枝莲 15g
猫人参 15g	桑椹子 15g	黄芪 15g	女贞子 12g
香茶菜 15g	山药 20g	薏苡仁 30g	茯苓 15g
炒谷芽 30g	大枣 15g		

三诊（2012 年 12 月 15 日）：此次就诊患者诉胃纳好转，大便尚调，唯感乏力，遂前方去地锦草、白头翁、大腹皮，加怀牛膝 15g、苍术 10g 以合四妙丸之意。处方如下：

藿香 10g	苏梗 12g	豆蔻 6g（后下）	砂仁 6g（后下）
厚朴 9g	煨木香 6g	半夏 9g	白花蛇舌草 30g
半枝莲 15g	猫人参 15g	桑椹子 15g	黄芪 15g
女贞子 12g	香茶菜 15g	山药 20g	茯苓 15g
薏苡仁 30g	怀牛膝 15g	苍术 10g	炒谷芽 30g
大枣 15g			

按语　大肠癌是常见的恶性肿瘤之一，目前对大肠癌局部原发肿瘤采取手术为主的治疗方案，但根治术后肿瘤的复发和转移率较高。临床研究表明，不管是手术还是放化疗都会损伤机体的免疫功能，而在整个综合治疗过程中，中医药在改善症状、增强机体的免疫功能、提高生存质量以及延长生存期方面有独特的优势。

中医学关于大肠癌的论述可见于"肠覃""伏梁""积聚""肠风""脏毒""锁肛痔"等疾病。中医药在配合化疗治疗中，具有改善患者症状，减毒增效、提高免疫力等作用，而被临床广泛采用。余师指出，大肠癌术后的患者往往伴有脾虚症状，脾虚则气血生化乏源，气虚则无力载血行血，最终可致气虚血瘀毒聚。因此多采用辨证与辨病相结合的方法，以健脾益气、和胃化湿法为主治疗大肠癌根治术后的患者。方中以山药、黄芪、茯苓等健脾益气，以资后天之本，脾气得健，则气生血运，正气得复，配以白花蛇舌草、半枝莲、猫人参、莪术、红藤等活血、破瘀散结之品，使肿块得以徐徐消之，全方寓攻于补，攻补兼施，共奏扶正祛邪之功。

『病案5』

患者，刘某，女性，84岁。

患者因"结肠癌术后2年，上腹隐痛不适"于2012年9月18日就诊。刻下见症：上腹胃脘隐痛不适，进食后呃逆，时有泛酸，二便尚调。舌质淡红舌苔薄腻，苔薄黄，脉沉弦。

中医诊断：癌症（大肠癌），胃痛。

中医辨证：脾气虚弱，胃气上逆。

中医治法：健脾益气，和胃止痛。

处　　方：

黄芪15g	苏梗12g	豆蔻6g（后下）	砂仁6g（后下）
厚朴9g	旱莲草9g	炒薏苡仁30g	石斛12g（先煎）
莪术12g	山药20g	茯苓15g	大枣15g
女贞子12g	炒谷芽30g	丹参15g	当归12g
姜半夏9g	黄连9g	淡吴萸3g	淮小麦30g

复诊（2012年10月5日）：服药14剂后，患者仍时感呃逆，隐隐作痛，遂前方去女贞子、当归，加旋覆花15g、代赭石10g以平冲和胃降逆。处方如下：

黄芪15g	苏梗12g	豆蔻6g（后下）	砂仁6g（后下）
厚朴9g	旱莲草9g	炒薏苡仁30g	石斛12g（先煎）
莪术12g	山药20g	茯苓15g	旋覆花15g（包煎）
姜半夏9g	炒谷芽30g	丹参15g	代赭石10g（先煎）
黄连9g	淡吴萸3g	淮小麦30g	大枣15g

三诊（2012年10月20日）：服药14剂后，患者呃逆减少，胃脘隐痛消失，遂前方去黄连、吴茱萸、旱莲草，加山药30g、炒白术15g以健脾化湿。处方如下：

黄芪15g	苏梗12g	豆蔻6g（后下）	砂仁6g（后下）
厚朴9g	山药30g	炒白术15g	炒薏苡仁30g
莪术12g	山药20g	茯苓15g	石斛12g（先煎）
姜半夏9g	炒谷芽30g	丹参15g	旋覆花15g（包煎）
代赭石10g（先煎）		淮小麦30g	大枣15g

按语　老师认为肠癌术后多伴有脾胃虚弱，脾主运化，脾气虚弱则不能运化水谷、水湿，脾气不升，胃气不降，则呃逆、反酸。老师常用薏苡仁、茯苓配伍健脾益气化湿。薏苡仁，甘、淡、凉，归脾、胃经，健脾渗湿，利水消肿，清热排脓。《本草纲目》中提及薏苡仁"健脾益胃、补肺清热、祛风胜湿、强筋骨"。薏苡仁的主要活性成分薏苡仁酯、薏苡仁油等，具有抗肿瘤、增强免疫作用。薏苡仁是健脾常用药，通过其健脾化湿功效，可使脾气得健，气血生化有源，四肢肌肉得养，则疲劳自消。茯苓味甘、淡、平，归心、脾、肾经，具有利水渗湿、健脾宁心等功效，为中药"四君八珍"之一。现代药理研究，茯苓主要成分为茯苓聚糖和乙酸茯苓酸、茯苓酸等，在抗肿瘤、免疫功能调节方面具有一定的作用，研究结果提示茯苓多糖对细胞免疫有很强的促进作用，特别能调整T细胞亚群

的比值，增强机体免疫功能，改善机体状况。二者合用，既增强健脾益气之功，又能提高肿瘤病人抵抗力，防癌抗癌。

脾胃虚弱，胃失和降，则呃逆频作，胃脘隐痛，余师常用旋覆花、代赭石和胃降逆；左金丸（黄连、吴茱萸）寒热并用止痛，老师平素常用左金丸治胃痛，取其寒热并用，辛开苦降，再加江南之地气候潮湿，易碍脾胃升降，因此不管何种原因引起的胃脘疼痛，老师常用左金丸治疗。

『病案 6』

患者，周某，女性，61 岁。

就诊日期：2013 年 4 月 26 日。患者于 2012 年 12 月 20 日在肛肠外科行"结肠肿瘤切除术"，术后病理提示：（乙状结肠）溃疡型中-低分化腺癌。术后予 FOLFOX 方案化疗 8 周期。目前患者胃纳一般，大便偏稀，无明显腹胀腹痛，稍感乏力，夜寐安，舌质淡红苔薄黄，脉沉弦。

中医诊断：虚劳。

中医辨证：脾气虚弱，毒邪内壅。

中医治法：健脾益气，解毒化浊。

处　　方：

黄芪 30g	女贞子 12g	山药 15g	薏苡仁 30g
党参 20g	苏梗 12g	茯苓 15g	莪术 12g
败酱草 15g	地锦草 15g	白头翁 15g	白花蛇舌草 30g
半枝莲 15g	香茶菜 15g	猫人参 15g	丹参 15g
重楼 12g	芡实 15g	金樱子 15g	葛根 20g
炒黄芩 10g	炒黄连 9g	鸡内金 10g	炒谷芽 30g

复诊（2013 年 5 月 3 日）：药后患者仍诉夜寐欠佳，易早醒，遂加五味子 10g 安神以助睡眠。处方如下：

黄芪 30g	女贞子 12g	山药 15g	薏苡仁 30g
党参 20g	苏梗 12g	茯苓 15g	莪术 12g
败酱草 15g	地锦草 15g	白头翁 15g	白花蛇舌草 30g
半枝莲 15g	香茶菜 15g	猫人参 15g	丹参 15g
重楼 12g	芡实 15g	金樱子 15g	葛根 20g
炒黄芩 10g	炒黄连 9g	鸡内金 10g	炒谷芽 30g
五味子 10g			

三诊（2013 年 5 月 18 日）：药后患者诉夜寐稍好转，但胃纳欠佳，大便溏稀，前方去败酱草、白花蛇舌草、半枝莲，加炒麦芽 30g、焦山楂 15g 消食和胃，并助大便转正。处方如下：

黄芪 30g	女贞子 12g	山药 15g	薏苡仁 30g
党参 20g	苏梗 12g	茯苓 15g	莪术 12g
地锦草 15g	白头翁 15g	香茶菜 15g	猫人参 15g

丹参 15g	重楼 12g	芡实 15g	金樱子 15g
葛根 20g	炒黄芩 10g	炒黄连 9g	鸡内金 10g
五味子 10g	炒谷芽 30g	炒麦芽 30g	焦山楂 15g

按语　余师认为，肠癌术后以及化疗后，西医基本无特殊治疗手段，此时才能体现中医中药优势，改善生活质量，延长生存期，主张"带瘤生存"。老师指出患者多以脾胃虚弱为主，患者系结肠癌术后，肠道受损，加之化疗后影响脾胃，脾胃虚弱，不能运化水谷、水湿，水谷不运，胃纳欠佳，水湿内生，脾胃不能及时升清降浊，则大便偏稀。辨证属脾气虚弱，邪毒内郁，治疗以健脾益气，解毒化浊抗肿瘤为主。用败酱草、地锦草、白头翁、白花蛇舌草、半枝莲、香茶菜、重楼、猫人参清热解毒以祛邪浊外出，山药、薏苡仁、茯苓、党参、黄芪健脾化湿以扶正，苏梗、鸡内金、炒谷芽等健脾助消化，同时嘱患者保持良好心态，增强战胜疾病的信心。

『病案 7』

患者，余某，男性，63 岁。

就诊日期：2012 年 12 月 14 日。患者直肠癌术后 1 年，近期检查血癌胚抗原 CEA 8.0ng/ml，胃纳一般，唯感大便偏稀，次数增多，时有呃逆。两脉弦数，舌质淡红舌薄黄。

中医诊断：癌症（大肠癌），泄泻。

中医辨证：湿热内壅。

中医治法：健脾和胃，清热利湿。

处　　方：

炒山药 20g	炒薏苡仁 30g	炒陈皮 6g	炒白术 15g
厚朴 12g	香茶菜 15g	猫人参 15g	白花蛇舌草 15g
半枝莲 15g	苏梗 12g	茯苓 15g	白头翁 15g
地锦草 12g	墓头回 12g	马齿苋 12g	炒谷芽 30g
大枣 15g			

复诊（2012 年 12 月 28 日）：患者服药后胃纳好转，呃逆消失，大便次数 2～3 次/日，质稀，无腹痛，前方去陈皮、厚朴、苏梗，加芡实 15g、五味子 8g 以收敛止泻。处方如下：

炒山药 20g	炒薏苡仁 30g	炒白术 15g	香茶菜 15g
半枝莲 15g	猫人参 15g	墓头回 12g	白花蛇舌草 15g
芡实 15g	五味子 8g	茯苓 15g	白头翁 15g
地锦草 12g	马齿苋 12g	炒谷芽 30g	大枣 15g

三诊（2013 年 1 月 16 日）：服药后大便基本转正，1～2 次/日，质软，续前方加煨葛根 15g 升提收敛以巩固。处方如下：

炒山药 20g	炒薏苡仁 30g	炒白术 15g	香茶菜 15g
半枝莲 15g	猫人参 15g	墓头回 12g	白花蛇舌草 15g
芡实 15g	五味子 8g	茯苓 15g	煨葛根 15g
白头翁 15g	地锦草 12g	马齿苋 12g	炒谷芽 30g
大枣 15g			

按语 余师认为，肠癌术后泄泻是最常见的临床症状，严重者影响患者生活质量，因此治疗泄泻为当务之急。中医认为，泄泻常与饮食、情志、禀赋、环境等多种因素有关。其基本病机为脾虚湿盛，肠道功能失司。其病位在肠，脾失健运为关键，且与肝、肾密切相关。脾主运化，喜燥恶湿，大小肠司泌浊、传导；肝主疏泄，调节脾运；肾主命门之火，能暖脾助运，腐熟水谷。如脾运失职，小肠无以分清泌浊，大肠无法传化，水反为湿，合浊邪而下，则发泄泻。病理因素与湿邪最为密切，湿为阴邪，易困脾阳，脾受湿困，则运化不健。正如《素问·阴阳应象大论》云"湿胜则濡泻"。此患者脾气虚弱，脾胃不能升降，胃气上逆则呃逆，故老师治疗以健脾和胃、清热利湿为法。方中炒山药、炒薏苡仁、炒陈皮、炒白术、炒谷芽、茯苓健脾和胃化湿，白头翁、地锦草、墓头回、马齿苋清热利湿止泻，白花蛇舌草、香茶菜、猫人参、半枝莲清热解毒抗肿瘤，用少量芡实、五味子、煨葛根以收敛。

『病案 8』

患者，董某，男性，64 岁。

患者因"直肠癌术后半年余，乏力纳差"于 2013 年 1 月 16 日就诊，目前患者感乏力明显，易疲劳，胃纳欠佳，进食后饱胀感，无腹胀腹痛，大便偏稀，舌质淡红苔薄黄，两脉弦细代数。

中医诊断：虚劳，大肠癌。

中医辨证：中气不足。

中医治法：补中益气，解毒化湿。

处　　方：

柴胡 9g	升麻 9g	黄芪 30g	女贞子 20g
地锦草 12g	山药 20g	大枣 15g	炒白术 15g
陈皮 8g	薏苡仁 30g	葛根 20g	炒黄芩 12g
炒黄连 9g	半枝莲 15g	香茶菜 15g	白花蛇舌草 30g
猫人参 15g	莪术 12g		

复诊（2013 年 2 月 6 日）：患者乏力疲劳稍有好转，进食后腹胀仍存，舌苔白腻，前方去莪术、地锦草，加豆蔻 6g、厚朴 12g、炒麦芽 30g、鸡内金 12g 以健脾和胃化湿。处方如下：

柴胡 9g	升麻 9g	黄芪 30g	女贞子 20g
山药 20g	大枣 15g	炒白术 15g	薏苡仁 30g
陈皮 8g	葛根 20g	炒黄芩 12g	炒黄连 9g
猫人参 15g	半枝莲 15g	香茶菜 15g	白花蛇舌草 30g
厚朴 12g	炒麦芽 30g	鸡内金 12g	豆蔻 6g（后下）

三诊（2013 年 2 月 20 日）：药后患者乏力、胃纳好转，腹胀亦减轻，前方去炒黄芩、炒黄连、葛根，加枳壳 10g、苏梗 10g 以理气和胃。处方如下：

柴胡 9g	升麻 9g	黄芪 30g	女贞子 20g
山药 20g	大枣 15g	炒白术 15g	薏苡仁 30g

陈皮 8g	枳壳 10g	苏梗 10g	豆蔻 6g（后下）
猫人参 15g	半枝莲 15g	香茶菜 15g	白花蛇舌草 30g
厚朴 12g	炒麦芽 30g	鸡内金 12g	

按语　余师指出，肿瘤的形成是由于营卫气血、脏腑经络失调，其根本条件是正气不足和脏腑虚损。一部分肿瘤患者，素体脾胃虚弱，正气不足，加之手术后更伤脾胃，致使中气不足，常表现为乏力，易疲劳，腹部下坠感、纳差等。此时治疗需用李东垣之补中益气汤加减治疗。补中益气汤源于李东垣的《脾胃论》，以调补脾胃，升阳益气为功，方中用黄芪以补五脏、补元气，配白术健脾，与黄芪合用以增强其补益中气之功。用柴胡、升麻、葛根升举阳气，使中焦得健，在益气健脾的基础上，常佐以养血活血之品，有助于脾胃功能的恢复。同时佐以山药、女贞子、薏苡仁等健脾益气，随症加减，以调补各脏，同时增加了机体的免疫功能。有研究结果表明补中益气汤加减配合化疗，不仅能减轻化疗的不良反应，还增加 T 细胞亚群的功能，在化疗期间有增效解毒的作用，同时加用扶正培本的药物，体现"邪去正安"，减轻患者的痛苦，提高生活质量。

『病案 9』

患者，沈某，女性，56 岁，浙江丽水人。

就诊日期：2013 年 5 月 31 日。患者于 2012 年 12 月 10 日无明显原因出现便中带血，行肠镜检查提示：结肠距肛门 40cm 可见隆起凹陷性病灶占据肠管 3/4 周，质地硬，伴出血，乙状结肠占位（恶性首先考虑）。病理提示：绒毛状腺瘤伴上皮重度异型增生，区域癌变。遂于 2012 年 12 月 20 日行直肠癌根治术，术后病理：中-低分化腺癌。术后患者口服希罗达单药化疗。化疗后患者出现双手发麻（Ⅲ度手足综合征）。目前患者胃纳一般，偶有恶心，夜寐欠佳，大便欠畅，体重无明显变化。脉沉细，舌质偏红舌苔薄白。

中医诊断：癌症（大肠癌）。

中医辨证：毒瘀内郁。

中医治法：清热解毒，化瘀扶正。

处　　方：

红藤 15g	败酱草 15g	地锦草 12g	山药 20g
丹皮 8g	薏苡仁 30g	茯苓 15g	半枝莲 15g
半边莲 15g	五味子 10g	桑椹子 15g	女贞子 20g
当归 12g	熟地 12g	香茶菜 15g	蛇六谷 10g
莪术 12g	香附 8g	木香 10g	炒黄连 9g
豆蔻 6g（后下）	火麻仁 12g	厚朴 12g	

复诊（2013 年 6 月 10 日）：患者诉恶心消失，但大便干结，夜寐差，遂前方去黄连、豆蔻、香附，加郁李仁 15g、夜交藤 20g 以通便、安神。处方如下：

红藤 15g	败酱草 15g	地锦草 12g	山药 20g
丹皮 8g	薏苡仁 30g	茯苓 15g	半枝莲 15g
半边莲 15g	五味子 10g	桑椹子 15g	女贞子 20g

当归 12g	熟地 12g	香茶菜 15g	蛇六谷 10g
莪术 12g	木香 10g	火麻仁 12g	厚朴 12g
郁李仁 15g	夜交藤 20g		

三诊（2013 年 6 月 25 日）：患者诉大便转正，仍觉夜寐差，易醒，遂前方去郁李仁、火麻仁，加郁金 12g、远志 10g 以增强安神之力。处方如下：

红藤 15g	败酱草 15g	地锦草 12g	山药 20g
丹皮 8g	薏苡仁 30g	茯苓 15g	半枝莲 15g
半边莲 15g	五味子 10g	桑椹子 15g	女贞子 20g
当归 12g	熟地 12g	香茶菜 15g	蛇六谷 10g
莪术 12g	木香 10g	郁金 12g	远志 10g
夜交藤 20g	厚朴 12g		

按语 余师认为大肠癌的病因病机中，脾虚、肾亏等正气不足乃病之本，气滞、血瘀、毒聚、湿阻等邪属病之标，二者互为因果，常属本虚标实证，由虚而致积，因积而虚更甚，形成恶性循环。因此老师在治疗时根据临床辨证施治。本患者肠癌术后口服化疗药物，脾胃已虚，但邪毒仍留积体内，故治疗以祛邪解毒化瘀为主，健脾益气扶正为辅。方中用红藤、败酱草、地锦草、半枝莲、半边莲、香茶菜、蛇六谷、莪术、香附等清下焦湿毒、化肠道毒瘀，意在抗癌防癌；祛邪之时不忘扶正，则用当归、熟地、薏苡仁、山药、女贞子等补益气血以扶助正气，旨在提高抵抗力；同时用豆蔻、厚朴、木香、香附等调理气机，使脾得健，肠得安。方中补中有泻，泻中有补，攻补兼施，标本同治。另外患者因担心病情，心神不安，气机郁结，夜寐欠安，用药除加用安神中药外，可配伍疏肝解郁之品，以助病情康复。

『病案 10』

患者，周某，男性，64 岁，浙江绍兴上虞人。

就诊日期：2013 年 5 月 21 日。患者结肠癌术后 3 年余，刻下胃脘不适，时有呃逆，胃纳欠佳，大便干结，咽干不适，偶有干咳，无发热，检查胃镜示：慢性萎缩性胃炎。舌质淡红舌苔薄，脉细数。

中医诊断：癌症（大肠癌），呃逆。

中医辨证：胃气上逆。

中医治法：养阴和胃，解毒散结。

处　方：

生地 20g	玄参 20g	生白术 20g	制军 15g
浙贝 15g	桔梗 6g	木蝴蝶 10g	藏青果 12g
山豆根 4g	射干 4g	川朴 10g	地锦草 15g
红藤 20g	藤梨根 15g	半枝莲 15g	香茶菜 15g
猫人参 15g	白花蛇舌草 30g		

复诊（2013 年 6 月 21 日）：服药后患者大便通畅，口干稍有缓解，但仍感胃纳欠佳，遂前方去制军、藏青果、木蝴蝶，加薏苡仁 30g、茯苓 15g、山药 15g 以健脾化湿。处

方如下：

薏苡仁 30g	茯苓 15g	山药 15g	生白术 20g
生地 20g	玄参 20g	浙贝 15g	桔梗 6g
山豆根 4g	射干 4g	川朴 10g	地锦草 15g
红藤 20g	藤梨根 15g	半枝莲 15g	香茶菜 15g
猫人参 15g	白花蛇舌草 30g		

三诊（2013 年 7 月 6 日）：患者咽干咳嗽基本消失，胃纳尚可，偶伴呃逆，遂前方去玄参、山豆根、射干、桔梗，加百合 15g、淡竹茹 10g、旋覆花 15g 以润肺、和胃降逆。

处方如下：

薏苡仁 30g	茯苓 15g	山药 15g	生白术 20g
生地 20g	浙贝 15g	淡竹茹 10g	旋覆花 15g（包煎）
百合 15g	川朴 10g	地锦草 15g	红藤 20g
藤梨根 15g	半枝莲 15g	香茶菜 15g	猫人参 15g
白花蛇舌草 30g			

按语 大肠癌属于中医学"锁肛痔""癥瘕""肠覃"等范畴。早期患者证候特点以湿浊、热毒、瘀阻等表现为主，中晚期患者多以脾肾亏虚、气血不足为主要表现，发病的关键在于人体内环境的失衡，脏腑、经络等的功能失调，即"内虚"，而在各种"内虚"中，脾胃虚弱又是最重要最关键的病理基础。脾胃气虚，胃气不降则上逆为呃逆，肺与大肠相表里，里病累及表脏，肺气失宣，不能肃降，故而出现咽干不适。因此老师在运用健脾、解毒、散结中药基础上，往往适当增加宣肺补肺中药，如生地、玄参、山豆根、射干、桔梗、木蝴蝶、藏青果等，达到表里同治。

『病案 11』

患者，汪某，男性，65 岁，浙江武义人。

患者因"发现肠癌肝转移 1 年余，10 次化疗后"于 2013 年 5 月 7 日就诊。患者 1 年前发现肝脏占位，查肠镜（2012 年 5 月 13 日）示：结肠肝区占位，病理提示：高分化腺癌。遂查腹部 CT（2012 年 5 月 18 日）：肝脏多发转移瘤，多发囊肿。于 2012 年 5 月 25 起予化疗 10 次。刻下：患者情况尚可，胃纳一般，进食后稍感腹胀，大便每日 2 次，质偏稀，小便正常，感觉手足麻木。检查血常规、肝肾功能基本正常。舌尖偏红苔薄，两脉弦。

中医诊断：癌症（大肠癌、肝癌）。

中医辨证：邪毒内郁。

中医治法：健脾解毒，寒热并用。

处　　方：

枳实 10g	莪术 12g	木香 10g	荔枝核 12g
厚朴 9g	地锦草 12g	青皮 9g	马齿苋 12g
半枝莲 15g	白毛藤 20g	藤梨根 30g	白花蛇舌草 30g
薏苡仁 30g	茯苓 15g	山药 15g	豆蔻 6g（后下）

丹皮 15g 　　 炒谷芽 30g 　　 石见穿 9g 　　 八月札 10g

丹参 12g 　　 大枣 15g

复诊（2013 年 5 月 21 日）：患者服药 14 剂后，诉腹胀稍有好转，遂前方去青皮、厚朴，加三叶青 15g、香茶菜 9g 解毒散结抗癌。处方如下：

枳实 10g	莪术 12g	木香 10g	荔枝核 12g
地锦草 12g	马齿苋 12g	三叶青 15g	香茶菜 9g
半枝莲 15g	白毛藤 20g	藤梨根 30g	白花蛇舌草 30g
薏苡仁 30g	茯苓 15g	山药 15g	豆蔻 6g（后下）
丹皮 15g	炒谷芽 30g	石见穿 9g	八月札 10g
丹参 12g	大枣 15g		

三诊（2013 年 6 月 15 日）：服药后患者腹胀明显好转，大便转正，遂前方去枳实、木香，加黄芪 12g、炒麦芽 15g 以益气和胃，扶助正气。处方如下：

黄芪 12g	薏苡仁 30g	茯苓 15g	山药 15g
莪术 12g	荔枝核 12g	丹参 12g	豆蔻 6g（后下）
地锦草 12g	马齿苋 12g	三叶青 15g	香茶菜 9g
半枝莲 15g	白毛藤 20g	藤梨根 30g	白花蛇舌草 30g
丹皮 15g	炒谷芽 30g	石见穿 9g	八月札 10g
炒麦芽 15g	大枣 15g		

按语 中医认为，癌症发病机理为正气内虚，气滞、血瘀、痰结、湿聚、热毒等相互纠结，日久积滞而成为有形之肿块。其病理属性总属本虚标实。初期邪盛而正虚不明显，故以气滞、血瘀、痰结、湿聚、热毒等实证为主要病机，中晚期多出现气血亏虚、阴阳两虚等病机转变，由于邪愈盛而正愈虚，本虚标实，预后多不良。

余师认为，大肠癌的本虚则以脾肾双亏、肝肾阴虚为多见，标实以湿热、瘀毒多见；瘀血内结，瘀滞化热，热毒内生。此患者病久，脾胃虚弱，正气不足，但毒瘀内阻，故治疗在活血化瘀，清热解毒的同时，须健脾益气扶正。老师常用白花蛇舌草、半枝莲、白毛藤、藤梨根、地锦草、马齿苋清热解毒散结抗癌，枳实、莪术、木香、荔枝核、厚朴、青皮等调理气机、活血化瘀；豆蔻、薏苡仁、茯苓、山药、炒谷芽等健脾和胃、助消化。全方合用，共达扶正祛邪，散结抗癌之功效。

『病案 12』

患者，潘某，男性，55 岁。

就诊日期：2014 年 3 月 5 日。患者于 2013 年 9 月 30 日行直肠肿瘤切除术+肠粘连松解术，术后病理：中分化腺癌，随后行常规化疗。目前患者病情尚稳定，胃纳一般，稍感乏力，无明显腹胀腹痛，大便偏稀，夜寐一般，舌质淡红舌苔薄，脉细弦。

中医诊断：癌症（直肠癌术后）。

中医辨证：脾胃虚弱，毒瘀内阻。

中医治法：健脾和胃，化湿散结。

处　　方：

黄芪 15g	炒党参 15g	炒白术 15g	炒谷芽 30g
炒山药 15g	炒黄连 6g	半枝莲 15g	白花蛇舌草 15g
红藤 15g	厚朴 15g	地锦草 15g	马齿苋 15g
猫人参 15g	女贞子 15g	砂仁 6g（后下）	豆蔻 6g（后下）
首乌藤 15g	香茶菜 15g	茯苓 15g	薏苡仁 30g

复诊（2014 年 3 月 19 日）：患者服药 14 剂后乏力稍有好转，但时觉口干，大便 2～3 次/日，质偏稀。遂上方去豆蔻、香茶菜、炒黄连，改党参 20g、山药 30g，加白扁豆 15g 以益气健脾化湿。处方如下：

黄芪 15g	党参 20g	炒白术 15g	山药 30g
白扁豆 15g	茯苓 15g	薏苡仁 30g	砂仁 6g（后下）
红藤 15g	厚朴 15g	半枝莲 15g	白花蛇舌草 15g
地锦草 15g	马齿苋 15g	猫人参 15g	女贞子 15g
首乌藤 15g	炒谷芽 30g		

三诊（2014 年 4 月 7 日）：患者药后大便转为 1～2 次/日，胃纳较前好转，午饭后易疲劳，遂上方加黄精 15g、佩兰 8g 以补益醒脾。处方如下：

黄芪 15g	党参 20g	炒白术 15g	山药 30g
白扁豆 15g	茯苓 15g	薏苡仁 30g	砂仁 6g（后下）
红藤 15g	厚朴 15g	半枝莲 15g	白花蛇舌草 15g
地锦草 15g	马齿苋 15g	猫人参 15g	女贞子 15g
首乌藤 15g	炒谷芽 30g	黄精 15g	佩兰 8g

按语　余师在治疗肿瘤时常用清热解毒中药达到抗癌效果，其中白花蛇舌草和半枝莲是最常用的一组对药。白花蛇舌草味苦、淡，性寒，归肝、胆、胃、大肠、膀胱经，具有清热解毒、消痈散结、活血化瘀、利尿除湿的功效。现代研究证明，该品具有较为广泛的抗肿瘤作用，对各种肿瘤有一定的拮抗作用，也具有镇痛、镇静和催眠作用，同时白花蛇舌草还能显著增强机体的免疫力，这对防治肿瘤有积极意义。半枝莲，性辛、苦、寒，入肺、肝、肾经，具有清热解毒、化瘀利尿等功效，现代药理研究表明，其含有的主要活性成分黄酮类化合物，具有抗肿瘤、抗氧化、抗菌等多种药理活性，并具有天然、低毒、高效等特点。老师常将白花蛇舌草和半枝莲两味中药联合使用入煎剂，常用于治疗大肠癌、胃癌、肝癌、食管癌、肺癌、乳腺癌、恶性淋巴瘤、子宫颈癌、卵巢癌、膀胱癌等，两药有协同作用，取得良好疗效。这两味药老师常用剂量为 30g，最大剂量可用至 60g，且在治疗剂量下，无明显毒副反应。但体虚明显者慎用。

『**病案 13**』

患者，丁某，女性，58 岁，杭州丁桥人。

患者因"直肠癌术后 2 年余"于 2015 年 4 月 30 日就诊。患者于 2012 年 10 月初因"发现直肠占位"查肠镜病理活检提示：腺上皮重度异型增生，癌变伴极小灶间质浸润。遂于

2012 年 10 月 19 日起行 mFolfox6（奥沙利铂+5-FU+CF）方案化疗 8 次，8 次化疗结束后患者因"肛门停止排便排气伴腹胀腹痛 5 天"诊断为"肠梗阻"，于 2013 年 2 月 6 日在全麻下行"乙状结肠造瘘术"。术后再行 mFolfox6 方案化疗 2 周期，更改为 FORFIRI 方案化疗+安维汀靶向治疗 2 周期。2013 年 8 月 16 日起予氟尿嘧啶+亚叶酸钙方案化疗 6 周期，并联合细胞免疫治疗 6 次。目前替吉奥口服中，2015 年 4 月 21 日检查血 CEA 606.6ng/ml。刻下患者诉下腹不适，腰部持续性酸胀，大便欠畅，胃纳欠佳，睡眠可。舌淡胖苔薄白，脉沉弦。

中医诊断：癌症（肠癌）。

中医辨证：气虚毒瘀。

中医治法：清热散结，化湿抗癌。

处　方：

白花蛇舌草 15g	半枝莲 15g	香茶菜 15g	薏苡仁 30g
莪术 10g	地锦草 15g	肿节风 10g	马齿苋 15g
苏梗 10g	石斛 12g	炒谷芽 30g	豆蔻 6g（后下）
茯苓 15g	猫人参 15g	八月札 10g	败酱草 15g
甘草 6g			

复诊（2015 年 5 月 7 日）：患者服药 7 剂后仍诉下腹胀不适，大便欠畅，前方去地锦草、肿节风、马齿苋，加黄柏 12g、苦参 6g、制军 12g、红藤 15g 以利湿化浊。处方如下：

白花蛇舌草 15g	半枝莲 15g	香茶菜 15g	薏苡仁 30g
莪术 10g	红藤 15g	黄柏 12g	苦参 6g
苏梗 10g	石斛 12g	炒谷芽 30g	豆蔻 6g（后下）
茯苓 15g	猫人参 15g	八月札 10g	败酱草 15g
制军 12g	甘草 6g		

三诊（2015 年 5 月 21 日）：患者服药 14 剂后诉大便通畅，腹胀缓解，唯感腰部酸胀不适，遂前方去红藤、败酱草、制军，加杜仲 15g、川断 15g、葛根 20g 以补肾强腰脊。处方如下：

白花蛇舌草 15g	半枝莲 15g	香茶菜 15g	薏苡仁 30g
莪术 10g	黄柏 12g	苦参 6g	苏梗 10g
石斛 12g	杜仲 15g	川断 15g	豆蔻 6g（后下）
茯苓 15g	猫人参 15g	八月札 10g	葛根 20g
炒谷芽 30g	甘草 6g		

按语　余师指出，大肠癌多以正虚为本，湿热蕴毒为标。治疗应重健脾益气，扶正培本，调整机体的免疫功能，使正胜邪却。中医扶正祛邪法治疗肿瘤，除突出辨证施治、整体观念的特点外，一般认为"扶正"能提高机体免疫力，增强内分泌的调节功能，抵抗和修复放、化疗的毒副反应，能增强机体自动控制系统的能力，从而保持内环境的稳定。对于手术切除病人，因其仍有不少症状，又因化疗而正气日虚，体力不支，若继续化疗，或加速恶化重笃。余师常以扶正祛邪为大法，随症略作加减，可以收到较好的疗效。临床常

选用太子参、炒白术、茯苓、生黄芪、薏苡仁等。因本病多为湿热毒邪，无明显虚寒之象，一般慎用人参、干姜之类温补之品，以免助热生变。祛邪则根据痰、湿、毒、瘀的不同，选用败酱草、白花蛇舌草、藤梨根、半枝莲、草河车、山慈菇、夏枯草、瓜蒌、红藤、白英、龙葵、蛇莓、大黄、地榆、土鳖虫等药。

『病案14』

患者，施某，女，64岁，浙江杭州市人。

就诊日期：2015年2月7日。患者于2年余前诊断为结肠癌，并行根治手术，术后化疗12次。2014年复查发现肝转移，遂行肝脏血管插管化疗（TACE）3次，末次TACE治疗为2015年2月2日。2015年1月29日查血癌胚抗原8.2ng/mL，2015年1月30日肝脏磁共振扫描报告：肝多发转移瘤（6枚以上）。化疗期间出现肢体酸软，大便次数偏多，日行2～3次，无腹痛，舌质淡舌苔偏黄腻，脉细弱。

中医诊断：癌症（大肠癌伴肝转移），虚劳。

中医辨证：脾虚湿阻。

中医治法：健脾益气，化湿散结。

处　　方：

党参30g	山药15g	茯苓15g	炒扁豆15g
炒谷芽15g	苏梗15g	薏苡仁30g	豆蔻6g（后下）
八月札15g	莪术15g	乌药15g	红藤15g
丹皮15g	黄连15g	半枝莲15g	白花蛇舌草15g
地锦草15g	秦皮15g		

复诊（2015年2月21日）：服药14剂后，患者诉大便次数好转，尚成形，上方去地锦草、黄连，加鸡血藤15g、藿香15g、佩兰12g以醒脾化湿。处方如下：

党参30g	山药15g	茯苓15g	炒扁豆15g
炒谷芽15g	苏梗15g	薏苡仁30g	豆蔻6g（后下）
鸡血藤15g	藿香15g	佩兰12g	八月札15g
莪术15g	乌药15g	红藤15g	丹皮15g
半枝莲15g	秦皮15g	白花蛇舌草15g	

三诊（2015年3月10日）：服药后，患者诉大便基本转正，但仍觉乏力疲劳，胃纳欠佳，上方去秦皮、红藤，增加山药至30g，再加炒白术15g以增强益气健脾化湿之功。处方如下：

党参30g	山药30g	茯苓15g	炒扁豆15g
炒白术15g	苏梗15g	薏苡仁30g	豆蔻6g（后下）
鸡血藤15g	藿香15g	佩兰12g	八月札15g
莪术15g	乌药15g	丹皮15g	炒谷芽15g
半枝莲15g	白花蛇舌草15g		

按语　近年来，随着人们的生活习惯和饮食结构的改变，结肠癌的发病率逐年递增。老师指出，结肠癌的西医治疗手段主要为手术、放疗和化疗，但放疗、化疗都会出现一定

的不良反应，而中医药在肿瘤术后、配合放化疗方面具有一定的优势。中医认为结肠癌的病因病机多为热毒蕴结、脾肾两虚、气血不足、痰湿内生及气滞血瘀等，多采用清热解毒、补肾健脾、补气养血、化瘀散结、活血通络等方法进行治疗。现有研究证明中药复方或与化疗联用能够直接抑制肿瘤细胞，减毒增效，提高带瘤患者生活质量等，已经成为了癌症治疗的重要手段。此患者结肠癌肝转移，多次化疗，脾胃虚弱，脾失运化，因此见乏力、腹泻等症状，余师治疗主要以健脾益气化湿为主，再辅助用解毒散结药治疗，常以参苓白术散加减治疗。

『病案 15』

患者，郑某，男，87 岁，浙江杭州市人。

就诊日期：2015 年 4 月 28 日。患者直肠癌术后 2 年，反复肠梗阻多次。目前患者胃纳一般，时感腹胀不适，胃脘隐痛，大便欠畅，舌质淡暗舌苔薄，脉细弦。

中医诊断：癌症（大肠癌），腹痛。

中医辨证：气滞血瘀。

中医治法：理气散结，化瘀抗癌。

处　方：

厚朴 12g	枳壳 12g	木香 10g	青皮 10g
红藤 15g	丹皮 15g	制军 8g	甘草 6g
茯苓 15g	山药 15g	薏苡仁 15g	地锦草 15g
莪术 10g	败酱草 15g	忍冬藤 15g	白花蛇舌草 15g
白芍 12g	大枣 15g		

复诊（2015 年 5 月 12 日）：患者药后腹胀好转，胃纳欠佳，遂上方去木香、青皮，加炒谷芽 30g、鸡内金 12g 以和胃健脾助消化。处方如下：

厚朴 12g	枳壳 12g	制军 8g	甘草 6g
红藤 15g	丹皮 15g	莪术 10g	败酱草 15g
茯苓 15g	山药 15g	薏苡仁 15g	忍冬藤 15g
白芍 12g	大枣 15g	地锦草 15g	白花蛇舌草 15g

三诊（2015 年 5 月 26 日）：患者腹胀明显缓解，胃纳略有好转，胃痛消失，大便欠畅，遂上方去败酱草、红藤，加莱菔子 15g、枳实 10g 以理气通便。处方如下：

厚朴 12g	枳壳 12g	制军 8g	甘草 6g
枳实 10g	丹皮 15g	莪术 10g	茯苓 15g
山药 15g	薏苡仁 15g	忍冬藤 15g	莱菔子 15g
白芍 12g	大枣 15g	地锦草 15g	白花蛇舌草 15g

按语　肠癌术后往往会出现功能性消化不良等胃肠功能性疾病，是一组包括上腹痛、上腹胀、早饱、恶心等常见的临床症候群，可持续或反复发作。中医学认为，肝主疏泄，可疏通、畅达全身气机，进而具有促进精血津液的运行输布、脾胃之气的升降以及情志的舒畅等作用。情志活动异常，肝的疏泄功能失常首当其冲。若肝疏泄失常，气机运动亦会失常或郁滞。一方面，脾胃升降协调有赖肝气疏泄正常、全身气机通畅，肝郁可致土壅，

又可谓"土得木则达",脾胃位处中焦,对脏腑气机升降起着重要作用。脾胃气机不利又可进一步影响肝的疏泄功能,两者互为因果、相互影响,易形成恶性循环。所以,虽然其临床表现病位在胃,胃失和降,甚则胃气上逆,但其根本病因在肝,乃肝失疏泄,肝木郁滞,气失条达所致。因此,老师治疗此类患者常采用理气活血(厚朴、枳壳、木香、青皮、红藤、丹皮、制军)、疏肝健脾(甘草、茯苓、山药、薏苡仁、白芍)、散结抗癌(莪术、败酱草、忍冬藤、地锦草、白花蛇舌草)等中药以针对病因病机治疗,使患者带瘤生存,延长生存期,改善生活质量。

『病案 16』

患者,金某,男,52 岁,浙江杭州余杭区人。

就诊日期:2014 年 12 月 4 日。患者直肠癌术后 8 月余,化疗已结束。刻下大便次数偏多,质偏稀,无明显腹胀腹痛,胃纳一般。舌淡苔薄白腻,两脉细沉。

中医诊断:癌症(大肠癌),泄泻。

中医辨证:脾胃虚弱。

中医治法:健脾化湿止泻。

处　　方:

煨葛根 15g	炒黄连 6g	炒黄芩 12g	红藤 15g
地锦草 15g	马齿苋 15g	炒白芍 15g	炒薏苡仁 15g
炒山药 15g	苏梗 10g	炒谷芽 30g	豆蔻 6g(后下)
茯苓 15g	煨木香 8g	芡实 15g	炒白术 15g
炒扁豆 15g	大枣 15g		

复诊(2014 年 12 月 18 日):药后患者自觉大便次数减少为 3~4 次/日,凌晨起床即有稀便,稍感乏力疲劳,遂前方去白芍、木香,加炒党参 15g、炒山药 30g 以益气健脾化湿止泻。处方如下:

煨葛根 15g	炒黄连 6g	炒黄芩 12g	红藤 15g
地锦草 15g	马齿苋 15g	炒党参 15g	炒薏苡仁 15g
炒山药 30g	苏梗 10g	炒谷芽 30g	豆蔻 6g(后下)
茯苓 15g	芡实 15g	炒白术 15g	炒扁豆 15g
大枣 15g			

三诊(2015 年 1 月 6 日):药后患者自觉大便次数较前明显减少,但夜间凌晨起床即有便意,胃纳可,遂前方再加炒防风 9g、炒陈皮 9g 以祛风止泻。处方如下:

煨葛根 15g	炒黄连 6g	炒黄芩 12g	红藤 15g
地锦草 15g	马齿苋 15g	炒党参 15g	炒薏苡仁 15g
炒山药 30g	苏梗 10g	炒谷芽 30g	豆蔻 6g(后下)
茯苓 15g	芡实 15g	炒白术 15g	炒扁豆 15g
炒防风 9g	炒陈皮 9g	大枣 15g	

按语　余师指出,葛根黄芩黄连汤载于《伤寒论》第 34 条:"太阳病,桂枝证,医反下之,利遂不止,脉促者,表未解也,喘而汗出者,葛根黄芩黄连汤主之。"原方是治疗

桂枝汤证误用下法，邪气内陷阳明，从阳化热，下迫大肠，见热利不止者。方中葛根升清解表，黄芩、黄连清泻里热，甘草缓急和中，全方清宣并用，宣肺清肠，共奏升清解表，清泄里热之功，是对后世表里、上下同治方剂的丰富和发展有着重要的指导意义。老师认为，此患者反复腹泻，考虑其素体脾胃虚弱，劳倦内伤，中焦脾胃受损，脾虚失运，胃失和降，脾胃不调，日久导致脾主运化功能失常，脾气不升，胃气不降，清浊不分，脾虚湿盛则泄泻，故而老师辨证以脾胃虚弱为主，多用健脾化湿、益气止泻类中药加用葛根芩连汤加减以清热祛湿，促使湿邪外出，病情缓解。

『病案 17』

患者，周某，男性，63 岁，浙江义乌人。

因"结肠癌术后 1 月余"于 2016 年 12 月 19 日就诊。患者 2016 年 11 月因大便出血在肛肠科住院治疗，诊断为直肠占位，遂行直肠肿瘤根治术，术后病理提示：溃疡型中分化腺癌，未见淋巴结转移。刻下患者稍感下腹隐痛，胃纳欠佳，大便欠畅，乏力疲劳，四肢酸痛不适，舌质淡舌苔薄白腻，脉细弦。

中医诊断：癌症（直肠癌）。

中医辨证：脾虚气滞，湿浊内阻。

中医治法：健脾化湿，理气散结。

处　方：

藿香 12g	厚朴 10g	苍术 8g	枳壳 10g
谷芽 30g	砂仁 6g（后下）	豆蔻 6g（后下）	莪术 10g
红藤 30g	陈皮 8g	制军 10g	仙鹤草 15g
元胡 15g	羌活 10g	独活 12g	木香 10g
焦山楂 15g	苏梗 10g	白花蛇舌草 15g	半枝莲 15g
赤芍 15g	丹皮 12g		

二诊（2017 年 1 月 5 日）：患者服药后感腹胀不适好转，大便通畅，但偏稀，胃纳一般，口干，遂上方减丹皮、制军、木香，加天冬 12g、马齿苋 15g、葛根 15g，续服 14 剂。处方如下：

藿香 12g	厚朴 10g	苍术 8g	枳壳 10g
谷芽 30g	砂仁 6g（后下）	豆蔻 6g（后下）	莪术 10g
红藤 30g	陈皮 8g	葛根 15g	仙鹤草 15g
元胡 15g	羌活 10g	独活 12g	马齿苋 15g
焦山楂 15g	苏梗 10g	白花蛇舌草 15g	半枝莲 15g
赤芍 15g	天冬 12g		

三诊：患者药后腹胀不适明显好转，仍感胃纳欠佳，乏力，上方去马齿苋、元胡、羌活、独活，加黄芪 15g、炒麦芽 30g、鸡内金 12g 以健脾和胃。处方如下：

藿香 12g	厚朴 10g	苍术 8g	枳壳 10g
谷芽 30g	砂仁 6g（后下）	豆蔻 6g（后下）	莪术 10g
红藤 30g	陈皮 8g	葛根 15g	仙鹤草 15g

焦山楂 15g	苏梗 10g	白花蛇舌草 15g	半枝莲 15g
赤芍 15g	天冬 12g	黄芪 15g	炒麦芽 30g
鸡内金 12g			

按语 肿瘤患者术后，以气血虚弱为主，本案患者术后 1 月余，治疗以中医药扶正为主，促进机体功能恢复，兼以祛邪，预防发生局部侵袭和远处转移，减少复发风险。余师结合江南气候特点，加之患者脾气虚失于运化水湿，湿邪内阻，湿重则纳差、乏力、足酸，故余师用藿香、厚朴、苍术、枳壳、砂仁、豆蔻、陈皮以化湿醒脾，谷芽、麦芽、山楂、鸡内金健脾和胃，仙鹤草、白花蛇舌草、半枝莲、赤芍、莪术、红藤解毒化瘀散结以抗肿瘤，达到扶正祛邪的目的，体现中医整体观的特点。

『病案 18』

患者，徐某，男，68 岁，退休教师。

就诊日期：2017 年 9 月 1 日。患者于 2017 年 2 月 4 日行结直肠癌根治术，术后病理：直肠中-低分化腺癌。化疗 6 次。8 月 20 日复查腹部 CT 提示：直肠癌术后改变；肝脏多发转移瘤。遂行肝脏射频术治疗。9 月 1 日复查 CT 报告：直肠癌术后改变；肝脏转移瘤增多、增大。患者及家属遂来中医就诊。刻下患者胃纳可，稍感腹胀，大便次数多，量少，无便血，乏力，口黏腻，夜寐一般，舌质暗舌苔薄白腻，脉细弦。

中医诊断：癌症（直肠癌）。

中医辨证：气虚湿阻，瘀毒内聚。

中医治法：益气化湿，化瘀散结。

处　　方：

黄芪 15g	茯苓 15g	薏苡仁 30g	山药 30g
苏梗 10g	豆蔻 6g（后下）	砂仁 6g（后下）	谷芽 30g
猫人参 15g	香茶菜 15g	白花蛇舌草 15g	半枝莲 15g
半边莲 15g	莪术 10g	鸡内金 12g	红藤 15g
地锦草 15g	墓头回 12g	马齿苋 15g	夏枯草 10g
丹皮 15g	丹参 15g	赤芍 15g	

复诊（2017 年 9 月 15 日）：患者药后诉大便较前好转，出现皮肤瘙痒，上方去红藤、地锦草、墓头回、马齿苋，加苦参 6g、地肤子 10g、姜黄 12g 祛风止痒。处方如下：

黄芪 15g	茯苓 15g	薏苡仁 30g	山药 30g
苏梗 10g	豆蔻 6g（后下）	砂仁 6g（后下）	谷芽 30g
猫人参 15g	香茶菜 15g	白花蛇舌草 15g	半枝莲 15g
半边莲 15g	莪术 10g	鸡内金 12g	苦参 6g
地肤子 10g	姜黄 12g	夏枯草 10g	丹皮 15g
丹参 15g	赤芍 15g		

三诊（2017 年 9 月 30 日）：服药后患者皮肤瘙痒缓解，夜寐欠佳，稍感腹胀，遂上方去姜黄、夏枯草、丹皮、赤芍，加五味子 10g、厚朴 15g、郁金 12g 以安神、理气。处方如下：

黄芪 15g	茯苓 15g	薏苡仁 30g	山药 30g
苏梗 10g	豆蔻 6g（后下）	砂仁 6g（后下）	谷芽 30g
猫人参 15g	香茶菜 15g	白花蛇舌草 15g	半枝莲 15g
半边莲 15g	莪术 10g	鸡内金 12g	苦参 6g
地肤子 10g	五味子 10g	厚朴 15g	郁金 12g
丹参 15g			

按语 余师指出，肠道肿瘤手术后，湿浊易停聚，《素问·阴阳应象大论》谓："湿胜则濡泻。"另外患者术后、化疗后伤及脾胃，脾为土脏，脾气健运，则水化湿行，脾气亏虚，则湿浊内停，湿为阴邪，最易损伤脾阳，中阳不振，脾土运化无力，不能腐熟和运化水谷，使之水谷停滞，清浊不分，混杂而下一并走于大肠而成泄泻。治疗则以健脾益气化湿为主法，在临床上常用黄芪、茯苓、薏苡仁、山药、苏梗、豆蔻、砂仁、厚朴健脾益气化湿止泻，针对主要病机立法，再根据兼症灵活配伍抗癌中药，标本同治。

『病案 19』

患者，施某，女性，56 岁，杭州萧山人。

就诊日期：2018 年 3 月 19 日。患者于 2017 年 8 月初因感觉下腹不适，肠镜发现直乙交界肿瘤，遂于 2017 年 8 月 17 日行腹腔镜下乙状结肠癌根治术+肠粘连松解术，术后病理：（乙状结肠癌根治术标本）溃疡型中分化腺癌伴淋巴结转移性癌 MSH2（＋），MSH6（＋），MLH1（＋），PMS2（＋），CDX2（＋）。术后行全身静脉化疗 12 次，化疗过程顺利。2017 年 10 月 6 日肺部 CT 报告：左肺上叶前段可见斑片状高密度影，考虑原发肺癌可能。糖类抗原 125：92.7U/ml。刻下患者每天腹泻 10 余次，呈水样，腹部不适，无发热，无恶心呕吐，无胸闷胸痛，胃纳欠佳，乏力疲劳。舌偏淡，苔薄白，脉沉细。

中医诊断：癌症（肠癌）。

中医辨证：脾胃虚弱，湿毒内阻。

中医治法：健脾益气，化湿解毒。

处　　方：

黄芪 30g	防风 9g	炒白术 15g	金樱子 15g
芡实 15g	生牡蛎 50g	石榴皮 12g	炒山药 30g
炒薏苡仁 30g	炒扁豆 15g	炒黄连 6g	砂仁 6g（后下）
木香 10g	瓦楞子 15g	半枝莲 15g	白花蛇舌草 30g
茯苓 15g	炮姜 6g	炒白芍 24g	葛根 24g
升麻 9g			

二诊（2018 年 4 月 6 日）：患者服药 14 剂后，大便次数较前减少，但大便时夹有血丝，无腹痛，乏力疲劳，遂于上方减炮姜、砂仁、木香，加仙鹤草 15g、白茅根 15g、乌药 10g。

黄芪 30g	防风 9g	炒白术 15g	金樱子 15g
芡实 15g	生牡蛎 50g	石榴皮 12g	炒山药 30g
炒薏苡仁 30g	炒扁豆 15g	炒黄连 6g	瓦楞子 15g
仙鹤草 15g	白茅根 15g	半枝莲 15g	白花蛇舌草 30g

| 茯苓 15g | 炒白芍 24g | 葛根 24g | 升麻 9g |
| 乌药 10g | | | |

三诊：大便血丝消失，偶感腹部隐痛，遂去仙鹤草、白茅根，加红藤 15g、地锦草 15g、鱼腥草 15g。

黄芪 30g	防风 9g	炒白术 15g	金樱子 15g
芡实 15g	生牡蛎 50g	石榴皮 12g	炒山药 30g
炒薏苡仁 30g	炒扁豆 15g	炒黄连 6g	瓦楞子 15g
茯苓 15g	炒白芍 24g	半枝莲 15g	白花蛇舌草 30g
葛根 24g	升麻 9g	乌药 10g	红藤 15g
地锦草 15g	鱼腥草 15g		

按语　余师在临床诊治中一贯倡导辨病与辨证相结合，既从病机立法，又改善临床主症，即《素问·至真要大论》所说的："谨守病机，各司其属。"本病例肠癌术后反复腹泻，每日次数偏多，老师考虑其术后肠道受损，肠道失于固涩，再加脾气亏虚，肠道滑利，此时当投固涩之品，收敛固摄，涩肠止泻，配合余药共达标本同治，治标为主，才能使魄门开阖有度，正常地排出糟粕。余师临床针对肠道术后久泻者，常常选用金樱子、芡实、生牡蛎、石榴皮、诃子肉、罂粟壳、五味子等，纯走收涩，以涩去其脱而除其滑，再配伍健脾益气化湿之品。

『病案 20』

患者，项某，男性，65 岁。

就诊日期：2017 年 9 月 6 日。患者于 2016 年 10 月 12 日行结肠癌手术，术后行全身静脉化疗 12 次，目前患者神倦乏力，胃纳欠佳，进食后稍感腹胀，大便偏稀，2～3 次/日，夜间难以入睡，多梦易醒。舌淡苔薄，脉细滑。

中医诊断：泄泻。

中医辨证：脾虚湿阻。

中医治法：益气健脾，化湿止泻。

处　方：

炒党参 15g	茯苓 15g	炒薏苡仁 30g	大枣 15g
山药 20g	苍术 10g	炒白术 15g	砂仁 6g（后下）
枳壳 10g	木香 10g	厚朴 15g	陈皮 9g
苏梗 10g	马齿苋 15g	地锦草 15g	红藤 15g
夜交藤 30g	远志 10g	郁金 15g	合欢花 10g
炒麦芽 30g			

二诊（9 月 20 日）：患者服药后大便次数仍偏多，偶感腹部隐坠不适，遂上方去地锦草、马齿苋，加升麻 9g、黄连 6g、炒黄芩 12g 以升提除湿。

炒党参 15g	茯苓 15g	炒薏苡仁 30g	大枣 15g
山药 20g	苍术 10g	炒白术 15g	砂仁 6g（后下）
煨葛根 18g	枳壳 10g	木香 10g	厚朴 15g

苏梗 10g	陈皮 9g	夜交藤 30g	黄连 6g
丹皮 15g	红藤 15g	刺五加 15g	炒黄芩 12g
炒麦芽 30g	升麻 9g		

三诊（10 月 5 日）：夜寐好转，胃纳较前亦改善，遂去苍术，加金樱子 15g 收敛。

炒党参 15g	茯苓 15g	炒薏苡仁 30g	大枣 15g
山药 20g	炒白术 15g	苏梗 10g	砂仁 6g（后下）
煨葛根 18g	黄连 6g	炒黄芩 12g	升麻 9g
枳壳 10g	木香 10g	厚朴 15g	陈皮 9g
夜交藤 30g	金樱子 15g	刺五加 15g	红藤 15g
丹皮 15g	炒麦芽 30g		

按语 泄泻是大肠癌术后最常见的临床症状，余师指出，肠癌患者手术后脾胃受损，中医认为脾胃为后天之本，脾主运化水湿，脾胃当中又以脾为主，脾病气虚，健运失职，清气不升，清浊不分，自可成泻，其他诸如寒、热、湿、食等内外之邪以及肝肾等脏腑所致泄泻，都是在伤脾的基础上导致脾失健运时才能引起泄泻。《景岳全书·泄泻》曰："泄泻之本，无不由于脾胃。"故脾虚乃泄泻发病之关键所在，故治疗以益气健脾为大法，余师常用参苓白术散加减治疗脾胃虚弱，运化失职，湿自内生而致气机不畅，饮食不化，肢倦乏力，食少便溏之泄泻，临床疗效明显。现代药理研究表明本方可抑制肠管的收缩，增强肠管对水和氯离子的吸收，故而可有效减轻腹泻症状。全方补中、渗湿、行气，使得脾气健运，湿邪得去，肠道功能恢复，诸证自除。

（吴国琳 李天一）

第四章

余国友治疗消化系统肿瘤常用中药和经方

第一节 常用中药

一、治疗食管癌常用中药

（一）扶正补益药

1. 人参

性　　味　味甘、微苦，性温、平。

归　　经　归脾、肺、心经。

功　　效　大补元气，复脉固脱，补脾益肺，生津，安神。

主　　治　劳伤虚损，食少，倦怠，反胃吐食，大便滑泄，虚咳喘促，自汗暴脱，惊悸，健忘，眩晕头痛，阳痿，尿频，消渴，妇女崩漏，小儿慢惊，及久虚不复，一切气血津液不足之证。

药理作用　现代药理研究表明，人参能增强机体的免疫功能、调节中枢神经系统、促进大脑对能量物质的利用、改善心脏功能、提高对有害刺激的抵御能力，具有增强机体的应激能力和适应性、降糖、抗肿瘤及抗氧化作用。

2. 白术

性　　味　味苦、甘，性温。

归　　经　归脾、胃经。

功　　效　健脾益气，燥湿利水，止汗，安胎。

主　　治　脾虚食少，腹胀泄泻，痰饮眩悸，水肿，自汗，胎动不安。

药理作用　现代药理研究表明，白术具有抗肿瘤作用、强壮作用、利尿作用、降血糖作用、抗凝血作用、血管扩张作用、抗菌作用，也能促进造血功能及促进蛋白质合成。

3. 山药

性　　味　味甘，性平。

归　　经　　归脾、肺、肾经。

功　　效　　补脾养胃，生津益肺，补肾涩精。

主　　治　　脾虚食少，久泻不止，白带过多，肺虚咳喘，肾虚遗精，尿频，虚热消渴。

药理作用　　现代药理研究表明，山药能够增强小肠吸收、帮助消化、保护胃黏膜损伤，具有调节免疫、抗氧化、降血脂、降血糖、抗肿瘤和抗突变活性等作用。

4. 大枣

性　　味　　味甘，性温。

归　　经　　归脾、胃、心经。

功　　效　　补中益气，养血安神，调和营卫。

主　　治　　脾虚食少，乏力便溏，气血不足，妇人脏躁，心悸失眠。

药理作用　　现代药理研究表明，大枣能增强耐力、抗疲劳，能促进骨髓造血、增强免疫，能改善肠道环境，具有镇静、催眠以及护肝、抗肿瘤、抗过敏、抗炎等作用。

5. 灵芝

性　　味　　味甘，性平。

归　　经　　归心、肺、肝、肾经。

功　　效　　补气安神，止咳平喘。

主　　治　　心神不宁，失眠心悸，肺虚咳喘，虚劳短气，不思饮食。

药理作用　　现代药理研究表明，灵芝具有免疫调节活性，能提高机体免疫；有抗疱疹病毒、HIV 病毒，抗肿瘤的作用；能增加血流量、改善心律，还能抗放射线和有毒物质对身体的损害；能平喘、止咳、护肝、改善睡眠质量等。

6. 茯苓

性　　味　　味甘、淡，性平。

归　　经　　归心、肺、脾、肾经。

功　　效　　利水渗湿，健脾宁心。

主　　治　　水肿尿少，痰饮眩悸，脾虚食少，便溏泄泻，心神不安，失眠。

药理作用　　现代药理研究表明，茯苓具有利尿、增强免疫、保护神经、降血糖、镇静、预防胃溃疡、抗肿瘤、延缓衰老等作用。

7. 蜂蜜

性　　味　　味甘，性平。

归　　经　　归肺、脾、大肠经。

功　　效　　补中，润燥，止痛，解毒。

主　　治　　脾气虚弱，脘腹挛急疼痛，肺燥干咳，肠燥便秘，解乌头类药毒，外用可治疮疡不敛、水火烫伤。

药理作用　现代药理研究表明，蜂蜜有促进小肠蠕动作用，能增强体液免疫功能、抑杀多种细菌，促进创伤愈合，有解毒作用，能减轻化疗药物的毒副反应，此外还有保肝、降血糖、降血脂、降血压等作用。

8. 棉花根

性　　味　味甘，性温。

归　　经　归肺、脾、肝经。

功　　效　止咳平喘，通经止痛。

主　　治　咳嗽气喘，月经不调，崩漏。

药理作用　现代药理研究表明，棉花根具有明显的止咳、祛痰及平喘的作用；对某些细菌具有轻度抑制作用，能够增强或改善肾上腺皮质功能，具有轻微的促宫缩作用。

9. 枸杞子

性　　味　味甘，性平。

归　　经　归肝、肾经。

功　　效　滋补肝肾，益精明目。

主　　治　虚劳精亏，腰膝酸痛，眩晕耳鸣，阳痿遗精，内热消渴，血虚萎黄，目昏不明。

药理作用　现代药理研究表明，枸杞能增强机体非特异性免疫功能，促进造血功能，具有抗辐射、降胆固醇、保护过氧化损伤、促排卵等作用。

10. 百合

性　　味　味甘，性寒。

归　　经　归心、脾经。

功　　效　养阴润肺，清心安神。

主　　治　阴虚燥咳，劳嗽咳血，虚烦惊悸，失眠多梦，精神恍惚。

药理作用　现代药理研究表明，百合具有止咳、平喘、抗肿瘤、降血糖、抗氧化活性、增强免疫等作用，能抑制多种细菌活性。

11. 肉桂

性　　味　味辛、甘，性大热。

归　　经　归肾、脾、心、肝经。

功　　效　补火助阳，引火归元，散寒止痛，活血通经。

主　　治　阳痿，宫冷，腰虚冷痛，肾虚作喘，眩晕目赤，心腹冷痛，虚寒吐泻，寒疝，奔豚，痛经，经闭。

药理作用　现代药理研究表明，肉桂对大肠埃希菌、痢疾杆菌、伤寒杆菌、金黄色葡萄球菌、白色葡萄球菌、白色念珠菌都有明显的抑制作用，对皮肤真菌有很强的抑制作用。

有抗溃疡作用，有预防动静脉血栓的作用，有提高免疫、增强胰岛素活性、双向调节体温的作用；有抑制人胶质母细胞瘤、黑色素瘤和激素不敏感的前列腺癌等细胞系的增殖的作用，是对多种细胞有分化作用的天然分化诱导剂。

12. 肉苁蓉

性　　味　　味甘、咸，性温。

归　　经　　归肾、大肠经。

功　　效　　补肾阳，益精血，润肠通便。

主　　治　　肾阴不足，精血亏虚，腰膝酸软，筋骨无力，肠燥便秘。

药理作用　　现代药理研究表明，肉苁蓉能增强免疫、调节内分泌、延缓衰老，以及具有通便、保护心肌缺血、抗动脉粥样硬化、抗肿瘤、护肝等作用。

13. 沙苑子

性　　味　　味甘，性温。

归　　经　　归肝、肾经。

功　　效　　补肾助阳，固精缩尿，养肝明目。

主　　治　　肾虚腰痛，遗精早泄，遗尿尿频，白浊带下，眩晕，目暗昏花。

药理作用　　现代药理研究表明，沙苑子具有降血压、降血脂、抗炎、促进免疫、抗肿瘤、抗肝纤维化、降血清 ALT、抗氧化等作用。

14. 山茱萸

性　　味　　味酸、涩，性微温。

归　　经　　归肝、肾经。

功　　效　　补益肝肾，收涩固脱。

主　　治　　眩晕耳鸣，腰膝酸软，阳痿遗精，遗尿尿频，崩漏带下，大汗虚脱，内热消渴。

药理作用　　现代药理研究表明，山茱萸对志贺痢疾杆菌和金黄色葡萄球菌均有抑制作用，能提高血清抗体 IgG、IgM 含量、提高免疫，具有降血糖、抗休克、强心、抗癌、抗艾滋病等作用。

15. 沙参

性　　味　　味甘，性微寒。

归　　经　　归肺、胃经。

功　　效　　养阴清肺，益胃生津，化痰，益气。

主　　治　　肺热燥咳，阴虚劳嗽，干咳痰黏，胃阴不足，食少呕吐，气阴不足，烦热口干。

药理作用　　现代药理研究表明，沙参具有抗辐射、延缓衰老、提高记忆、抗肝损伤及清除自由基的作用；有镇咳祛痰、抗炎的作用；有免疫调节作用，并具有一定的抗肿瘤作用。

16. 玉竹

性　味　味甘，性微寒。

归　经　归肺、胃经。

功　效　养阴润燥，生津止渴。

主　治　肺阴不足，燥热咳嗽，胃阴不足，咽干口渴，内热消渴。

药理作用　现代药理研究表明，玉竹具有增强免疫、降血糖、抗肿瘤的作用，并对心搏、血压具有双向调节作用。

17. 鳖甲

性　味　味咸，性微寒。

归　经　归肝、肾经。

功　效　滋阴潜阳，退热除蒸，软坚散结。

主　治　阴虚发热、骨蒸劳热，阴虚阳亢、头晕目眩，虚风内动、手足瘈疭，经闭，癥瘕，久疟。

药理作用　现代药理研究表明，鳖甲能增强免疫功能，提高自然杀伤细胞活性，增强巨噬细胞吞噬功能；能防止细胞突变，具有抗肿瘤作用；能促进造血功能，提高血红蛋白含量；有抗肝纤维化、降胆固醇、增加骨密度和股骨钙含量、抗疲劳和补血的作用。

18. 龟板

性　味　味咸、甘，性微寒。

归　经　归肝、肾、心经。

功　效　滋阴潜阳，益肾强骨，养血补心，固经止崩。

主　治　阴虚潮热、骨蒸盗汗，阴虚阳亢、头晕目眩，虚风内动，肾虚筋骨痿软，囟门不合，阴血亏虚，心虚健忘，阴虚血热，崩漏。

药理作用　现代药理研究表明，龟板具有促进生长发育、兴奋子宫加强收缩、抗骨质疏松、抗脊髓损伤、提高细胞和体液免疫、增加冠脉流量和提高耐缺氧、解热、补血、镇静等作用。

19. 银耳

性　味　味甘、淡，性平。

归　经　归肺、胃、肾经。

功　效　滋补生津，润肺养阴。

主　治　虚劳咳嗽，痰中带血，津少口渴，病后体虚，气短乏力。

药理作用　现代药理研究表明，银耳具有调节免疫、抗肿瘤、抗放射、升高白细胞作用；有抗凝、抗血栓、降血脂、降血糖、延缓衰老的作用。

20. 当归

性　　味　味甘、辛，性温。

归　　经　归肝、心、脾经。

功　　效　补血活血，调经止痛，润肠通便。

主　　治　血虚萎黄，眩晕心悸，月经不调，虚寒腹痛，肠燥便秘，风湿痹痛，痈疽疮疡。

药理作用　现代药理研究表明，当归对机体的心血管系统、血液系统、免疫系统等均有显著的药理作用，并具有抗肿瘤、调节子宫平滑肌、抗炎、抗损伤等作用。在心血管方面有增加心脏血液供应、降低心肌耗氧量、保护心肌细胞的作用；在血液系统方面能促进造血功能；促进机体免疫功能。

21. 熟地

性　　味　味甘，性微温。

归　　经　归肝、肾经。

功　　效　补血滋阴，益精填髓。

主　　治　血虚萎黄，心悸怔忡，崩漏下血，肝肾阴虚，骨蒸潮热，盗汗遗精，内热消渴，精血亏虚，须发早白。

药理作用　现代药理研究表明，熟地能促进血红细胞的恢复，促进肾上腺皮质激素合成，促进血凝和强心；有防骨质疏松、调节免疫、抗衰老、抗焦虑、改善记忆等作用。

22. 龙眼肉

性　　味　味甘，性温。

归　　经　归心、脾经。

功　　效　补益心脾，养血安神。

主　　治　气血不足，心悸怔忡，健忘失眠，血虚萎黄。

药理作用　现代药理研究表明，龙眼肉具有抗应激、抗焦虑、抗菌和延缓衰老等作用。

23. 乌梅

性　　味　味酸、涩，性平。

归　　经　归肝、脾、肺、大肠经。

功　　效　敛肺，涩肠，生津，安蛔。

主　　治　肺虚久咳，久泻久痢，虚热消渴，蛔厥呕吐腹痛。

药理作用　现代药理研究表明，乌梅具有抗过敏、抑菌作用，对蛔虫有兴奋作用，对华支睾吸虫具有明显抑制作用，对胆囊有轻度收缩作用。

24. 无花果

性　　味　味甘，性凉。

归　　经　归肺、胃、大肠经。

功　　效　清热生津，健脾开胃，解毒消肿。

主　　治　咽喉肿痛，燥咳声嘶，乳汁稀少，食欲不振，消化不良，肠热便秘，泄泻痢疾，痈肿，癣疾。

药理作用　现代药理研究表明，无花果具有抗肿瘤、抗菌、降血糖血脂等作用，具有光敏作用，有杀灭软体动物作用。

25. 麦冬

性　　味　味甘、微苦，性微寒。

归　　经　归心、肺、胃经。

功　　效　养阴生津，润肺清心。

主　　治　肺燥干咳，阴虚劳嗽，喉痹咽痛，内热消渴，心烦失眠，便秘。

药理作用　现代药理研究表明，麦冬能促进受损心肌细胞的修复和愈合，降低心肌耗氧量，增加心肌能量供给；能减轻血管内皮损伤，具有抗凋零、促增殖、降低细胞间黏附因子表达的作用；有降血糖、促进免疫的作用。

（二）清热解毒药

1. 黄连

性　　味　味苦，性寒。

归　　经　归心、脾、胃、肝、胆、大肠经。

功　　效　清热燥湿，泻火解毒。

主　　治　湿热痞满，呕吐，泻痢，高热神昏，心火亢盛，心烦不寐，心悸不宁，血热吐衄，胃热呕吐吞酸、消渴，胃火牙痛，痈肿疔疮，目赤肿痛，口舌生疮，湿疹湿疮，耳道流脓。

药理作用　现代药理研究表明，黄连对多种细菌、真菌和各型流感病毒均有抑制作用，能抗炎解热、抑制胃液分泌、降血糖、抗心肌缺血、抗血小板凝集、抗肿瘤、降血脂等。

2. 黄柏

性　　味　味苦，性寒。

归　　经　归肾、膀胱经。

功　　效　清热除湿，泻火解毒，除骨蒸。

主　　治　湿热泻痢，黄疸尿赤，带下阴痒，热淋涩痛，脚气痿躄，骨蒸劳热，盗汗，遗精，疮疡肿痛，湿疹湿疮。

药理作用　现代药理研究表明，黄柏对多种细菌和真菌均有较强抑制作用，对流感病毒和乙肝表面抗原也有抑制作用，有显著抗炎性增生、抗溃疡、利胆、抗心律失常、降压、镇静、降血糖等作用。

3. 大青叶

性　　味　味苦，性寒。

归　　经　归心、胃经。

功　　效　清热解毒，凉血消斑。

主　　治　温病高热，神昏，发斑发疹，痄腮，喉痹，丹毒，痈肿。

药理作用　现代药理研究表明，大青叶具有抗多种病原微生物、抗内毒素的作用，能够提高细胞和体液免疫、抗肿瘤以及抗炎等。

4. 板蓝根

性　　味　味苦，性寒。

归　　经　归心、胃经。

功　　效　清热解毒，凉血利咽。

主　　治　瘟疫时毒，发热咽痛，温毒发斑，痄腮，烂喉丹痧，大头瘟，丹毒，痈肿。

药理作用　现代药理研究表明，板蓝根对多种病毒有抑制感染和增殖的作用，能抗内毒素，并对实体瘤具有一定的治疗作用。

5. 青黛

性　　味　味咸，性寒。

归　　经　归肝经。

功　　效　清热解毒，凉血消斑，泻火定惊。

主　　治　温毒发斑，血热吐衄，胸痛咳血，口疮，痄腮，喉痹，小儿惊痫。

药理作用　现代药理研究表明，青黛有抗病原微生物、抗肿瘤、保肝的作用。

6. 金银花

性　　味　味甘，性寒。

归　　经　归肺、心、胃经。

功　　效　清热解毒，疏散风热。

主　　治　痈肿疔疮，喉痹，丹毒，热毒血痢，风热感冒，温病发热。

药理作用　现代药理研究表明，金银花能抑制淋巴细胞增殖，对多种病菌有较强抑制作用，能减少肠道对胆固醇的吸收，还有一定的抗早孕的作用。

7. 连翘

性　　味　味苦，性微寒。

归　　经　归肺、心、小肠经。

功　　效　清热解毒，消肿散结，疏散风热。

主　　治　痈疽，瘰疬，乳痈，丹毒，风热感冒，温病初起，温热入营，高热烦渴，神昏发斑，热淋涩痛。

药理作用　现代药理研究表明，连翘具有抑菌、抗炎、解热，中和内毒素的作用，能促进巨噬细胞释放和抑制 T 细胞增殖，另外还有抗氧化、镇吐和轻微的强心、利尿作用。

8. 仙鹤草

性　　味　味苦、涩，性平。

归　　经　归肺、肝、脾经。

功　　效　收敛止血，止痢，杀虫。

主　　治　脱力劳伤，咯血，吐血，衄血，尿血，便血，崩漏及外伤出血，腹泻，痢疾，疟疾。

药理作用　现代药理研究表明，仙鹤草能抑制肿瘤细胞增殖，促进胰岛素释放、肝糖原合成，增加血小板数目、提高血小板黏附性，有明显的镇痛抗炎和降血压作用，具有一定的抗疟、抗心律失常、杀虫等作用。

9. 知母

性　　味　味苦、甘，性寒。

归　　经　归肺、胃、肾经。

功　　效　清热泻火，滋阴润燥。

主　　治　外感热病，高热烦渴，肺热燥咳，骨蒸潮热，内热消渴，肠燥便秘。

药理作用　现代药理研究表明，知母有解热、抗甲状腺素、降血糖、降血脂、抗炎、提高血管通透性等作用。

10. 菝葜

性　　味　味甘、苦、涩，性平。

归　　经　归肝、肾经。

功　　效　祛风利湿，解毒散瘀，消肿。

主　　治　筋骨酸痛，小便淋漓，带下量多，疔疮痈肿。

药理作用　现代药理研究表明，菝葜具有抑菌、抗炎、降血糖作用，能够诱导还原酶、抗诱导突变、抑制癌细胞增殖、清除自由基及抑虫、镇痛。

11. 拳参

性　　味　味苦、涩，性微寒。

归　　经　归肺、肝、大肠经。

功　　效　清热解毒，消肿，止血。

主　　治　赤痢热泻，肺热咳嗽，痈肿瘰疬，口舌生疮，血热吐衄，痔疮出血，蛇虫咬伤。

药理作用　现代药理研究表明，拳参具有止血、抗菌、心肌保护作用，对金黄色葡萄球菌、铜绿假单胞菌、枯草杆菌、大肠埃希菌均有抑制作用。

12. 冬凌草

性　　味	味苦、甘，性微寒。
归　　经	归肺、胃、肝经。
功　　效	清热解毒，活血止痛。
主　　治	咽喉肿痛，癥瘕痞块，感冒头痛，气管炎，慢性肝炎，风湿关节痛，蛇虫咬伤。

药理作用　现代药理研究表明，冬凌草对多种癌症有较好疗效，能抑制 DNA、RNA 和蛋白质的合成，能轻度抑制机体免疫、抗伤寒沙门菌株突变，以及有降压、抗菌等作用。

13. 芒硝

性　　味	味咸、苦，性寒。
归　　经	归胃、大肠经。
功　　效	泻下通便，润燥软坚，清火消肿。
主　　治	实热积滞，腹满胀痛，大便燥结，肠痈腹痛，乳痈，痔疮肿痛，咽痛口疮，目赤肿痛。

药理作用　现代药理研究表明，芒硝能引起机械刺激、促进肠蠕动；对感染性创伤有消肿止痛功效；具有利胆利尿抗癌作用。

14. 水杨梅根

性　　味	味苦、涩，性凉。
归　　经	归肺、大肠经。
功　　效	清热解毒，散结止痛。
主　　治	感冒发热，咽喉肿痛，腮腺炎，风湿疼痛。

药理作用　现代药理研究表明，水杨梅根对白血病、宫颈癌和直肠癌细胞有抑制作用，也对柯萨奇病毒、沙门菌、金黄色葡萄球菌、滴虫等有抑制作用。

15. 白茅根

性　　味	味甘，性寒。
归　　经	归肺、胃、膀胱经。
功　　效	凉血止血，清热利尿。
主　　治	血热吐血，衄血，尿血，热疾烦渴，黄疸，水肿，热淋涩痛。

药理作用　现代药理研究表明，白茅根能够利尿、降低血管通透性、缩短凝血时间和出血时间、对痢疾杆菌有明显的抑制作用。

16. 黄毛耳草

性　　味	味苦，性凉。

归　　经　归肝、胆、膀胱、大肠经。

功　　效　清热利湿，散瘀止血，解毒消肿。

主　　治　湿热黄疸，痢疾，带状疱疹，咽喉肿痛，肾炎水肿，乳糜尿，跌打肿痛，毒蛇咬伤，疮疥肿毒，肿瘤。

药理作用　现代药理研究表明，黄毛耳草有较强的细胞毒活性，具有一定的抗癌活性。

17. 土大黄

性　　味　味苦、辛，性凉。

归　　经　归肺、脾、大肠经。

功　　效　清热解毒，凉血止血，祛瘀消肿，通便，杀虫。

主　　治　肺痨咳血，肺痈，吐血，瘀滞腹痛，跌打损伤，大便秘结，痄腮，痈疮肿毒，湿疹，烫伤，疥癣。

药理作用　现代药理研究表明，土大黄能抑制真菌、细菌，促进血液凝固、加强毛细血管收缩性，抗银屑病。

18. 桑白皮

性　　味　味甘，性寒。

归　　经　归肺经。

功　　效　泻肺平喘，利水消肿。

主　　治　肺热咳喘，水肿胀满尿少，面目肌肤水肿。

药理作用　现代药理研究表明，桑白皮能利尿、收缩血管、降血糖及改善糖尿病并发症、镇痛，具有较强的抗 HIV 的活性。

19. 半边莲

性　　味　味辛，性平。

归　　经　归心、肺、小肠经。

功　　效　清热解毒，利尿消肿。

主　　治　痈肿疔疮，蛇虫咬伤，臌胀水肿，湿热黄疸，湿疹湿疮。

药理作用　现代药理研究表明，半边莲具有明显利尿作用，对神经系统有先兴奋后抑制的作用，能够刺激颈动脉体化学感受器兴奋呼吸中枢，具有利胆、抗蛇毒、抑菌和抑制胃癌细胞的作用。

20. 半枝莲

性　　味　味辛、苦，性寒。

归　　经　归肺、肝、肾经。

功　　效　清热解毒，化瘀利尿。

主　　治　疔疮肿毒，咽喉肿痛，跌仆伤痛，水肿，黄疸，蛇虫咬伤。

药理作用　现代药理研究表明，半枝莲有明显的抗肺癌、消化系统癌、乳腺癌、绒毛膜上皮癌的活性，能对抗平滑肌收缩达到镇咳祛痰的作用，另外还有保肝、抗衰老、解热、抗炎、抑菌、抗病毒、增强免疫的作用。

21. 白花蛇舌草

性　味　味甘、淡，性凉。

归　经　归心、肝、脾经。

功　效　清热解毒，活血利尿，消炎止痛。

主　治　扁桃体炎，咽喉炎，阑尾炎，黄疸，肝炎，小儿疳积，痢疾，尿路感染，痈肿疔疮，毒蛇咬伤。

药理作用　现代药理研究表明，白花蛇舌草对急性淋巴细胞型、粒细胞型、单核细胞型及慢性粒细胞型的肿瘤细胞有较强的抑制作用，能抗菌、增强免疫、镇静催眠和加速肝细胞损伤的恢复等。

22. 白鲜皮

性　味　味苦，性寒。

归　经　归脾、胃、膀胱经。

功　效　清热燥湿，祛风解毒。

主　治　湿热疮毒，黄水淋漓，湿疹，风疹，疥癣疮癞，风湿热痹，黄疸尿赤。

药理作用　现代药理研究表明，白鲜皮对肝细胞癌具有杀伤作用，能解热、抗炎、抑菌、杀虫、提高免疫力、抗衰老，以及增加心肌张力、降低生育、促进胆汁分泌、加速肝脏毒物排泄等。

23. 凤尾草

性　味　味淡、微苦，性寒。

归　经　归大肠、肝、肾经。

功　效　清热利湿，解毒止痢，凉血止血。

主　治　痢疾，胃肠炎，肝炎，泌尿系统感染，感冒发热，咽喉肿痛，白带，崩漏，农药中毒；外用用于外伤出血、烧烫伤。

药理作用　现代药理研究表明，凤尾草能抗病原微生物，改善血液高凝、高黏状态、抑制肿瘤细胞的侵袭黏附能力，降血脂血糖等。

24. 牛黄

性　味　味苦，性凉。

归　经　归心、肝经。

功　效　凉肝息风，清心豁痰，开窍醒神，清热解毒。

主　治　热病神昏，中风痰迷，惊痫抽搐，癫痫发狂，咽喉肿痛，口舌生疮，痈肿疔疮。

药理作用　现代药理研究表明，牛黄有镇静、抗惊厥、解热、降压、利胆、保肝、抗炎、止血、降血脂作用以及抑制多种细菌作用。

25. 紫草

性　　味　味甘、咸，性寒。

归　　经　归心、肝经。

功　　效　清热凉血，活血解毒，透疹消斑。

主　　治　血热毒甚，斑疹紫黑，麻疹不透，疮疡，湿疹，水火烫伤。

药理作用　现代药理研究表明，紫草有抗炎、解热、镇痛、镇静、抗病原微生物、抗生育、抑制平滑肌、抗肿瘤等作用，对胃癌、食管癌、乳腺癌均有不同程度的抑制作用。

26. 蒲公英

性　　味　味苦、甘，性寒。

归　　经　归肝、胃经。

功　　效　清热解毒，消肿散结，利尿通淋。

主　　治　疔疮肿毒，乳痈，肺痈，肠痈，瘰疬，目赤，咽痛，湿热黄疸，热淋涩痛。

药理作用　现代药理研究表明，蒲公英具有广谱抗菌作用，可利胆保肝，有抗肺癌作用，能增强免疫，能保护皮肤，消除雀斑和色素斑。

27. 生地

性　　味　味甘，性寒。

归　　经　归心、肝、肾经。

功　　效　清热凉血，养阴生津。

主　　治　热入营血，温毒发斑，血热出血，舌绛烦渴，内热消渴，阴虚发热，骨蒸劳热，津伤便秘。

药理作用　现代药理研究表明，生地能提高血浆皮质酮水平，具有一定降血糖、抗胃溃疡、降压、促进造血、止血的作用。

28. 马勃

性　　味　味辛，性平。

归　　经　肺经。

功　　效　清肺利咽，止血。

主　　治　风热郁肺咽痛，喑哑，咳嗽，鼻衄。

药理作用　现代药理研究表明，马勃有机械性止血作用，对皮肤真菌有不同程度的抑制作用，可诱导细胞凋亡，对结肠癌有治疗作用。

29. 白英

性　　味　味苦，性平。小毒。

归　　经　归肝、胆、肾经。

功　　效　清热解毒，祛风利湿，化瘀。

主　　治　湿热黄疸，胆石症，肾炎水肿，风湿关节痛，湿热带下，小儿高热惊悸，痈肿瘰疬，湿疹瘙痒。

药理作用　现代药理研究表明，白英具有抗癌活性，能增强机体非特异性免疫，具有抗炎、抑菌、护肝等作用。

30. 槐角

性　　味　味苦，性寒。

归　　经　归大肠经。

功　　效　清热泻火，凉血止血。

主　　治　肠热便血，痔肿出血，肝热头痛，眩晕目赤。

药理作用　现代药理研究表明，槐角能防治因毛细血管脆性过大导致的出血，具有抗炎、抗病毒、抗真菌、降压、解痉等作用。

31. 地榆

性　　味　味苦、酸、涩，性微寒。

归　　经　归肝、胃、大肠经。

功　　效　凉血止血，解毒敛疮。

主　　治　痔血，血痢，崩漏，水火烫伤，痈肿疮毒。

药理作用　现代药理研究表明，地榆粉对二、三度创伤有显著的收敛作用，地榆有止血、止泻、降压、抑菌等作用。

32. 白及

性　　味　味苦、甘、涩，性微寒。

归　　经　归肺、肝、胃经。

功　　效　收敛止血，消肿生肌。

主　　治　咯血、吐血、便血等血证，烫灼伤，痈疮肿毒，手足破裂，肛裂。

药理作用　现代药理研究表明，白及能止血，对血液有促凝作用，能减轻胃黏膜损伤，有抗肿瘤、抑菌等作用。

33. 苦茄

性　　味　味苦、甘，性寒。

归　　经　归肝、胃、肺经。

功　　效　祛风除湿，清热解毒。

主　　治　风湿疼痛，破伤风，痈肿，恶疮，疥疮，外伤出血。

药理作用　现代药理研究表明，苦茄有抗肿瘤作用，可以增强机体非特异性的免疫生物学反应。

34. 蛇莓

性　　味　味甘、酸，性寒。小毒。

归　　经　归脾、肝经。

功　　效　清热解毒，散瘀消肿，凉血止血。

主　　治　感冒发热，咳嗽，小儿高热惊风，咽喉肿痛，白喉，黄疸型肝炎，细菌性痢疾，阿米巴痢疾，月经过多，腮腺炎，毒蛇咬伤，眼结膜炎，疔疮肿毒，带状疱疹，湿疹。

药理作用　现代药理研究表明，蛇莓对食管癌有较强抑制作用，能促进吞噬细胞功能、增加冠脉流量、抑制中枢系统及抗氧化性、抗凝作用。有毒性。

35. 天葵子

性　　味　味甘、苦，性寒。

归　　经　归肝、胃经。

功　　效　清热解毒，消肿散结。

主　　治　痈肿疔疮，乳痈，瘰疬，蛇虫咬伤。

药理作用　现代药理研究表明，天葵子对金黄色葡萄球菌有抑制作用。

36. 蛇葡萄

性　　味　味辛、苦，性凉。

归　　经　归心、肝、肾经。

功　　效　清热解毒，祛风活络，止痛，止血，敛疮。

主　　治　风湿性关节炎，呕吐，腹泻，溃疡，跌打损伤肿痛，疮疡肿痛，外伤出血，烧烫伤。

药理作用　现代药理研究表明，蛇葡萄有抑菌、抗炎、保肝、抗肿瘤、止血作用。

37. 东风菜

性　　味　味辛、甘，性寒。

归　　经　归肝经。

功　　效　清热解毒，祛风止痛。

主　　治　感冒头痛，目赤肿痛，咽喉肿痛，风湿性关节炎，跌打损伤，毒蛇咬伤，疥疮。

药理作用　现代药理研究表明，东风菜有提高细胞和体液免疫、抗氧化、降低血脂等作用。

38. 苣荬菜

性　　味　味苦，性寒。

归　　经　归肺经。

功　　效　清热解毒，凉血利湿。

主　　治　吐血、尿血，痔疮肿痛，急性咽炎，急性细菌性痢疾。

药理作用　现代药理研究表明，苣荬菜对白血病细胞有抑制作用，对羟自由基的清除作用较为显著。

39. 千里光

性　　味　味苦、辛，性凉。小毒。

归　　经　归肺、肾、大肠经。

功　　效　清热解毒，凉血消肿，清肝明目。

主　　治　痈肿疮毒，感冒发热，目赤肿痛，湿热泻痢，皮肤湿疹。

药理作用　现代药理研究表明，千里光有广谱抗菌作用，以及抗炎、抗氧化和清除自由基活性的作用。

40. 土贝母

性　　味　味苦，性微寒。

归　　经　归肺、脾经。

功　　效　解毒，散结，消肿。

主　　治　乳痈，瘰疬，痰核，颈淋巴结结核，慢性淋巴结炎，肥厚性鼻炎，外治蛇虫咬伤、外伤出血。

药理作用　现代药理研究表明，土贝母对胃癌、宫颈癌、结肠癌等多种癌细胞的生长均有抑制作用，有抗病毒、抗炎、抑制免疫作用。

41. 香茶菜

性　　味　味辛、苦，性凉。

归　　经　归肝、肾经。

功　　效　清热解毒，散瘀消肿。

主　　治　毒蛇咬伤，跌打肿痛，筋骨酸痛，疮疡。

药理作用　现代药理研究表明，香茶菜能促进变性和坏死的肝细胞修复、提高非特异性免疫功能，对肿瘤细胞、金黄色葡萄球菌均有杀伤作用。

（三）化痰散结药

1. 天南星

性　　味　味苦、辛，性温。有毒。

归　　经　归肺、肝、脾经。

功　　效　祛风止痉，化痰散结。

主　　治　中风痰壅，口眼㖞斜，半身不遂，手足麻痹，风痰眩晕，惊风，癫痫，咳嗽多痰，痈肿，瘰疬，破伤风，毒蛇咬伤。

　　药理作用　现代药理研究表明，天南星有抗惊厥、镇痛镇静、抗心律失常、抗炎作用，对肺癌、肝癌和胃癌有直接杀伤或抑制作用，有祛痰、抗凝等作用，有毒性和刺激性。

2. 半夏

　　性　　味　味辛，性温。有毒。

　　归　　经　归脾、胃经。

　　功　　效　燥湿化痰，降逆止呕，生用消疖肿。

　　主　　治　咳嗽痰多，胸闷胀满，恶心呕吐；生用、外用用于疖肿、蛇伤。

　　药理作用　现代药理研究表明，半夏能镇咳、镇吐、抗心律失常，能抑制胰蛋白酶对酰胺、酯、血红蛋白和酪蛋白的水解，有毒性、可抗早孕。

3. 猪牙皂角

　　性　　味　味辛、咸，性温。小毒。

　　归　　经　归肺、大肠经。

　　功　　效　祛痰开窍，散结消肿。

　　主　　治　中风口噤，昏迷不醒，癫痫痰甚，关窍不通，喉痹痰阻，顽痰喘咳，咳痰不爽，大便燥结，外治痈肿。

　　药理作用　现代药理研究表明，猪牙皂角有抗炎、抗过敏、抑菌作用，能改善心肌缺血、抑制多种肿瘤细胞的增殖并诱导其凋亡。

4. 昆布

　　性　　味　味咸，性寒。

　　归　　经　归肝、胃、肾经。

　　功　　效　消痰软坚散结，利水消肿。

　　主　　治　瘿瘤，瘰疬，睾丸肿痛，痰饮水肿。

　　药理作用　现代药理研究表明，昆布能治疗缺碘性甲状腺肿大、抑制基础代谢、有效降低收缩压、改善耐糖量、降低血糖，具有抗氧化、增强免疫、拮抗射线损伤等作用。

5. 海蛤壳

　　性　　味　味苦、咸，性寒。

　　归　　经　归肺、肾、胃经。

　　功　　效　清热化痰，软坚散结，制酸止痛；外用收湿敛疮。

　　主　　治　痰火咳嗽，胸胁疼痛，痰中带血，瘰疬，瘿瘤，痰核，胃痛吞酸，湿疹，烧烫伤。

　　药理作用　现代药理研究表明，海蛤壳能降低动物过氧化脂质，提高超氧化物歧化酶作用，有利尿、抗炎、止血、降血糖和降血脂的作用。

6. 黄药子

性　　味　味苦，性寒。有毒。

归　　经　归肺、肝经。

功　　效　化痰散结消瘿，清热解毒，凉血止血，止咳平喘。

主　　治　瘿瘤，疮疡肿毒，咽喉肿痛，毒蛇咬伤，血热所致吐血、咯血等，咳嗽、气喘、百日咳。

药理作用　现代药理研究表明，黄药子能治疗缺碘性甲状腺肿，对多种致病真菌和病毒有抑制作用，能直接抑制心肌，也有抗甲状腺肿瘤、降血糖等作用。

7. 僵蚕

性　　味　味咸、辛，性平。

归　　经　归肝、肺、胃经。

功　　效　息风止痉，祛风止痛，化痰散结。

主　　治　肝风夹痰，惊痫抽搐，小儿急惊，中风口眼㖞斜，风热头痛，目赤咽痛，风疹瘙痒，瘰疬痰核，发颐疔腮。

药理作用　现代药理研究表明，僵蚕对多种细菌有轻度抑制作用，能镇静催眠、抗惊厥、抗凝血、降血糖、抗肿瘤等。

8. 白芥子

性　　味　味辛，性温。

归　　经　归肺经。

功　　效　温肺豁痰利气，散结通络止痛。

主　　治　寒痰咳嗽，悬饮胸胁胀痛，痰滞经络，关节麻木疼痛，痰湿流注，阴疽肿毒。

药理作用　现代药理研究表明，白芥子能促使唾液分泌并增加酶活性，小剂量能增加胃液和胰液的分泌，大剂量可引起呕吐。有祛痰、抑菌、抗辐射、抗衰老作用。能刺激皮肤黏膜，引起充血、灼痛等。

9. 石菖蒲

性　　味　味辛、苦，性温。

归　　经　归心、胃经。

功　　效　开窍豁痰，醒神益智，化湿开胃。

主　　治　神昏癫痫，健忘失眠，耳聋耳鸣，脘痞不饥，噤口下痢。

药理作用　现代药理研究表明，石菖蒲既能镇静、抗惊厥，又能兴奋、抗抑郁，能改善学习记忆、抑制脂类合成、抗心律失常，有抗癌作用，有毒性，也有致癌作用。

10. 瓜蒌

性　　味　味甘、微苦，性寒。

归　　经　归肺、胃、大肠经。

功　　效　清热涤痰，宽胸散结，润燥滑肠。

主　　治　肺热咳嗽，肺痈，痰浊黄稠，胸痹心痛，结胸痞满，乳痈，大便秘结。

药理作用　现代药理研究表明，瓜蒌具有良好的祛痰作用，对血糖有先上升、后下降，最后复原的作用，对金黄色葡萄球菌、铜绿假单胞菌、流感杆菌有较强的抑制作用，能扩张微血管、降低胃酸分泌、抵抗肉瘤、提高耐缺氧能力等。

11. 旋覆花

性　　味　味苦、辛、咸，性微温。

归　　经　归肺、脾、胃、大肠经。

功　　效　降气消痰，行水止呕。

主　　治　风寒咳嗽，痰饮蓄结，胸膈痞满，喘咳痰多，呕吐，噫气，心下痞硬。

药理作用　现代药理研究表明，旋覆花能对抗支气管痉挛，有镇咳、祛痰作用，有较强的抑菌和抗炎作用，能增加胃酸以及胆汁的分泌。

12. 儿茶

性　　味　味苦、涩，性微寒。

归　　经　归心、肺经。

功　　效　活血止痛，止血生肌，收湿敛疮，清肺化痰。

主　　治　跌打伤痛，外伤出血，吐血、衄血，疮疡不敛，湿疹，湿疮，牙疳，口疮，肺热咳嗽。

药理作用　现代药理研究表明，儿茶能促进盲肠逆蠕动达到止泻作用，能降低毛细血管通透性和脆性，对多种细菌有抑制作用，能明显清除体内自由基，还有抗氧化、抗肿瘤、护肝降压作用，有可逆性抗生育作用。

13. 威灵仙

性　　味　味辛、咸，性温。

归　　经　归膀胱经。

功　　效　祛风湿，通经络，消炎解毒。

主　　治　风湿痹痛，肢体麻木，筋脉拘挛，屈伸不利，咽喉炎，急性扁桃体炎。

药理作用　现代药理研究表明，威灵仙有明显的抗炎镇痛作用，对肝癌腹水型等细胞有抑制作用，能对抗组胺和乙酰胆碱引起的回肠收缩，还有显著利胆和一定的抗疟作用。

14. 厚朴

性　　味　味苦、辛，性温。

归　　经　归脾、胃、肺、大肠经。

功　　效　燥湿消痰，下气除满。

主　　治　湿滞伤中，脘痞吐泻，食积气滞，腹胀便秘，痰饮咳喘。

药理作用　现代药理研究表明，厚朴有较强广谱抗菌作用，能延长血栓形成时间，兴奋平滑肌，抑制 EB 病毒活性，以及抗溃疡、抗炎等作用。

15. 枳壳

性　　味　味苦、辛、酸，性微寒。

归　　经　归脾、胃经。

功　　效　理气宽中，行滞消胀。

主　　治　胸胁气滞，胀满疼痛，食积不化，痰饮内停，脏器下垂。

药理作用　现代药理研究表明，枳壳能抑制十二指肠和回肠收缩、加强小肠排空。

16. 青皮

性　　味　味苦、辛，性温。

归　　经　归肝、胆、胃经。

功　　效　破气散结，疏肝止痛，消食化滞。

主　　治　胸腹胀闷，胁肋疼痛，乳腺炎，疝痛。

药理作用　现代药理研究表明，青皮能降低胃肠紧张性收缩、兴奋膀胱平滑肌，对过敏性休克和组胺性休克有保护或预防作用，可治疗创伤性休克、内毒素休克、麻醉意外、催眠药中毒等。

17. 珍珠

性　　味　味甘、咸，性寒。

归　　经　归心、肝经。

功　　效　安神定惊，明目消翳，解毒生肌，润肤祛斑。

主　　治　惊悸失眠，惊风癫痫，目赤翳障，口舌生疮，咽喉溃烂，疮疡不敛，皮肤色斑。

药理作用　现代药理研究表明，珍珠有镇静、抗组胺作用；能抑制脂褐素形成、清除氧自由基，有抗衰老、抗心律失常、抗辐射作用；对肿瘤细胞有抑制作用；外用可促进创面愈合。

（四）活血化瘀药

1. 红花

性　　味　味辛，性温。

归　　经　归心、肝经。

功　　效　活血通经，散瘀止痛。

主　　治　闭经，痛经，恶露不行，癥瘕痞块，胸痹心痛，瘀滞腹痛，胸胁刺痛，跌仆损伤，疮疡肿痛。

药理作用　现代药理研究表明，红花能改善心功能、保护缺血心肌，能减轻脑水肿、降低脑卒中发生率和死亡率，能兴奋子宫、加强收缩，能抑制宫颈癌细胞增殖，具有抗炎、镇痛、预防龋齿等作用。

2. 桃仁

性　　味　味苦、甘，性平。

归　　经　归心、肝、大肠经。

功　　效　活血祛瘀，润肠通便，止咳平喘。

主　　治　经闭痛经，癥瘕痞块，肺痈肠痈，跌仆损伤，肠燥便秘，咳嗽气喘。

药理作用　现代药理研究表明，桃仁能抗肝纤维化、增加血管血流灌注、抑制血小板凝集、镇静呼吸中枢，具有抗血栓、镇咳、润肠、抗炎等作用。

3. 郁金

性　　味　味辛、苦，性寒。

归　　经　归肝、心、肺经。

功　　效　活血止痛，行气解郁，清心凉血，利胆退黄。

主　　治　胸胁刺痛，胸痹心痛，经闭痛经，乳房胀痛，热病神昏，癫痫发狂，血热吐衄，黄疸尿赤。

药理作用　现代药理研究表明，郁金能促进胆汁分泌、降低血清谷丙转氨酶、提高血浆总蛋白、促进白蛋白合成、抑制球蛋白生成、抑制肝炎反应、促进肝组织再生；能提高吞噬细胞功能、抑制胃癌细胞生长、提高氧化酶活力等。

4. 姜黄

性　　味　味辛、苦，性温。

归　　经　归脾、肝经。

功　　效　破血行气，通经止痛。

主　　治　胸胁刺痛，胸痹心痛，痛经经闭，癥瘕，风湿肩臂疼痛，跌仆肿痛。

药理作用　现代药理研究表明，姜黄能收缩胆囊、有利胆作用；能抗病原微生物、降低胆固醇、抑制平滑肌增殖、抗肺纤维化；对膀胱癌有预防作用；可使子宫产生阵发性收缩。

5. 三七

性　　味　味甘、微苦，性温。

归　　经　归肝、胃经。

功　　效　化瘀止血，消肿止痛。

主　　治　体内外各种出血证，跌仆瘀肿疼痛，胸痹心痛，癥瘕积聚，血瘀经闭、痛经，产后瘀阻腹痛。

药理作用 现代药理研究表明，三七既可兴奋中枢神经系统、抗疲劳，又可镇静、安定和催眠；既能止血，又能活血、补血，能缩短凝血时间、抑制血小板凝集、促进各类血细胞分裂生长；能改善胃癌癌前病变形态学，抑制肝癌发生；还有降压、抗炎、调节血糖、抗衰老等作用；有溶血作用。

6. 赤芍

性　　味 味苦，性微寒。

归　　经 归肝经。

功　　效 清热凉血，散瘀止痛。

主　　治 热入营血，温毒发斑，吐血衄血，目赤肿痛，肝郁胁痛，经闭痛经，癥瘕腹痛，跌仆损伤，痈肿疮疡。

药理作用 现代药理研究表明，赤芍能减少心肌缺血程度、抑制心肌细胞凋亡、抗血管内皮炎症反应；能降低血黏度、抑制血小板凝集；能诱导肿瘤细胞凋亡，保护缺血性脑损伤，促进脂质代谢，有抗菌作用。

7. 麝香

性　　味 味辛，性温。

归　　经 归心、脾经。

功　　效 开窍醒神，活血通经，消肿止痛。

主　　治 热病神昏，中风痰厥，气郁暴厥，中恶昏迷，癥瘕，胸痹，心腹暴痛，跌仆伤痛，痹痛麻木，难产胎死，痈肿瘰疬，咽喉肿痛。

药理作用 现代药理研究表明，麝香能改变血脑屏障通透性，增强耐缺氧能力，能兴奋中枢、改善学习记忆，能促进修复损伤神经功能，有强心、抗早孕和抗着床、抗炎、抗肿瘤、免疫抑制等作用。

8. 丹参

性　　味 味苦，性微寒。

归　　经 归心、肝经。

功　　效 活血祛瘀，通经止痛，清心除烦，凉血消痈。

主　　治 胸痹，脘腹胁痛，癥瘕积聚，热痹，心烦不眠，月经不调，痛经经闭，疮疡肿痛。

药理作用 现代药理研究表明，丹参能消除脂质自由基、抗动脉粥样硬化、双向调节免疫、改善器官缺血损伤再灌注、改善外周血液循环、抑制肺纤维化、促进骨折愈合，有抗肿瘤、护肝、镇静、镇痛和雌激素样作用。

9. 水蛭

性　　味 味咸、苦，性平。小毒。

归　　经　归肝经。

功　　效　破血通经，逐瘀消癥。

主　　治　血瘀经闭，癥瘕痞块，中风偏瘫，跌打损伤，瘀滞心腹疼痛。

药理作用　现代药理研究表明，水蛭有强抗凝血作用，能抑制血小板凝集、改善血液流变学，降血脂，消退动脉粥样硬化斑块；促进脑血肿吸收，缓解颅内压升高，抑制皮下血肿；抑制肿瘤细胞。

10. 乳香

性　　味　味辛、苦，性温。

归　　经　归心、肝、脾经。

功　　效　活血行气，通经止痛，消肿生肌。

主　　治　心腹疼痛，风湿痹痛，经闭痛经，跌打瘀痛，痈疽肿毒，肠痈，疮溃不敛。

药理作用　现代药理研究表明，乳香有镇痛、消炎防腐、抗胃十二指肠溃疡、抗哮喘和抗肿瘤作用。

11. 没药

性　　味　味苦，性平。

归　　经　归心、肝、脾经。

功　　效　散瘀止痛，消肿生肌。

主　　治　胸痹心痛，胃脘疼痛，痛经经闭，产后瘀阻，跌打瘀血肿痛。

药理作用　现代药理研究表明，没药对常见性皮肤真菌有抑制作用，具有抗炎、降血脂、保护坏死心肌等作用。

12. 阿魏

性　　味　味辛，性微温。

归　　经　归肝、脾、胃经。

功　　效　化癥消积，杀虫，截疟。

主　　治　癥瘕痞块，食积，虫积，胸腹胀满，疟疾，痢疾。

药理作用　现代药理研究表明，阿魏具有抗凝血、兴奋神经、祛痰、平喘、抗组胺作用，能抑制结核杆菌等。

13. 山楂

性　　味　味甘、酸，性温。

归　　经　归脾、胃、肝经。

功　　效　消食健胃，行气散瘀。

主　　治　肉食积滞，胃脘胀满，泻痢腹痛，瘀血经闭，产后瘀阻，心腹刺痛。

药理作用　现代药理研究表明，山楂能增加消化酶分泌和增强酶的活性，有助于消化、促进食欲；能强心、降血压、降血脂、抑菌；能抑制癌细胞 DNA 合成。

14. 茜草

性　味　味苦，性寒。

归　经　归肝经。

功　效　凉血止血，祛瘀，通经。

主　治　吐血，衄血，崩漏，外伤出血，瘀阻经闭，风湿痹痛，跌仆肿痛。

药理作用　现代药理研究表明，茜草能促进血液凝固，有抗炎、抗肿瘤作用。

15. 石见穿

性　味　味辛、苦，性微寒。

归　经　归肝、脾经。

功　效　活血化瘀，清热利湿，散结消肿。

主　治　月经不调，痛经经闭，崩漏，便血，湿热黄疸，热毒血痢，淋痛，带下，风湿骨痛，瘰疬，疮肿，乳痈，带状疱疹，麻风，跌打伤肿。

药理作用　现代药理研究表明，石见穿对金黄色葡萄球菌、痢疾杆菌和大肠埃希菌有抑制作用，能提高机体耐缺氧能力、促进淋巴细胞增殖、促进异位内膜组织的细胞凋亡、抑制肝癌细胞增殖等。

16. 鹅血

性　味　味咸，性平。

归　经　归肝经。

功　效　解毒，散血，消坚。

主　治　药物中毒，噎膈反胃。

药理作用　现代药理研究表明，鹅血可治晚期血吸虫病，有改善体征、消除腹水、缩小肝脾之效；能抑制腹水的形成，有抗癌作用。

17. 路路通

性　味　味苦，性平。

归　经　归肝、肾经。

功　效　祛风活络，利水，通经。

主　治　风湿痹痛，麻木拘挛，半身不遂，水肿胀满，跌打损伤，经行不畅，乳汁不通，乳少。

药理作用　现代药理研究表明，路路通能抑制关节肿胀、抗肝细胞毒性等。

18. 防己

性　味　味苦，性寒。

归　经　归膀胱、肺经。

功　效　祛风止痛，利水消肿。

主　治　风湿痹痛，水肿，脚气肿痛，小便不利，湿疹疮毒。

药理作用　现代药理研究表明，防己能增加排尿量、保护心肌、扩张血管和增加血流量，具有抗炎、降压、抗凝作用；能松弛子宫、调节肠节律性收缩、预防实验性硅肺；有抗菌和抗阿米巴原虫、降血糖、抗肿瘤、免疫抑制、抗过敏等作用。

19. 三棱

性　味　味辛、苦，性平。

归　经　归肝、脾经。

功　效　破血行气，消积止痛。

主　治　癥瘕痞块，血瘀经闭，痛经，胸痹心痛，食积胀痛。

药理作用　现代药理研究表明，三棱能抗血小板凝集和抗血栓、提高热刺激痛阈值、增加心肌营养性血流量，还有抗肿瘤、保肝、调节性激素水平等作用。

（五）调理气机药

1. 白豆蔻

性　味　味辛，性温。

归　经　归肺、脾、胃经。

功　效　化湿消痞，行气温中，开胃消食。

主　治　湿浊中阻，不思饮食，湿温初起，胸闷不饥，寒湿呕逆，胸腹胀痛，食积不消。

药理作用　现代药理研究表明，白豆蔻能刺激胃黏膜分泌胃液、助于消化，能增强肠蠕动，并有止呕、抗菌作用。

2. 砂仁

性　味　味辛，性温。

归　经　归脾、胃、肾经。

功　效　化湿开胃，温脾止泻，理气安胎。

主　治　湿浊中阻，脘痞不饥，脾胃虚寒，呕吐泄泻，妊娠恶阻，胎动不安。

药理作用　现代药理研究表明，砂仁能清除自由基、治疗胃溃疡；能舒张血管、降血糖、抗炎、镇痛等。

3. 干姜

性　味　味辛，性热。

归　经　归脾、胃、肾、心、肺经。

功　效　温中散寒，回阳通脉，温肺化饮。

主　治　脘腹冷痛，呕吐泄泻，肢冷脉微，寒饮咳喘。

药理作用 现代药理研究表明，干姜具有抑制血栓、促进肾上腺皮质功能的作用。

4. 沉香

性　　味　味辛、苦，性微温。

归　　经　归脾、胃、肾经。

功　　效　行气止痛，温中止呕，纳气平喘。

主　　治　寒凝气滞，胸腹胀闷疼痛，胃寒呕吐呃逆，肾虚气逆喘息。

药理作用 现代药理研究表明，沉香具有对抗肠痉挛性收缩，以及镇静、安定、麻醉、镇痛、平喘、抗菌等作用。

5. 木香

性　　味　味辛、苦，性温。

归　　经　归脾、胃、大肠、三焦、胆经。

功　　效　行气止痛，健脾消食。

主　　治　胸胁脘腹胀痛，泄痢后重，食积不消，不思饮食。

药理作用 现代药理研究表明，木香有增高胆囊收缩素、扩张血管、对抗支气管收缩、抑制肿瘤细胞增殖的作用。

6. 乌药

性　　味　味辛，性温。

归　　经　归肺、脾、肾、膀胱经。

功　　效　行气止痛，温肾散寒。

主　　治　寒凝气滞，气逆喘急，胸腹胀痛，头痛，寒疝疼痛，痛经，产后疼痛，尿频，遗尿。

药理作用 现代药理研究表明，乌药对呼吸道合胞病毒、柯萨奇病毒、单纯疱疹病毒、乙肝病毒、艾滋病病毒均有抑制作用；有抗组胺、抗菌、抗肿瘤作用；能促进血凝、保护肝脏免受脂肪浸泡、缓和肌肉痉挛性疼痛，以及促进呼吸、兴奋心肌、加速血液循环、升压、发汗。

7. 丁香

性　　味　味辛，性温。

归　　经　归脾、胃、肾经。

功　　效　温中降逆，温肾助阳。

主　　治　胃寒呃逆，脘腹冷痛，食少吐泻，肾虚阳痿，腰膝酸冷，阴疽。

药理作用 现代药理研究表明，丁香能驱蛔虫、钩虫，能抑制葡萄球菌和结核杆菌，能保护溃疡、提高耐氧、保肝利胆、刺激胃液分泌、止泻、镇痛等。

（六）以毒攻毒药

1. 全蝎

性　　味　味辛，性平。有毒。

归　　经　归肝经。

功　　效　息风镇痉，通络止痛，攻毒散结。

主　　治　肝风内动，痉挛抽搐，小儿惊风，中风口㖞，半身不遂，破伤风，湿顽痹，偏正头痛，疮疡，瘰疬。

药理作用　现代药理研究表明，全蝎具有镇痛、镇静、抗癫痫、抗惊厥、抗凝、降压作用，能诱导白血病细胞株凋亡、直接杀伤喉癌、肠腺癌等，抑制卵巢癌和多种实体瘤细胞的生长；有毒性，可兴奋骨骼肌、抑制呼吸等。

2. 千金子

性　　味　味辛，性温。有毒。

归　　经　归肝、肾、大肠经。

功　　效　泻下逐水，破血消癥，疗癣蚀疣。

主　　治　二便不通，水肿、痰饮，积滞胀满，血瘀经闭，癥瘕，顽癣赘疣。

药理作用　现代药理研究表明，千金子对胃肠有强烈刺激作用，能引起峻泻；有中枢系统毒性。

3. 马钱子

性　　味　味苦，性温。大毒。

归　　经　归肝、脾经。

功　　效　通络止痛，散结消肿。

主　　治　跌打损伤，骨折肿痛，风湿顽痹，麻木瘫痪，痈疽疮毒，咽喉肿痛，痈疖疔疮。

药理作用　现代药理研究表明，马钱子能兴奋神经系统和镇痛中枢，抑制炎症反应，保护心肌细胞，抑制肿瘤细胞蛋白质合成，抗脂质过氧化，抗蛇毒；具有毒性。

4. 壁虎

性　　味　味咸，性寒。小毒。

归　　经　归肾、肝经。

功　　效　祛风，活络，散结。

主　　治　中风瘫痪，风湿痹痛，骨髓炎，淋巴结结核，食管癌，肺癌，原发性肝癌，肠癌。

药理作用　现代药理研究表明，壁虎有抗肿瘤、抗结核杆菌、抗真菌、抗惊厥和溶血作用。

5. 斑蝥

性　　味　味辛，性热。大毒。

归　　经　归肝、胃、肾经。

功　　效　破血消癥，攻毒蚀疮。

主　　治　癥瘕肿块，积年顽癣，瘰疬，赘疣，痈疽不溃，恶疮死肌。

药理作用　现代药理研究表明，斑蝥能抑制多种肿瘤的代谢，扰乱肿瘤发生、发展与细胞增殖之间的动态平衡，诱导凋亡，增加癌细胞对放疗的敏感性；能增强免疫、刺激骨髓引起白细胞升高，抗纤维化和抗氧化损伤，有局部刺激作用，对消化道、肾脏、心肌细胞、皮肤、毛细血管有毒害作用。

6. 蜈蚣

性　　味　味辛，性温。有毒。

归　　经　归肝经。

功　　效　息风镇惊，通络止痛，攻毒散结。

主　　治　肝风内动，痉挛抽搐，小儿惊风，中风口㖞，半身不遂，破伤风，风湿顽痹，偏正头痛，疮疡，瘰疬，蛇虫咬伤。

药理作用　现代药理研究表明，蜈蚣有抗惊厥、镇痛抗炎等作用，能调节脂代谢、增强心肌抗氧化能力、增加冠状动脉血流，对肝、肺、肾、结肠、卵巢和宫颈癌均有抑制作用。

7. 露蜂房

性　　味　味微甘，性平。小毒。

归　　经　归肝、胃、肾经。

功　　效　祛风止痛，攻毒消肿，杀虫止痒。

主　　治　风湿痹痛，风虫牙痛，痈疽恶疮，瘰疬，喉舌肿痛，痔漏，风疹瘙痒，顽癣。

药理作用　现代药理研究表明，露蜂房有镇痛、抗炎、降温、促凝血、抗菌、抑制肝癌和胃癌的作用；有毒性。

8. 附子

性　　味　味辛、甘，性大热。有毒。

归　　经　归心、肾、脾经。

功　　效　回阳救逆，补火补阳，散寒止痛。

主　　治　亡阳虚脱，肢冷脉微，肾阳虚衰，阳痿宫冷，虚寒吐泻、脘腹冷痛，阴寒水肿，心阳不足、胸痹冷痛，寒湿痹痛。

药理作用　现代药理研究表明，附子具有强心、扩冠、调节血压、抑制凝血和抗血栓形成、抗炎镇痛等作用；其毒性主要表现为对心脏的毒性。

9. 苦参

性　　味　味苦，性寒。

归　　经　归心、肝、胃、大肠、膀胱经。

功　　效　清热燥湿，杀虫，利尿。

主　　治　热痢，便血，黄疸尿闭，赤白带下，阴肿阴痒，湿疹湿疮，疥癣麻风。

药理作用　现代药理研究表明，苦参能减轻肺组织中嗜酸粒细胞的浸润，有抗炎、镇痛作用；能抑制成纤维细胞增殖，抗房颤或房扑，降血压，抑制肿瘤细胞生长等。

10. 山豆根

性　　味　味苦，性寒。有毒。

归　　经　归肺、胃经。

功　　效　清热解毒，消肿利咽。

主　　治　火毒蕴结，咽喉、齿龈肿痛。

药理作用　现代药理研究表明，山豆根有抗肿瘤作用，对脑缺血再灌注损伤有保护作用，能消炎、镇痛、抑菌、抗真菌，能抑制免疫系统，能保护四氯化碳引起的肝损伤，能抑制胃液分泌促进胃溃疡修复，能兴奋自主神经、麻痹中枢神经和呼吸肌，加快呼吸、心跳，升高血压。

11. 七叶一枝花

性　　味　味苦，性微寒。小毒。

归　　经　归肝经。

功　　效　清热解毒，消肿止痛，息风定惊。

主　　治　痈肿疮毒，咽喉肿痛，蛇虫咬伤，跌打损伤，小儿惊风。

药理作用　现代药理研究表明，七叶一枝花对多种病原微生物有抑制作用，对腹水癌细胞有明显抑制作用，能抗炎、止咳、平喘、抗肿瘤、止血、收缩血管平滑肌、调节免疫、镇静等。

12. 鸦胆子

性　　味　味苦，性寒。小毒。

归　　经　归大肠、肝经。

功　　效　清热解毒，截疟，止痢，腐蚀赘疣。

主　　治　痢疾，疟疾，赘疣，鸡眼。

药理作用　现代药理研究表明，鸦胆子具有抗肿瘤作用，能增强多种抗肿瘤药物的细胞毒性，对多药耐药性有逆转作用，可直接破坏膀胱癌细胞膜性系统等；具有驱除肠内寄生虫、降血脂、抑制成纤维细胞生长的作用；有毒性，表现为中枢神经系统抑制。

13. 川楝子

性　　味　味苦，性寒。小毒。

归　　经　　归肝、小肠、膀胱经。

功　　效　　疏肝泄热，行气止痛，杀虫。

主　　治　　肝郁化火，胸胁脘腹胀痛，疝气疼痛，虫积腹痛。

药理作用　　现代药理研究表明，川楝子具有驱蛔、抑菌、抗宫颈癌、抗氧化、镇痛作用；能抑制呼吸、阻断神经肌肉接头间的传递作用。

14. 八角莲

性　　味　　味甘、微苦，性凉。小毒。

归　　经　　归肺、肝经。

功　　效　　清热解毒，活血散瘀。

主　　治　　毒蛇咬伤，跌打损伤，咽喉肿痛，瘿瘤瘰疬。

药理作用　　现代药理研究表明，八角莲能扩血管、抑制平滑肌、抗金黄色葡萄球菌、抗病毒、解蛇毒、抑制多种肿瘤，有毒性，能抑制中枢神经系统、刺激胃肠道增强蠕动。

15. 山慈菇

性　　味　　味甘、微辛，性凉。小毒。

归　　经　　归肝、脾经。

功　　效　　清热解毒，化痰散结。

主　　治　　痈肿疔毒，瘰疬痰核，淋巴结结核，蛇虫咬伤，癥瘕痞块。

药理作用　　现代药理研究表明，山慈菇对食管癌、结肠癌、肝癌、胃癌、肺癌、乳腺癌、卵巢癌细胞均有非选择性毒性；具有对抗痛风，抗炎、降压、抗菌等作用。

16. 紫藤

性　　味　　味甘、苦，性微温。小毒。

归　　经　　归肾经。

功　　效　　利水，除痹，杀虫。

主　　治　　浮肿，关节疼痛，肠寄生虫病。

药理作用　　现代药理研究表明，紫藤能治蛔虫病；有毒性，能引起呕吐、腹泻等。

17. 白屈菜

性　　味　　味辛、苦，性微温。有毒。

归　　经　　归肺、心经。

功　　效　　镇痛、止渴、利尿、解毒。

主　　治　　胃痛、腹痛、肠炎、痢疾、慢性支气管炎、百日咳、黄疸、水肿、腹水、疥癣疮肿、蛇虫咬伤。

药理作用　　现代药理研究表明，白屈菜有解痉、中枢抑制、镇咳、降压、抗休克作用，有毒性。

二、治疗胃癌常用中药

（一）扶正补益药

1. 人参　见本节一（一）。

2. 党参

性　　味　味甘，性平。

归　　经　归脾、肺经。

功　　效　健脾益肺，养血生津。

主　　治　脾肺气虚，食少倦怠，咳嗽虚喘，气血不足，心悸气短，气津两伤，气短口渴，内热消渴。

药理作用　现代药理研究表明，党参能调节胃肠运动、抗溃疡、调节肠道菌群比例；能升高外周血血红蛋白、增强免疫功能；能改善学习记忆能力、延缓衰老、抗缺氧、抗辐射、调血脂等。

3. 西洋参

性　　味　味甘、微苦，性凉。

归　　经　归心、肺、肾经。

功　　效　补气养阴，清热生津。

主　　治　气阴两脱证，气虚阴亏津伤，虚热烦倦，咳喘痰血，口燥咽干，内热消渴。

药理作用　现代药理研究表明，西洋参具有抗缺氧、抗疲劳、改善和增强记忆的作用；能升高白细胞、提高免疫力、抗肿瘤；能抗心律失常、抗应激、镇静、降血脂、降血糖等。

4. 白术　5. 山药　6. 茯苓　见本节一（一）。

7. 薏苡仁

性　　味　味甘、淡，性凉。

归　　经　归脾、胃、肺经。

功　　效　利水渗湿，健脾止泻，除痹，排脓，解毒散结。

主　　治　水肿，脚气浮肿，小便不利，脾虚泄泻，湿痹拘挛，肺痈，肠痈，赘疣，癌肿。

药理作用　现代药理研究表明，薏苡仁对癌细胞有明显抑制作用，具有降血钙、降血糖、解热、镇静、镇痛等作用。

8. 五味子

性　味　味酸、甘，性温。

归　经　归肺、心、肾经。

功　效　收敛固涩，益气生津，补肾宁心。

主　治　久咳虚喘，梦遗滑精，遗尿尿频，久泻不止，自汗，盗汗，津伤口渴，内热消渴，心悸失眠。

药理作用　现代药理研究表明，五味子对神经系统各级中枢均有兴奋作用，能影响大脑皮层的兴奋和抑制过程；能兴奋呼吸系统，有镇咳、祛痰作用；能增强机体免疫，增加免疫细胞，抗氧化和衰老；有利胆保肝、抑菌、降血压的作用。

9. 枸杞子　见本节一（一）。

10. 核桃仁

性　味　味甘，性温。

归　经　归肾、肺、大肠经。

功　效　补肾，温肺，润肠。

主　治　肾阳不足，腰膝酸软，阳痿遗精，小便频数，肺肾不足，虚寒喘嗽，肠燥便秘。

药理作用　现代药理研究表明，核桃仁能增加血清白蛋白、影响胆固醇水平，有延缓衰老、镇咳等作用。

11. 菟丝子

性　味　味辛、甘，性平。

归　经　归肝、肾、脾经。

功　效　补益肝肾，固精缩尿，安胎，明目，止泻；外用消风祛斑。

主　治　肝肾不足，腰膝酸软，目昏耳鸣，阳痿遗精，遗尿尿频，肾虚胎漏，胎动不安，脾肾虚泻，白癜风。

药理作用　现代药理研究表明，菟丝子有雌激素样和抗衰老作用，能降低胆固醇、软化血管、降血压、促进造血；能抑制肠运动。

12. 紫河车

性　味　味甘、咸，性温。

归　经　归肺、肝、肾经。

功　效　温肾补精，益气养血。

主　治　肾阳不足，精血亏虚，虚劳羸弱，阳痿遗精，宫冷不孕，肺肾两虚，久咳虚喘，骨蒸劳嗽，气血两虚，产后乳少，面色萎黄，食少气短。

药理作用　现代药理研究表明，紫河车有雌激素样作用，能促进性腺、性器官发育；

能提高免疫功能、增强机体抗病能力，减轻疲劳、改善睡眠；能增强红细胞、血红蛋白和网织红细胞的新生、升高白细胞；能增强再生，促进愈合；有延缓衰老、提高耐缺氧能力、强心、抗过敏、抗溃疡等作用。

13. 玉竹　见本节一（一）。

14. 石斛

性　味　味甘，性微寒。

归　经　归胃、肾经。

功　效　益胃生津，滋阴生津。

主　治　热病伤津，口干烦渴，胃阴不足，食少干呕，病后虚热不退，阴虚火旺，骨蒸劳热，目暗不明，筋骨痿软。

药理作用　现代药理研究表明，石斛具有镇痛、退热作用；能促进胃液分泌、兴奋肠管、调节胃肠功能；能减轻氧化损伤，抑制肿瘤，抑制血栓形成，降血糖。

15. 女贞子

性　味　味甘、苦，性凉。

归　经　归肝、肾经。

功　效　滋补肝肾，明目乌发。

主　治　肝肾阴虚，眩晕耳鸣，腰膝酸软，须发早白，目暗不明，内热消渴，骨蒸潮热。

药理作用　现代药理研究表明，女贞子能降血糖、降血脂、抗血小板凝集、抗血栓形成，能抑制人乳腺细胞增殖、诱导其凋亡，能改善雌激素缺乏引起的钙失衡状态、增强酪氨酸酶的活性和黑色素的合成，有保肝、调节免疫、广谱抑菌作用。

16. 旱莲草

性　味　味甘、酸，性寒。

归　经　归肾、肝经。

功　效　滋补肝肾，凉血止血。

主　治　肝肾阴虚，牙齿松动，须发早白，眩晕耳鸣，腰膝酸软，阴虚血热，吐血、衄血、尿血、血痢、崩漏下血，外伤出血。

药理作用　现代药理研究表明，旱莲草能缩短凝血酶原时间、升高血小板和纤维蛋白原，提高机体非特异性免疫功能，消除氧自由基，保护染色体，保肝，促进肝细胞再生，增加冠脉流量，有抗炎、镇痛、乌发、止血、抗菌、抗阿米巴原虫、抗癌等作用。

17. 鳖甲　18. 银耳　19. 熟地　20. 乌梅　见本节一（一）。

21. 天冬

性　　味　味甘、苦，性寒。

归　　经　归肺、肾经。

功　　效　养阴润燥，清肺生津。

主　　治　肺燥干咳，顿咳痰黏，肾阴亏虚，腰膝酸软，骨蒸潮热，内热消渴，热病津伤，咽干口渴，肠燥便秘。

药理作用　现代药理研究表明，天冬有镇咳、祛痰、平喘，降血糖，延缓衰老，增强免疫，抗肿瘤，抗真菌，抗细菌，抗肝纤维化等作用。

（二）清热解毒药

1. 大青叶　2. 板蓝根　3. 青黛　4. 连翘　见本节一（二）。

5. 夏枯草

性　　味　味辛、苦，性寒。

归　　经　归肝、胆经。

功　　效　清肝泻火，明目，散结消肿。

主　　治　目赤肿痛，目珠夜痛，头痛眩晕，瘿瘤，瘰疬，乳痈，乳癖，乳房胀痛。

药理作用　现代药理研究表明，夏枯草有降血压，降低心梗范围，抗凝血，降血糖，抗病原微生物，抗炎，免疫抑制作用，对多种肿瘤细胞株有明显抑瘤作用。

6. 仙鹤草　见本节一（二）。

7. 栀子

性　　味　味苦，性寒。

归　　经　归心、肺、三焦经。

功　　效　泻火除烦，清热利湿，凉血解毒，外用消肿止痛。

主　　治　热病心烦，湿热黄疸，淋证涩痛，血热吐衄，目赤肿痛，热毒疮疡，扭挫伤痛。

药理作用　现代药理研究表明，栀子能抑制甲型流感等病毒的致细胞病变，促进胆汁分泌和胆红素排泄、降低血中胆红素，促进胰液分泌、增强胰腺炎时腺细胞的抗病能力，具有保肝利胆、解热镇痛、抗菌抗炎、镇静催眠、降血压等作用。

8. 菝葜　见本节一（二）。

9. 大黄

性　　味　味苦，性寒。

归　　经　归脾、胃、大肠、肝、心包经。

功　　效　泻下攻积，清热泻火，凉血解毒，逐瘀通经，利湿退黄。

主　　治　实热积滞便秘，血热吐衄，目赤咽肿，痈肿疔疮，肠痈腹痛，瘀血经闭，产后瘀阻，跌打损伤，湿热痢疾，黄疸尿赤，淋证，水肿，烧烫伤。

药理作用　现代药理研究表明，大黄能增加肠蠕动、抑制肠内水分吸收、促进排便，有抗感染，抗病毒，利胆，健胃，止血，保肝，降压，降胆固醇等作用。

10. 芦荟

性　　味　味苦，性寒。

归　　经　归肝、胃、大肠经。

功　　效　泻下通便，清肝泻火，杀虫疗疳。

主　　治　热结便秘，惊痫抽搐，小儿疳积，癣疮。

药理作用　现代药理研究表明，芦荟具有抗肿瘤、泻下、抗菌、增强机体免疫、抗衰老、减轻心脏负担、促进伤口愈合等作用。

11. 芦根

性　　味　味甘，性寒。

归　　经　归肺、胃经。

功　　效　清热泻火，生津止渴，除烦，止呕，利尿。

主　　治　热病烦渴，肺热咳嗽，肺痈吐脓，胃热呕哕，热淋涩痛。

药理作用　现代药理研究表明，芦根可保护肝细胞，改善肝功能，降低肝脂肪化程度，抑制肝纤维化，有解热、镇痛、镇静、降血糖、抗氧化、雌性激素样作用、抑制链球菌作用。

12. 青蒿

性　　味　味苦、辛，性寒。

归　　经　归肝、胆经。

功　　效　清虚热，除骨蒸，解暑热，截疟，退黄。

主　　治　温邪伤阴，夜热早凉，阴虚发热，骨蒸劳热，外感暑热，发热烦渴，疟疾寒热，湿热黄疸。

药理作用　现代药理研究表明，青蒿有显著抗疟作用，对血吸虫成虫有明显杀灭作用，有较强抑菌作用，还有抗病毒、解热镇痛、抗肿瘤、镇咳祛痰平喘、抗心律失常等作用。

13. 活血丹

性　　味　味苦、辛，性凉。

归　　经　归肝、胆、膀胱经。

功　　效　利湿通淋，清热解毒，散瘀消肿。

主　　治　热淋石淋，湿热黄疸，疮痈肿痛，跌仆损伤。

药理作用　现代药理研究表明，活血丹能促进胆汁分泌，溶解碱性结石，具有利胆、利尿、抑菌等作用。

14. 黄连　见本节一（二）。

15. 猫人参

性　　味　味苦、涩，性凉。

归　　经　归肝经。

功　　效　清热解毒，消肿。

主　　治　上呼吸道感染，夏季热，痈肿疮疖，麻风病。

药理作用　现代药理研究表明，猫人参能抑制肿瘤生长、延长患者生命、提高机体免疫，能降低严重肝损伤引起的高血氨和纠正氨基酸紊乱等。

16. 芒硝　17. 水杨梅根　18. 白茅根　19. 黄毛耳草　20. 土大黄　21. 桑白皮
见本节一（二）。

22. 土茯苓

性　　味　味甘、淡，性平。

归　　经　归肝、胃经。

功　　效　解毒，除湿，通利关节。

主　　治　梅毒及汞中毒所致的肢体拘挛、筋骨疼痛，湿热淋浊，带下，疥癣，湿疹瘙痒，痈肿，瘰疬。

药理作用　现代药理研究表明，土茯苓有明显利尿、镇痛作用，对多种细菌有抑制作用，能抑制肝癌和移植性肿瘤，抑制细胞免疫反应，缓解汞中毒等。

23. 半枝莲　24. 白花蛇舌草　25. 牛黄　26. 蒲公英　27. 生地　见本节一（二）。

28. 升麻

性　　味　味辛、甘、微苦，性微寒。

归　　经　归肺、脾、胃、大肠经。

功　　效　发表透疹，清热解毒，升举阳气。

主　　治　风热头痛，赤痛，口疮，咽喉肿痛，麻疹不透，阳毒发斑，脱肛，子宫脱垂。

药理作用　现代药理研究表明，升麻有解热、降温、镇痛、抗惊厥，抗炎，护肝，解痉，降血脂，抗骨质疏松作用，有毒性。

29. 白英　见本节一（二）。

30. 柴胡

性　　味　味辛、苦，性微寒。

归　　经　归肝、胆、肺经。

功　　效　疏散退热，疏肝解郁，升举阳气。

主　　治　感冒发热，寒热往来，肝郁气滞，胸胁胀痛，月经不调，气虚下陷，子宫脱垂，脱肛。

药理作用　现代药理研究表明，柴胡有解热降温，抗炎，镇静安定，镇痛，镇咳，降血脂，保肝利胆，抑制胃酸分泌、抗溃疡，抗病原微生物，抗肿瘤，抗癫痫，促进免疫功能，抗辐射等作用。

31. 地榆　32. 白及　见本节一（二）。

33. 刺猬皮

性　　味　味苦、涩，性平。

归　　经　归肾、胃、大肠经。

功　　效　固精缩尿，收敛止血，化瘀止痛。

主　　治　遗精滑精，遗尿尿频，便血，痔血，胃痛，呕吐。

药理作用　现代药理研究表明，刺猬皮有收敛止血和促进平滑肌蠕动的作用。

34. 蛇莓　见本节一（二）。

35. 金果榄

性　　味　味苦，性寒。

归　　经　归肺、大肠经。

功　　效　清热解毒，清利咽喉，散结消肿。

主　　治　急性咽喉炎，扁桃体炎，口腔炎，急性腹泻，胃痛，细菌性痢疾，痈疖肿毒，淋巴结结核，毒蛇咬伤。

药理作用　现代药理研究表明，金果榄具有促肾上腺皮质分泌，抗 5-羟色胺，抗胆碱酯酶，兴奋子宫，抑制金黄色葡萄球菌和结核分枝杆菌等作用。

36. 向日葵花托

性　　味　味淡，性平。

归　　经　归肝经。

功　　效　养肝补肾，降压，止痛。

主　　治　高血压，头痛目眩，肾虚耳鸣，牙痛，胃痛，腹痛，痛经。

药理作用　现代药理研究表明，向日葵花托有抗肿瘤，扩张血管、降低血压，保护心肌收缩能力，抗真菌和抗酵母菌作用。

37. 蛇葡萄　38. 东风菜　见本节一（二）。

39. 马尾连

性　　味　味苦，性寒。

归　　经　归大肠经。

功　　效　清热燥湿，泻火解毒。

主　　治　肠炎，痢疾，黄疸，目赤肿痛。

药理作用　现代药理研究表明，马尾连有抑菌、降压、抗炎、解热、抗病毒、保护胃黏膜、降血糖等作用。

40. 仙人掌

性　　味　味苦，性寒。小毒。

归　　经　归胃、肺、大肠经。

功　　效　行气活血，凉血止血，解毒消肿。

主　　治　胃痛，瘤块，痢疾，喉痛，肺热咳嗽，肺痨咯血，吐血，痔血，疮疡疔毒，乳痈，疖腮，癣疾，烫伤，冻伤，蛇虫咬伤。

药理作用　现代药理研究表明，仙人掌有明显抗炎抗菌作用，有降血糖、降血脂、提高体液免疫、降低血浆胆固醇、抗胃溃疡、抑制诱变等作用。

41. 香茶菜　见本节一（二）。

（三）化痰散结药

1. 川贝母

性　　味　味苦、甘，性微寒。

归　　经　归肺、心经。

功　　效　清热润肺，化痰止咳，散结消痈。

主　　治　肺热燥咳，干咳少痰，阴虚劳嗽，痰中带血，瘰疬，乳痈，肺痈。

药理作用　现代药理研究表明，川贝母能明显祛痰、镇咳，松弛支气管平滑肌；能增大瞳孔，麻痹中枢神经、抑制呼吸运动；能提高耐缺氧能力，有降压、解痉、止泻、镇静、催眠作用。

2. 天南星　3. 半夏　4. 猪牙皂角　5. 海蛤壳　6. 黄药子　7. 僵蚕　8. 旋覆花
见本节一（三）。

9. 紫菀

性　　味　味辛、苦，性温。

归　　经　归肺经。

功　　效　润肺下气，化痰止咳。

主　　治　痰多喘咳，新久咳嗽，劳嗽咳血。

药理作用　现代药理研究表明，紫菀有祛痰、平喘、镇咳作用，对多种肠内致病菌、皮肤真菌及流感病毒有抑制作用，有抗肿瘤、抗氧化及利尿作用。

10. 白附子

性　　味　味辛，性温。有毒。

归　　经　归胃、肝经。

功　　效　祛风痰，定惊痫，解毒散结，止痛。

主　　治　中风痰壅，口眼㖞斜，语言謇涩，惊风癫痫，破伤风，痰厥头痛，偏正头痛，瘰疬痰核，蛇毒咬伤。

药理作用　现代药理研究表明，白附子有一定镇静作用，能抑制急性渗出性炎症等，对眼结膜、咽喉及胃黏膜均有明显刺激作用。

11. 石蒜

性　　味　味辛、甘，性温。有毒。

归　　经　归肺、胃、肝经。

功　　效　祛痰催吐，解毒散结。

主　　治　喉风，单双乳蛾，咽喉肿痛，痰涎壅塞，食物中毒，胸腹积水，恶疮肿毒，痰核瘰疬，痔漏，跌打损伤，风湿关节痛，顽癣，烫火伤，蛇咬伤。

药理作用　现代药理研究表明，石蒜有镇静、解热、镇痛作用；对肌肉收缩有加强或抑制作用，对平滑肌也有双向作用；有降压、抗胆碱酯酶、催吐、抗肿瘤、抗病毒、抗寄生虫、抗疟疾、调节免疫功能等作用。

12. 儿茶　13. 威灵仙　14. 厚朴　见本节一（三）。

15. 诃子

性　　味　味苦、酸、涩，性平。

归　　经　归肺、大肠经。

功　　效　涩肠止泻，敛肺止咳，降火利咽。

主　　治　久泻久痢，便血脱肛，肺虚喘咳，久嗽不止，咽痛音哑。

药理作用　现代药理研究表明，诃子有先致泻后收敛作用，能抗细菌、抗真菌、强心，对平滑肌有解痉作用。

（四）活血化瘀药

1. 莪术

性　　味　味辛、苦，性温。

归　　经　　归肝、脾经。

功　　效　　破血行气，消积止痛。

主　　治　　癥瘕痞块，瘀血经闭，胸痹心痛，食积气滞，脘腹胀痛。

药理作用　　现代药理研究表明，莪术有抗癌作用，有抗炎、抗胃溃疡、保肝作用，能抑制多种致病菌的生长，抑制血小板凝集，抑制血栓形成，直接灭活呼吸道合胞病毒，有抗早孕作用。

2. 穿山甲

性　　味　　味咸，性微寒。

归　　经　　归肝、胃经。

功　　效　　活血消癥，通经下乳，消肿排脓，搜风通络。

主　　治　　血滞经闭，癥瘕，乳汁不通，痈肿疮毒，瘰疬，风湿痹痛，中风瘫痪，麻木拘挛。

药理作用　　现代药理研究表明，穿山甲能延长凝血时间、降低血液黏度，扩张血管壁、降低外周阻力、增加动脉血流量；有抗炎、抗心肌缺氧、升白细胞作用。

3. 蒲黄

性　　味　　味甘、性平。

归　　经　　归肝、心包经。

功　　效　　止血，化瘀，通淋。

主　　治　　吐血、衄血、咯血、崩漏、外伤出血等血证，经闭痛经，跌仆肿痛，血淋涩痛。

药理作用　　现代药理研究表明，蒲黄能降血脂，改变全血黏度，预防动脉粥样硬化，抗炎，耐缺氧，抗疲劳，抑制细胞和体液免疫，又能提高巨噬细胞吞噬能力。

4. 地榆　见本节一（二）。

5. 延胡索

性　　味　　味辛、苦，性温。

归　　经　　归肝、脾、心经。

功　　效　　活血，行气，止痛。

主　　治　　气血瘀滞，胸胁、脘腹疼痛，胸痹疼痛，经闭痛经，产后瘀阻，跌仆肿痛，一身上下诸痛。

药理作用　　现代药理研究表明，延胡索有镇痛、催眠、镇静、安定作用，能扩张冠状动脉、增加冠状动脉流量、提高耐缺氧能力，能降低血压，保护脑缺血—再灌注损伤，能对抗心律失常，保护心肌细胞，抗心肌缺血，能抑制胃液分泌，抗溃疡，有一定的抗菌、抗炎、抗肿瘤和提高抗应激的作用。

6. 麝香　7. 丹参　8. 水蛭　9. 没药　见本节一（四）。

10. 鸡血藤

性　　味　味苦、甘，性温。

归　　经　归肝、肾经。

功　　效　活血补血，调经止痛，舒筋活络。

主　　治　月经不调，痛经，经闭，风湿痹痛，肢体麻木，血虚萎黄。

药理作用　现代药理研究表明，鸡血藤能增加动脉血流量，抑制血小板聚集，对抗动脉粥样硬化，有抗炎、抗病毒、镇静催眠、抗肿瘤作用，有一定的造血功能，对免疫系统有双向调节功能。

11. 山楂　见本节一（四）。

12. 八月札

性　　味　味苦，性寒。

归　　经　归肝、胆、胃、膀胱经。

功　　效　疏肝理气，活血止痛，散结，利尿。

主　　治　肝胃气滞，脘腹胁肋胀痛，疝气疼痛，痛经经闭，痰核痞块，小便不利。

药理作用　现代药理研究表明，八月札具有抑菌、抗肿瘤、利尿、调节免疫等作用。

13. 瞿麦

性　　味　味苦，性寒。

归　　经　归心、小肠经。

功　　效　利尿通淋，活血通经。

主　　治　热淋，血淋，石淋，小便不通，淋沥涩痛，瘀阻经闭，月经不调。

药理作用　现代药理研究表明，瞿麦能利尿，兴奋肠管，抑制心脏，降低血压，影响肾血容积，抗菌等。

14. 虎杖

性　　味　味微苦，性微寒。

归　　经　归肝、胆、肺经。

功　　效　利湿退黄，清热解毒，散瘀止痛，止咳化痰。

主　　治　湿热黄疸，淋浊，带下，痈肿疮毒，水火烫伤，毒蛇咬伤，经闭，癥瘕，风湿痹痛，跌打损伤，肺热咳嗽。

药理作用　现代药理研究表明，虎杖有泻下、祛痰止咳、降压、止血、镇痛、抑菌、抗病毒等作用。

15. 鬼箭羽

性　　味　味苦，性寒。

归　　经　归肝、脾经。

功　　效　行血通经，散瘀止痛。

主　　治　月经不调，产后瘀血腹痛，冠心病心绞痛，糖尿病，荨麻疹，跌打损伤肿痛。

药理作用　现代药理研究表明，鬼箭羽能降低血胆固醇，预防冠状动脉粥样硬化。

16. 鹅血　17. 三棱　见本节一（四）。

（五）调理气机药

1. 白豆蔻　2. 干姜　3. 沉香　见本节一（五）。

4. 花椒

性　　味　味辛，性温。

归　　经　归脾、胃、肾经。

功　　效　温中止痛，杀虫止痒。

主　　治　脘腹冷痛，呕吐泄泻，虫积腹痛，湿疹，阴痒。

药理作用　现代药理研究表明，花椒有抗胃溃疡形成、镇痛抗炎、抑制和杀死真菌等作用。

5. 胡椒

性　　味　味辛，性热。

归　　经　归胃、大肠经。

功　　效　温中散寒，下气，消痰。

主　　治　胃寒呕吐，腹痛泄泻，食欲不振，癫痫痰多。

药理作用　现代药理研究表明，胡椒有抗惊厥、促进胆汁分泌、抗炎、抗氧化、升压、杀虫等作用，能抑制肿瘤形成。

6. 乌药　7. 丁香　见本节一（五）。

8. 小茴香

性　　味　味辛，性温。

归　　经　归肝、肾、脾、胃经。

功　　效　散寒止痛，理气和胃。

主　　治　寒疝腹痛，睾丸偏坠胀痛，痛经，少腹冷痛，脘腹胀痛，食少吐泻。

药理作用　现代药理研究表明，小茴香能够促进肠蠕动，促进胃液、胆汁分泌，松弛气管平滑肌，促进肝组织再生，有镇痛等作用。

（六）以毒攻毒药

1. 全蝎　见本节一（六）。

2. 乌梢蛇

性　　味　味甘，性平。
归　　经　归肝经。
功　　效　祛风，通络，止痉。
主　　治　风湿顽痹，麻木拘挛，中风口眼㖞斜，半身不遂，小儿惊风，破伤风，痉挛抽搐，麻风，疥癣。
药理作用　现代药理研究表明，乌梢蛇有抗炎、镇静、镇痛、抗惊厥作用，其血清可对抗五步蛇毒。

3. 马钱子　见本节一（六）。

4. 狼毒

性　　味　味苦、辛，性平。
归　　经　归肺、脾、肝经。
功　　效　泻水逐饮，破积消虫。
主　　治　水肿腹胀，痰食虫积，心腹疼痛，癥瘕积聚，结核，疥癣。
药理作用　现代药理研究表明，狼毒对肿瘤细胞生长有抑制作用，有抗惊厥、抗纤维化、抑菌作用。

5. 壁虎　见本节一（六）。

6. 白毛藤

性　　味　味辛、苦，性平。有毒。
归　　经　归肝经。
功　　效　祛风湿，通经络，止痛。
主　　治　风湿骨痛，肢体麻木，筋骨拘挛，胃腹疼痛，疝痛，跌打损伤，外伤出血，乳痈，化脓性感染。
药理作用　现代药理研究表明，白毛藤对风湿性、类风湿性关节炎有抗炎作用，有抗生育、中枢抑制作用。

7. 蜈蚣　8. 露蜂房　9. 附子　10. 山豆根　见本节一（六）。

11. 肿节风

性　　味　味苦、辛，性平。

归　　经　归心、肝经。

功　　效　清热凉血，活血消斑，祛风通络。

主　　治　血热发斑发疹，风湿痹痛，跌打损伤。

药理作用　现代药理研究表明，肿节风能抑菌，抑制肿瘤细胞分裂、增强环磷酰胺的抗肿瘤作用并减轻其毒性，有免疫抑制，祛痰平喘，增强脑缺氧能力，促进骨折愈合和止痛作用。

12. 龙葵

性　　味　味微苦，性寒。小毒。

归　　经　归肺、膀胱经。

功　　效　清热解毒，利水消肿，利尿通淋。

主　　治　感冒发热，牙痛，慢性支气管炎，痢疾，泌尿系统感染，乳腺炎，癌症，外用治疗疔痈疔疮，天疱疮，蛇咬伤。

药理作用　现代药理研究表明，龙葵有镇咳祛痰、抑菌、抗炎、解热、降压、升血糖等作用，大剂量时可引起白细胞下降，对癌细胞有细胞毒性和抗核分裂作用，能够增强大脑皮质反应和条件反射。

13. 鸦胆子　14. 川楝子　见本节一（六）。

15. 喜树

性　　味　味苦、涩，性凉。有毒。

归　　经　归脾、胃、肝经。

功　　效　抗癌，清热，杀虫。

主　　治　胃癌，结肠癌，直肠癌，膀胱癌，慢性粒细胞性白血病，急性淋巴细胞性白血病，外用治疗牛皮癣。

药理作用　现代药理研究表明，喜树有较广的抗瘤作用，能抑制 RNA 合成、抑制细胞分裂、诱发染色体畸变，有抗早孕、抗病毒作用，有毒性。

16. 山慈菇　17. 紫藤　18. 白屈菜　见本节一（六）。

三、治疗肝癌常用中药

（一）补益扶正药

1. 人参　见本节一（一）。

2. 西洋参　见本节二（一）。

3. 白术　4. 茯苓　见本节一（一）。

5. 薏苡仁 见本节二（一）。

6. 棉花根 7. 枸杞子 见本节一（一）。

8. 杜仲

性　　味　味甘，性温。

归　　经　归肝、肾经。

功　　效　补肝肾，强筋骨，安胎。

主　　治　肝肾不足，腰膝酸软，筋骨无力，头晕目眩，妊娠漏血，胎动不安。

药理作用　现代药理研究表明，杜仲利于骨折愈合，能预防骨质疏松，有镇静、镇痛、降压、保肝、延缓衰老、抗应激、抗肿瘤、抗病毒、抗紫外线损伤等作用。

9. 海龙

性　　味　味甘、咸，性温。

归　　经　归肝、肾经。

功　　效　温肾壮阳，散结消肿。

主　　治　肾阳不足，阳痿遗精，癥瘕积聚，瘰疬痰核，跌仆损伤，痈肿疔疮。

药理作用　现代药理研究表明，海龙有提高免疫、抗癌和抗疲劳作用，有性激素样作用。

10. 沙参 见本节一（一）。

11. 女贞子 见本节二（一）。

12. 鳖甲 13. 龟板 14. 银耳 15. 当归 见本节一（一）。

16. 白芍

性　　味　味苦、酸，性微寒。

归　　经　归肝、脾经。

功　　效　养血调经，敛阴止汗，柔肝止痛，平抑肝阳。

主　　治　血虚萎黄，月经不调，自汗，盗汗，胁痛，腹痛，四肢挛急疼痛，肝阳上亢，头痛眩晕。

药理作用　现代药理研究表明，白芍能增强巨噬细胞的吞噬功能，抑制急性炎症水肿，恢复免疫功能，有解痉、保肝、抑菌、增强应激能力、抑制胰淀粉酶活性等作用。

17. 何首乌

性　　味　味苦、甘、涩，性微温。

归　　经　归肝、心、肾经。

功　　效　解毒，消痈，截疟，润肠通便，补肝肾，益精血，乌须发，强筋骨，化浊降脂。

主　　治　　疮痈，瘰疬，风疹瘙痒，久疟体虚，肠燥便秘，血虚萎黄，眩晕耳鸣，须发早白，腰膝酸软，肢体麻木，崩漏带下，高脂血症。

药理作用　现代药理研究表明，何首乌能增强免疫功能，促进血细胞新生和发育，降血脂和抗动脉粥样硬化，有抗衰老、保肝、抑菌、兴奋肾上腺皮质功能、泻下、镇静等作用。

18. 麦冬　见本节一（一）。

（二）清热解毒药

1. 黄连　2. 板蓝根　3. 青黛　见本节一（二）。

4. 龙胆草

性　　味　　味苦，性寒。
归　　经　　归肝、胆、胃经。
功　　效　　泻肝胆实火，除下焦湿热。
主　　治　　高血压头晕耳鸣，目赤肿痛，头痛，口苦，耳聋，胸胁痛，胆囊炎，湿热黄疸，急性传染性肝炎，膀胱炎，带下，阴部湿痒，疮疖痈肿，湿疹。
药理作用　现代药理研究表明，龙胆草能促进胃酸和胃液分泌，对肠道和子宫平滑肌有解痉作用，利胆保肝，兴奋中枢系统，麻醉，镇痛，抑菌，利尿等。

5. 夏枯草　见本节二（二）。

6. 仙鹤草　见本节一（二）。

7. 地骨皮

性　　味　　味甘，性寒。
归　　经　　归肺、肝、肾经。
功　　效　　凉血除蒸，清肺降火。
主　　治　　阴虚潮热，骨蒸盗汗，肺热咳嗽，咯血，衄血，内热消渴。
药理作用　现代药理研究表明，地骨皮能解热、降压、降血糖、降血脂、抑菌、抗病毒、提高痛阈、调节免疫、抗生育等。

8. 栀子　见本节二（二）。

9. 鱼腥草

性　　味　　味辛，性微寒。
归　　经　　归肺经。
功　　效　　清热解毒，消痈排脓，利尿通淋。
主　　治　　肺痈吐脓，痰热喘咳，热痢，热淋，痈肿疮毒。

药理作用　现代药理研究表明，鱼腥草有抗病原微生物，抗炎、镇痛，抑制平滑肌运动，增强免疫，增加肾动脉血流量，利尿，防毛细血管脆性等作用。

10. 菝葜　见本节一（二）。

11. 大黄　12. 芦荟　13. 青蒿　见本节二（二）。

14. 垂盆草

性　　味　味甘、淡，性凉。

归　　经　归肝、胆、小肠经。

功　　效　利湿退黄，清热解毒。

主　　治　湿热黄疸，小便不利，痈肿疮疡。

药理作用　现代药理研究表明，垂盆草能抑制细胞免疫反应，保护肝细胞，降低血清谷丙转氨酶等。

15. 活血丹　见本节二（二）。

16. 野菊花

性　　味　味苦、辛，性微寒。

归　　经　归肝、心经。

功　　效　清热解毒，泻火平肝。

主　　治　疔疮痈肿，目赤肿痛，头痛眩晕。

药理作用　现代药理研究表明，野菊花有抗病原微生物、抗感染，扩张冠状动脉、降低心肌耗氧量、降压，抑制血小板聚集，抗氧化，抑制免疫，抗肿瘤等作用。

17. 猫人参　见本节二（二）。

18. 白毛夏枯草

性　　味　味苦、甘，性寒。

归　　经　归肺、肝经。

功　　效　清热解毒，消肿止痛，凉血平肝。

主　　治　扁桃体炎，咽炎，上呼吸道感染，支气管炎，肺炎，胃肠炎，肝炎，阑尾炎，乳腺炎，急性结膜炎，高血压；外用跌打损伤，出血，痈疖疮疡，烧烫伤，毒蛇咬伤。

药理作用　现代药理研究表明，白毛夏枯草有抑菌、抗病毒、镇咳、降压、抗肿瘤、保肝利胆等作用。

19. 冬凌草　见本节一（二）。

20. 羊蹄根

性　　味　味苦、酸，性寒。小毒。

归　　经　归心、肝、大肠经。

功　　效　清热解毒，止血，通便，杀虫。

主　　治　鼻出血，功能性子宫出血，血小板减少性紫癜，慢性肝炎，肛周炎，大便秘结，外痔，急性乳腺炎，黄水疮，疔肿，皮癣。

药理作用　现代药理研究表明，羊蹄根有抑菌，抑制细胞脱氢酶、抗白血病，促血小板再生、收缩血管、止血，肿瘤细胞毒性等作用。

21. 天胡荽

性　　味　味甘、淡、微辛，性凉。

归　　经　归脾、胆、肾经。

功　　效　清热利湿，祛痰止咳。

主　　治　黄疸型传染性肝炎，肝硬化腹水，胆石症，泌尿系感染，伤风感冒，百日咳，咽喉炎，扁桃体炎，目翳，湿疹，带状疱疹，衄血。

药理作用　现代药理研究表明，天胡荽有抗乙型肝炎病毒表面抗原，抗肿瘤，调节免疫，抑菌等作用。

22. 石上柏

性　　味　味甘、微苦、涩，性凉。有毒。

归　　经　归肺、肝经。

功　　效　清热解毒，抗癌，止血。

主　　治　咽喉肿痛，目赤肿痛，肺热咳嗽，乳腺炎，湿热黄疸，风湿痹痛，外伤出血。

药理作用　现代药理研究表明，石上柏有抗肿瘤作用，能抑制反转录酶和 DNA 聚合酶，抑制蛋白激酶 C，有抗 EB 病毒作用。

23. 黄毛耳草　24. 半边莲　25. 半枝莲　26. 白花蛇舌草　见本节一（二）。

27. 茵陈

性　　味　味苦、辛，性微寒。

归　　经　归脾、胃、肝、胆经。

功　　效　清利湿热，利胆退黄。

主　　治　黄疸尿少，湿温暑湿，湿疮瘙痒。

药理作用　现代药理研究表明，茵陈有利胆、保肝、解热、抗肿瘤、降压等作用，能抑制人型结核杆菌、流感病毒等。

28. 牛黄　29. 蒲公英　见本节一（二）。

30. 漏芦

性　　味　味苦，性寒。

归　　经　归胃经。

功　　效　清热解毒，消痈，下乳，舒筋通脉。

主　　治　乳痈肿痛，痈疽发背，瘰疬疮毒，乳汁不通，湿痹拘挛。

药理作用　现代药理研究表明，漏芦能增强巨噬细胞吞噬作用，提高细胞免疫功能，有抗氧化，抗动脉粥样硬化，抗炎，镇痛，保肝，抗疲劳等作用。

31. 熊胆

性　　味　味苦，性寒。

归　　经　归肝、胆、脾、胃经。

功　　效　清热解毒，保肝利胆，去翳明目。

主　　治　小儿热甚惊风，癫痫，抽搐，黄疸，目赤云翳，痈疮，痔毒。

药理作用　现代药理研究表明，熊胆有抗惊厥，抗炎，提高毛细血管通透性，抑制胃肠运动，抑菌，抗病毒，保护肝胆退黄，预防和溶解胆结石，降血脂等作用。

32. 地龙

性　　味　味咸，性寒。

归　　经　归肝、脾、膀胱经。

功　　效　清热定惊，通络，平喘，利尿。

主　　治　高热神昏，惊痫抽搐，癫狂，关节痹痛，肢体麻木，半身不遂，肺热咳喘，水肿尿少。

药理作用　现代药理研究表明，地龙能降低血液黏度，有缓慢、持久的降压作用；有平喘、解热镇静、抗惊厥、抗组胺、抗肿瘤等作用。

33. 柴胡　见本节二（二）。

34. 地榆　35. 白及　36. 蛇莓　见本节一（二）。

37. 三白草

性　　味　味甘、辛，性寒。

归　　经　归肺、膀胱经。

功　　效　利尿消肿，清热解毒。

主　　治　小便不利，淋沥涩痛，尿路感染，糖尿病，肾炎水肿，带下，疮疡肿毒，湿疹。

药理作用　现代药理研究表明，三白草有抗炎、抗氧化、抗肿瘤细胞毒性等作用，能降血糖、保肝、降体温等。

38. 椿根皮白皮

性　　味　味苦、涩，性寒。

归　　经　归大肠、肝、胃经。

功　　效　清热燥湿，收敛止带，止泻，止血。

主　　治　赤白带下，湿热泻痢，久泻久痢，便血，崩漏。

药理作用　现代药理研究表明，椿根皮白皮有抑制细菌、病毒、滴虫等作用，具有抗癌活性。

39. 杠板归

性　　味　味酸，性微寒。

归　　经　归肺、膀胱经。

功　　效　清热解毒，利水消肿，止咳。

主　　治　咽喉肿痛，肺热咳嗽，小儿顿咳，水肿尿少，湿热泻痢，湿疹，疖肿，蛇虫咬伤。

药理作用　现代药理研究表明，杠板归有抗菌，抑制肿瘤，抗病毒，镇咳祛痰等作用。

40. 马尾连　见本节二（二）。

41. 土黄连

性　　味　味苦，性大寒。

归　　经　归心、肝、大肠经。

功　　效　清热解毒，利尿通淋。

主　　治　热泻，赤痢，火眼赤痛，齿龈肿痛，疰腮，丹毒，热淋，湿疹。

药理作用　现代药理研究表明，土黄连能抑制痢疾杆菌，增强吞噬细胞吞噬能力。

（三）化痰散结药

1. 牡蛎

性　　味　味咸，性微寒。

归　　经　归肝、胆、肾经。

功　　效　潜阳补阴，重镇安神，软坚散结，收敛固涩，制酸止痛。

主　　治　肝阳上亢，眩晕耳鸣，惊悸失眠，瘰疬痰核，癥瘕痞块，自汗，盗汗，遗精滑精，崩漏带下，胃痛吞酸。

药理作用　现代药理研究表明，牡蛎有镇静，抗惊厥，抗癫痫，镇痛作用，有抗肝损伤，增强免疫，抗肿瘤，抗氧化和衰老，抗溃疡作用，有降血脂，抗凝血等作用。

2. 马兜铃

性　　味　味苦，性微寒。

归　　经　归肺、大肠经。

功　　效　清肺降气，止咳平喘，清肠消痔。

主　　治　肺热咳喘，痰中带血，肠热痔血，疮疡肿毒。

药理作用　现代药理研究表明，马兜铃有镇咳、平喘、镇痛和祛痰、抗炎作用，能升高白细胞，收缩血管，以及抑制多种致病微生物，有肾毒性。

3. 儿茶　4. 厚朴　5. 枳壳　见本节一（三）。

6. 十大功劳

性　　味　味苦，性寒。
归　　经　归肺、肝、肾、脾、大肠经。
功　　效　滋阴清热，燥湿解毒，消肿。
主　　治　肺痨咯血，骨蒸潮热，肝肾不足，头晕耳鸣，腰膝酸软，湿热黄疸，带下，痢疾，风热感冒，目赤肿痛，痈肿疮疡，湿疹。
药理作用　现代药理研究表明，十大功劳有抑制病原微生物，抗炎、镇痛，镇静、解热，降压、增加冠脉流量，抗缺血、抗缺氧，抗血小板凝集，抗肿瘤，保肝，止泻，杀虫，降血糖等作用，有毒性。

7. 瓜蒂

性　　味　味苦，性寒。有毒。
归　　经　归胃经。
功　　效　涌吐痰食，祛湿退黄。
主　　治　风痰、宿食停滞，食物中毒，湿热黄疸，慢性乙型肝炎及肝硬化。
药理作用　现代药理研究表明，瓜蒂能反射性兴奋呕吐中枢而致吐，降低血清 ALT，增强细胞免疫功能，以及抗肿瘤、降压、抑制心肌收缩力、减慢心率、退黄疸等。

（四）活血化瘀药

1. 红花　2. 桃仁　见本节一（四）。

3. 莪术　见本节二（四）。

4. 郁金　5. 姜黄　见本节一（四）。

6. 穿山甲　见本节二（四）。

7. 王不留行

性　　味　味苦，性平。
归　　经　归肝、胃经。
功　　效　活血通经，下乳消肿，利尿通淋。
主　　治　血瘀经闭，痛经，难产，产后乳汁不下，乳痈肿痛，淋证涩痛。
药理作用　现代药理研究表明，王不留行能收缩血管平滑肌，兴奋子宫，促进乳汁分泌，有抗肿瘤作用，有抗着床、抗早孕作用。

8. **延胡索** 见本节二（四）。

9. **赤芍** 10. **麝香** 11. **丹参** 12. **水蛭** 13. **乳香** 14. **没药** 见本节一（四）。

15. **鸡血藤** 见本节二（四）。

16. **山楂** 见本节一（四）。

17. **八月札** 18. **虎杖** 见本节二（四）。

19. **石见穿** 见本节一（四）。

20. **苏木**

性　味　味甘、咸，性平。

归　经　归心、肝、脾经。

功　效　活血祛瘀，消肿止痛。

主　治　跌打损伤，骨折筋伤，瘀滞肿痛，血滞经闭痛经，产后瘀阻，胸腹刺痛，痈疽肿痛。

药理作用　现代药理研究表明，苏木有镇静、催眠作用，能促进微循环，抑制血小板聚集，抑菌，抗肿瘤等。

21. **大蓟**

性　味　味甘、苦，性凉。

归　经　归心、肝经。

功　效　凉血止血，散瘀解毒消痈。

主　治　衄血，吐血，尿血，便血，崩漏，外伤出血，痈肿疮毒。

药理作用　现代药理研究表明，大蓟能缩短凝血时间，有止血、降压、抗菌、抗病毒等作用。

22. **三棱** 见本节一（四）。

（五）调理气机药

1. **桂枝**

性　味　味辛、甘，性温。

归　经　归心、肺、膀胱经。

功　效　发汗解肌，温通经脉，助阳化气，平冲降逆。

主　治　风寒感冒，脘腹冷痛，血寒经闭，关节痹痛，痰饮，水肿，心悸，奔豚。

药理作用　现代药理研究表明，桂枝能扩张血管、改善血液循环，解热、降温，抑制多种细菌，促进胃肠平滑肌蠕动及利胆、抗过敏、抗惊厥、抗肿瘤等作用。

2. **砂仁**　3. **干姜**　4. **沉香**　5. **木香**　见本节一（五）。

（六）以毒攻毒药

1. 狼毒　见本节二（六）。

2. 牵牛子

性　　味　味苦，性寒。有毒。

归　　经　归肺、肾、大肠经。

功　　效　泻水通便，消痰涤饮，杀虫攻积。

主　　治　水肿胀满，二便不通，痰饮积聚，气逆喘咳，虫积腹痛。

药理作用　现代药理研究表明，牵牛子能刺激肠道、增进蠕动，有泻下、驱虫作用，能引发流产，导致呕吐、腹痛、血便等。

3. 斑蝥　4. **蜈蚣**　见本节一（六）。

5. 白花蛇

性　　味　味甘、咸，性温。有毒。

归　　经　归肝、脾经。

功　　效　祛风湿，透筋骨，定惊搐。

主　　治　风湿瘫痪，骨节疼痛，麻风，疥癞，小儿惊风搐搦，破伤风，杨梅疮，瘰疬恶疮。

药理作用　现代药理研究表明，白花蛇能抑制血栓形成，有抗肿瘤、降压作用。

6. 露蜂房　见本节一（六）。

7. 蟾蜍

性　　味　味辛，性温。有毒。

归　　经　归心经。

功　　效　解毒消肿，通窍止痛，强心利尿。

主　　治　痈肿疔疮，骨关节结核，慢性骨髓炎，咽喉肿痛，心力衰竭，中风昏迷，腹痛吐泻，龋齿痛，白细胞减少症。

药理作用　现代药理研究表明，蟾蜍具有强心、兴奋呼吸、升高血压作用，能局麻和镇痛，保护气管痉挛、镇咳，提高巨噬细胞吞噬功能，抑制血吸虫活动，及抗炎、抗放射、抗惊厥等作用，有毒性。

8. 雷公藤

性　　味　味苦、辛，性寒。大毒。

归　　经　归肝、肾经。

功　　效　祛风除湿，活血通络，消肿止痛，杀虫解毒。

主　　治　风湿顽痹，麻风病，顽癣，湿疹，疥疮，肾小球肾炎，肾病综合征，红斑狼疮，干燥综合征，白塞病。

药理作用　现代药理研究表明，雷公藤有抗炎、镇痛、抗肿瘤、抗凝、抑制免疫、抑菌等作用，可抗生育，有毒性、不良反应多样。

9. 天花粉

性　　味　味甘、微苦，性微寒。

归　　经　归肺、胃经。

功　　效　清热泻火，生津止渴，消肿排脓。

主　　治　热病烦渴，肺热燥咳，内热消渴，疮疡肿毒。

药理作用　现代药理研究表明，天花粉能抑制多种致病菌，提高免疫功能，有抗病毒，抗肿瘤，降血糖，引产和终止妊娠的作用。

10. 龙葵　见本节二（六）。

11. 七叶一枝花　12. 鸦胆子　见本节一（六）。

13. 昆明山海棠

性　　味　味苦、涩，性温。大毒。

归　　经　归肝、脾、肾经。

功　　效　祛风除湿，活血止血，舒筋接骨，解毒杀虫。

主　　治　风湿痹痛，半身不遂，疝气痛，痛经，月经过多，产后腹痛，出血不止，急性传染性肝炎，慢性肾炎，红斑狼疮，癌肿，跌打损伤，骨髓炎，副睾结核，疮毒，银屑病，神经性皮炎。

药理作用　现代药理研究表明，昆明山海棠有抗炎、抑制免疫、抗过敏、抗生育、抗癌、镇痛、解热、杀虫等作用，有毒性。

14. 川楝子　见本节一（六）。

15. 喜树　见本节二（六）。

16. 紫藤　见本节一（六）。

四、治疗胆囊癌常用中药

（一）清热解毒药

1. 龙胆草　见本节三（二）。

2. 菝葜　见本节一（二）。

3. 活血丹 见本节二（二）。

4. 茵陈 见本节三（二）。

5. 佛耳草

性　　味　味甘、微酸，性平。

归　　经　归肺经。

功　　效　化痰止咳，祛风除湿，解毒。

主　　治　用于咳喘痰多，风湿痹痛，泄泻，水肿，蚕豆病，赤白带下，痈肿疔疮，阴囊湿痒，荨麻疹，高血压。

药理作用　现代药理研究表明，佛耳草具有镇咳、抑菌作用。

6. 马鞭草

性　　味　味苦，性凉。

归　　经　归肝、脾经。

功　　效　清热解毒，活血散瘀，利水消肿。

主　　治　治外感发热，湿热黄疸，水肿，痢疾，疟疾，白喉，喉痹，淋病，经闭，癥瘕，痈肿疮毒，牙疳。

药理作用　现代药理研究表明，马鞭草具有抗炎、止痛、镇咳、兴奋子宫平滑肌的作用。

（二）调理气机药

1. 白豆蔻　2. 干姜　见本节一（五）。

（三）以毒攻毒药

山慈菇　见本节一（六）。

五、治疗胰腺癌常用药

（一）补益扶正药

1. 白术　2. 枸杞子　3. 鳖甲　4. 龟板　见本节一（一）。

（二）清热解毒药

1. 黄芩

性　　味　味苦，性寒。

归　　经　　归肺、胆、脾、大肠、小肠经。

功　　效　　清热燥湿，泻火解毒，止血，安胎。

主　　治　　用于湿温、暑湿，胸闷呕恶，湿热痞满，泻痢，黄疸，肺热咳嗽，高热烦渴，血热吐衄，痈肿疮毒，胎动不安。

药理作用　　现代药理研究表明，黄芩具有抗炎、抗病毒、抗癌、降压、降脂、抗变态反应、抗血小板聚集及抗凝、保肝、利胆、抗氧化等作用。

2. **龙胆草**　见本节三（二）。

3. **菝葜**　4. **拳参**　见本节一（二）。

5. **大黄**　见本节二（二）。

6. **垂盆草**　见本节三（二）。

7. **活血丹**　见本节二（二）。

8. **茵陈**　见本节三（二）。

9. **蒲公英**　见本节一（二）。

10. **漏芦**　见本节三（二）。

11. **柴胡**　见本节二（二）。

12. **佛耳草**　见本节四（二）。

13. **瓜蒌**　见本节一（三）。

（三）活血化瘀药

1. **红花**　2. **郁金**　见本节一（四）。

3. **延胡索**　见本节二（四）。

4. **徐长卿**

性　　味　　味辛，性温。

归　　经　　归肝、胃经。

功　　效　　祛风止痛，止痒。

主　　治　　用于风湿痹痛、腰痛、跌打损伤疼痛、脘腹痛、牙痛等各种痛症。用于湿疹、风疹块、顽癣等皮肤病。

药理作用　　现代药理研究表明，徐长卿具有镇痛、镇静、降压、降脂、抗菌等作用。

5. **石见穿**　见本节一（四）。

6. 艾叶

性　　味　味辛、苦，性温。

归　　经　归肝、脾、肾经。

功　　效　温经止血，散寒止痛，外用祛湿止痒。

主　　治　用于吐血，衄血，崩漏，月经过多，胎漏下血，少腹冷痛，经寒不调，宫冷不孕；外治皮肤瘙痒。

药理作用　现代药理研究表明，艾叶具有抗菌、抗病毒、平喘、镇咳、祛痰、止血、抗凝血、镇静、抗过敏、护肝利胆等作用。

（四）调理气机药

1. 砂仁　见本节一（五）。

2. 吴茱萸

性　　味　味辛、苦，性温。

归　　经　归肝、胃经。

功　　效　温中，止痛，理气，燥湿。

主　　治　呕逆吞酸，厥阴头痛，脏寒吐泻，脘腹胀痛，经行腹痛，五更泄泻，高血压，脚气，疝气，口腔溃疡，齿痛，湿疹，黄水疮。

药理作用　现代药理研究表明，吴茱萸具有抗菌、驱蛔作用，对中枢有兴奋作用。

3. 干姜　4. 木香　见本节一（五）。

（五）以毒攻毒药

1. 肿节风　见本节二（六）。

2. 山慈菇　见本节一（六）。

六、治疗大肠癌常用中药

（一）补益扶正药

1. 党参　见本节二（一）。

2. 淫羊藿

性　　味　味辛、甘，性温。

归　　经　归肝、肾经。

功　　效　补命门、益精气、强筋骨、补肾壮阳。

主　　治　用于治疗男子阳痿不举、滑精早泄、小便不禁以及女子不孕等症。

药理作用　现代药理研究表明，淫羊藿能增加心脑血管血流量，促进造血功能、免疫功能及骨代谢，具有抗衰老、抗肿瘤等功效。还具有兴奋性机能、促进精液分泌、降压（引起周围血管舒张）、降血糖、利尿、镇咳祛痰以及维生素 E 样作用。

3. 枸杞子　见本节一（一）。

4. 仙茅

性　　味　味辛，性热。

归　　经　归脾、肝、肾经。

功　　效　补肾阳、强筋骨、祛寒湿。

主　　治　主治阳痿精冷；小便失禁；脘腹冷痛；腰膝酸痛；筋骨软弱；下肢拘挛；更年期综合征。

药理作用　现代药理研究表明，仙茅有雄激素样和适应原样作用，有抗衰老作用，并能增强免疫功能。另外还具有镇静抗惊厥、抗炎、提高下丘脑-垂体-性腺轴功能、提高 Na^+-K^+-ATP 酶活性、抗菌、降血糖、抗癌、明显延长睡眠时间、扩张冠脉，强心、耐缺氧、抗高温等作用。

5. 肉苁蓉　见本节一（一）。

6. 补骨脂

性　　味　味苦、辛，性温。

归　　经　归肾、脾经。

功　　效　补肾壮阳，固精缩尿，温脾止泻，纳气平喘。

主　　治　用于治疗肾虚阳痿，腰膝酸软冷痛，肾虚遗精，遗尿，尿频。用于治疗脾肾阳虚引起的五更泄泻。用于治疗肾不纳气之虚寒喘咳。

药理作用　现代药理研究表明，补骨脂有抗癌作用，还有止血作用，对支气管平滑肌有舒张作用。

7. 沙苑子　8. 山茱萸　见本节一（一）。

9. 黄精

性　　味　味甘，性平。

归　　经　归脾、肺、肾经。

功　　效　补气养阴，健脾，润肺，益肾。

主　　治　用于体倦乏力、虚弱羸瘦、胃呆食少、肺痨咳血、筋骨软弱、风湿疼痛等病证。

药理作用　现代药理研究表明，黄精具有抗病原微生物作用、抗疲劳、抗氧化、延缓衰老、止血、抗病毒、耐缺氧等作用。

10. 当归　11. 乌梅　12. 无花果　13. 麦冬　见本节一（一）。

14. 绞股蓝

性　　味　味苦、微甘，性凉。

归　　经　归肺、脾、肾经。

功　　效　清热解毒，止咳祛痰，抗癌防老，降血脂。

主　　治　体虚乏力，虚劳失精，慢性支气管炎，传染性肝炎，脂肪肝，肾盂肾炎，胃肠炎，高脂血症，肿瘤，心绞痛。

药理作用　现代药理研究表明，绞股蓝有抗衰老、抗氧化、增强记忆、镇静、催眠、镇痛、抗紧张作用，有调节机体免疫、抗肿瘤、抗溃疡、降血脂、降血糖、抗血小板聚集、保护心肌缺血、保护脑缺血再灌注损伤等作用。

（二）清热解毒药

1. 黄柏　见本节一（二）。

2. 穿心莲

性　　味　味苦，性寒。

归　　经　归心、肺、大肠、膀胱经。

功　　效　清热解毒，燥湿。

主　　治　用于温病初起，发热微恶寒，头痛口渴，以及肺热喘咳、肺痈、咽喉肿痛等。用于湿热泻痢、热淋、湿疹等。

药理作用　现代药理研究表明，穿心莲具有解热、抗炎、保肝利胆、抗癌、调节免疫、抗蛇毒及毒蕈碱样作用。

3. 大青叶　4. 金银花　见本节一（二）。

5. 夏枯草　见本节二（二）。

6. 仙鹤草　见本节一（二）。

7. 地骨皮　见本节三（二）。

8. 知母　见本节一（二）。

9. 鱼腥草　见本节三（二）。

10. 冰片

性　　味　味辛、苦，性微寒。

归　　经　归心、脾，肺经。

功　　效　开窍醒神，清热散毒，明目退翳。

主　　治　主治热病高热神昏，中风痰厥惊痫，暑湿蒙蔽清窍，喉痹耳聋，口疮齿肿，疮痈痔痔，目赤肿痛，翳膜遮睛。

药理作用　现代药理研究表明，冰片具有抗炎、消肿、促进溃疡创面愈合的作用。

11. 大黄　12. 青蒿　见本节二（二）。

13. 败酱草

性　　味　味辛、苦，微寒。

归　　经　归肝、胃、大肠经。

功　　效　清热解毒，凉血，消痈排脓，祛瘀止痛。

主　　治　用于肠痈，肺痈高热，咳吐脓血，热毒疮疔，疮疖肿痛，胸腹疼痛，阑尾炎，肠炎，痢疾，产后腹痛，痛经。

药理作用　现代药理研究表明，败酱草具有抗炎、镇痛、保肝利胆、抗癌作用。

14. 垂盆草　见本节三（二）。

15. 猫人参　见本节二（二）。

16. 羊蹄根　见本节三（二）。

17. 瓦松

性　　味　味酸、苦，性凉。

归　　经　归肺、肝经。

功　　效　清热解毒，止血，利湿，消肿。

主　　治　治吐血，鼻衄，血痢，肝炎，疟疾，热淋，痔疮，湿疹，痈毒，疔疮，汤火灼伤。

药理作用　现代药理研究表明，瓦松具有抗炎、抗病毒、止血等作用。

18. 水杨梅

性　　味　味苦、涩，性凉。

归　　经　归肺、大肠经。

功　　效　清热解毒，散结止痛。

主　　治　感冒发热，咽喉肿痛，腮腺炎，风湿疼痛。

药理作用　现代药理研究表明，水杨梅根对白血病、宫颈癌和直肠癌细胞有抑制作用，也对柯萨奇病毒、沙门菌、金黄色葡萄球菌、滴虫等有抑制作用。

19. 白茅根　见本节一（二）。

20. 土茯苓 见本节二（二）。

21. 半枝莲 见本节一（二）。

22. 白头翁

性　　味　味苦，辛，性凉。

归　　经　归胃、肝、脾经。

功　　效　清热解毒，凉血止痢，燥湿杀虫。

主　　治　主胃牙火牙痛；湿热泻痢；蛔虫病；瘰疬；癞疮。

药理作用　现代药理研究表明，白头翁有抗氧化、抗炎、抗阴道毛滴虫、杀虫、抑菌作用。

23. 蒲公英 见本节一（二）。

24. 升麻 见本节二（二）。

25. 白英 见本节一（二）。

26. 五倍子

性　　味　味酸，涩，性寒。

归　　经　归肺、大肠、肾经。

功　　效　敛肺；止汗；涩肠；固精；止血；解毒。

主　　治　肺虚久咳；自汗盗汗；久痢久泻；脱肛；遗精；白浊；各种出血；痈肿疮疖。

药理作用　现代药理研究表明，五倍子具有止血、止泻、抑菌作用。还能使皮肤、黏膜、溃疡等局部的组织蛋白质凝固而起收敛作用。

27. 槐花

性　　味　味苦，性微寒。

归　　经　归肝、大肠经。

功　　效　凉血止血，清肝泻火。

主　　治　用于便血，痔血，血痢，崩漏，吐血，衄血，肝热目赤，头痛眩晕。

药理作用　现代药理研究表明，槐花具有清热、凉血、止血、降压的作用。能增强毛细血管的抵抗力，减少血管通透性，可使脆性血管恢复弹性，从而降血脂和防止血管硬化。

28. 槐角　29. 地榆　30. 白及 见本节一（二）。

31. 刺猬皮 见本节二（二）。

32. 蛇莓 见本节一（二）。

33. 椿根皮白皮　见本节三（二）。

34. 马尾连　35. 仙人掌　见本节二（二）。

36. 木槿

性　　味　味甘、苦，性凉。

归　　经　归脾、大肠、肝经。

功　　效　清热凉血，解毒消肿。

主　　治　治痢疾、痔疮出血、白带、疮疖痈肿、烫伤。

药理作用　现代药理研究表明，木槿对金黄色葡萄球菌和伤寒杆菌有一定抑制作用。

37. 猪殃殃

性　　味　味辛、苦，性凉。

归　　经　归膀胱、肺经。

功　　效　清热解毒，利尿消肿。

主　　治　感冒，牙龈出血，急、慢性阑尾炎，泌尿系感染，水肿，痛经，崩漏，白带，癌症，白血病；外用治乳腺炎初起，痈疖肿毒，跌打损伤。

药理作用　现代药理研究表明，猪殃殃具有抑菌、降压、抗癌作用。

38. 土黄连　见本节三（二）。

39. 苣荬菜　40. 千里光　41. 土贝母　见本节一（二）。

（三）化痰散结药

1. 猪牙皂角　见本节一（三）。

2. 皂角刺

性　　味　味辛，性温。

归　　经　归肝、肺经。

功　　效　消肿托毒，排脓，杀虫。

主　　治　痈疽肿毒，瘰疬，疮疹顽癣，产后缺乳，胎衣不下，疠风。

药理作用　现代药理研究表明，皂角刺有抗癌作用，对金黄色葡萄球菌和卡他球菌有抑制作用。

3. 黄药子　见本节一（三）。

4. 杏仁

性　　味　味苦，性温。

归　　经　归肺、大肠经。

功　　效　降气止咳平喘，润肠通便。

主　　治　用于咳嗽气喘，胸满痰多，血虚津枯，肠燥便秘。

药理作用　现代药理研究表明，杏仁具有抗肿瘤、护肝降酶、抗炎镇痛、镇咳平喘、润滑肠道、降糖降脂的作用。能明显促进小鼠 NK 细胞活性以及刺激 T 淋巴细胞的转化增殖。

5. 威灵仙　见本节一（三）。

6. 魔芋

性　　味　味辛，性寒。

归　　经　归肺、肝、大肠经。

功　　效　化痰消积；解毒散结；行瘀止痛。

主　　治　主痰嗽、积滞、疟疾、瘰疬、癥瘕、跌打损伤、痈肿、疔疮、丹毒、烫火伤、蛇咬伤。

药理作用　现代药理研究表明，魔芋具有抗癌防癌、延缓衰老、降血糖、降血脂、降压、抗炎抗菌、扩张血管、消肿、散毒、养颜、通脉、减肥、通便、开胃等多种功能。

7. 诃子　见本节二（三）。

8. 猪苓

性　　味　味甘、淡，性平。

归　　经　归心、脾、胃、肺、肾经。

功　　效　利水渗湿。

主　　治　治小便不利，水肿、泄泻，淋浊，带下。

药理作用　现代药理研究表明，猪苓具有抗肿瘤、利尿、调节免疫功能的作用。猪苓多糖具有防治小鼠急性放射病的明显效果。

9. 冬瓜子

性　　味　味甘，性凉。

归　　经　归肝经。

功　　效　润肺、化痰、消痈、利水。

主　　治　治痰热咳嗽、肺痈、肠痈、淋病、水肿、脚气、痔疮、酒渣鼻。

药理作用　现代药理研究表明，冬瓜子具有免疫促进、保健、抗衰老作用，对胰蛋白酶有抑制作用。

（四）活血化瘀药

1. 红花　2. 麝香　3. 水蛭　4. 没药　5. 阿魏　见本节一（四）。

6. **瞿麦**　7. **虎杖**　8. **鬼箭羽**　见本节二（四）。

9. **石见穿**　见本节一（四）。

10. **血竭**

性　　味　味甘咸，性平。

归　　经　归心、肝经。

功　　效　散瘀定痛，止血，生肌敛疮。

主　　治　跌打损伤，内伤瘀痛，痛经，产后瘀阻腹痛，外伤出血不止，瘰疬，臁疮溃久不合及痔疮。

药理作用　现代药理研究表明，血竭具有抗真菌、止血作用。

（五）调理气机药

1. **石榴皮**

性　　味　味酸、涩、性温。

归　　经　归大肠经。

功　　效　涩肠止泻，止血，驱虫。

主　　治　鼻衄，中耳炎，创伤出血，月经不调，红崩白带，牙痛，吐血，久泻，久痢，便血，脱肛，滑精，崩漏，带下，虫积腹痛，疥癣。

药理作用　现代药理研究表明，石榴皮具有收敛、抗菌、抗病毒、驱虫作用，还能调节消化机能紊乱所致的泄泻。

2. **吴茱萸**　见本节五（四）。

3. **干姜**　4. **沉香**　见本节一（五）。

（六）以毒攻毒药

1. **牵牛子**　见本节三（六）。

2. **露蜂房**　3. **苦参**　4. **山豆根**　5. **七叶一枝花**　见本节一（六）。

6. **肿节风**　7. **龙葵**　见本节二（六）。

8. **蓖麻子**

性　　味　味甘，性凉。

归　　经　归肺、大肠经。

功　　效　消肿拔毒，泻下导滞，通络利窍。

主　　治　主治痈疽肿毒，瘰疬，乳痈，喉痹，疥癞癣疮，烫伤，水肿胀满，大便燥结，口眼歪斜，跌打损伤。

药理作用　现代药理研究表明，蓖麻子具有抗肿瘤、调节免疫、促细胞凝集、降压、扩血管、泻下、呼吸抑制作用。

9. 喜树　见本节二（六）。

10. 鸦胆子　11. 八角莲　12. 山慈菇　见本节一（六）。

13. 贯众

性　　味　味苦，性凉。

归　　经　归肝、胃经。

功　　效　清热，解毒，凉血，止血，杀虫。

主　　治　主治温热斑疹，吐血，衄血，肠风便血，血痢，血崩，带下，疮疡，尿血，月经过多，刀伤出血，蛔虫、蛲虫、绦虫病，人工流产，产后出血。

药理作用　现代药理研究表明，贯众具有较强抗病毒、止血作用。

第二节　常 用 经 方

一、治疗食管癌常用经方

1. 二陈汤

出　　处　《太平惠民和剂局方》
组　　成　半夏、茯苓、陈皮、甘草。
功　　效　燥湿化痰，理气和中。
主　　治　湿痰证。症见咳嗽痰多，色白易咳，恶心呕吐，胸膈痞闷，肢体困重，或头眩心悸，舌苔白滑或腻，脉滑。

2. 半夏厚朴汤

出　　处　《金匮要略》下卷。
组　　成　半夏、厚朴、茯苓、苏叶、生姜。
功　　效　行气散结，降逆化痰。
主　　治　妇人咽中如有炙脔。喜、怒、悲、思、忧、恐、惊之气结成痰涎，状如破絮，或如梅核，在咽喉之间，咯不出，咽不下，此七气所为也；或中脘痞满，气不舒快，或痰涎壅盛，上气喘急，或因痰饮中结，呕逆恶心。舌苔白润或白腻，脉弦缓或弦滑。

3. 四逆散

出　　处　《伤寒论》

组　　成　柴胡、枳实、白芍、甘草。

功　　效　透邪解郁，疏肝理脾。

主　　治　（1）阳郁厥逆证。手足不温，或腹痛，或泄利下重，脉弦。

（2）肝脾气郁证。胁肋胀闷，脘腹疼痛，脉弦。

4. 启膈散

出　　处　《医学心悟》

组　　成　沙参、丹参、茯苓、川贝母、郁金、砂仁、荷叶蒂、杵头糠。

功　　效　润燥解郁，化痰降逆。

主　　治　噎膈。咽下梗塞，食入即吐，或朝食暮吐，胃脘胀痛，舌绛少津，大便干结者。

5. 二术二陈汤

出　　处　《古今医统》卷二十四

组　　成　炒苍术、炒白术、姜半夏、陈皮、茯苓、甘草。

功　　效　健中燥湿。

主　　治　呕吐清水如注。主脾失健运，痰湿不化，呕吐清水，头痛。脾虚痰湿不运。湿痰头痛，脉弦细。

6. 丁沉透膈汤

出　　处　《太平惠民和济局方》卷三

组　　成　白术、香附、人参、缩砂仁、丁香、麦芽、肉豆蔻、白豆蔻、木香、青皮、甘草、半夏、藿香、厚朴、神曲、草果、沉香、陈皮。

功　　效　降逆和中，健脾燥湿。

主　　治　脾胃不和，中寒上气，胁肋胀满，心腹绞痛，痰逆恶心；或时呕吐，饮食减少，十膈五噎，痞塞不通，噫气吞酸，口苦失味。

7. 桃红四物汤

出　　处　《医宗金鉴》

组　　成　当归、熟地、川芎、白芍、桃仁、红花。

功　　效　养血活血。

主　　治　主治妇女月经不调及痛经。

8. 海藻玉壶汤

出　　处　《外科正宗》卷二

组　　成　海藻、贝母、陈皮、昆布、青皮、川芎、当归、半夏、连翘、独活、海带、甘草节。

功　　效　化痰软坚，消瘿散结。

主　　治　气滞痰凝之瘿瘤，瘿瘤初起，或肿或硬，皮色不变者。

9. 益胃汤

出　　处　《温病条辨》

组　　成　沙参、麦冬、冰糖、细生地、玉竹。

功　　效　养阴益胃。

主　　治　阳明温病，胃阴损伤证。食欲不振，口干咽燥，舌红少苔，脉细数。

10. 参苓白术散

出　　处　《太平惠民和剂局方》

组　　成　白扁豆、白术、茯苓、甘草、桔梗、莲子、人参、砂仁、山药、薏苡仁。

功　　效　益气健脾，渗湿止泻。

主　　治　主治脾虚湿盛证。用于脾胃虚弱，食少便溏，气短咳嗽，肢倦乏力。

11. 沙参麦冬汤

出　　处　《温病条辨》

组　　成　北沙参、玉竹、麦冬、天花粉、扁豆、桑叶、生甘草。

功　　效　清养肺胃，生津润燥。

主　　治　燥伤肺胃阴分，津液亏损，咽干口渴，干咳痰少而黏，或发热，脉细数，舌红少苔者。

12. 通幽汤

出　　处　《脾胃论》

组　　成　桃仁、红花、生地黄、熟地黄、当归身、炙甘草、升麻。

功　　效　润燥通塞。

主　　治　胃肠燥热，阴液损伤，通降失司，噎塞，便秘，胀满。脾胃初受热中，幽门不通，上冲，吸门不开，噎塞，气不得上下，大便难。

13. 四妙勇安汤

出　　处　《验方新编》

组　　成　金银花、玄参、当归、甘草。

功　　效　清热解毒，活血止痛

主　　治　主治热毒炽盛之脱疽。患肢暗红微肿灼热，溃烂腐臭，疼痛剧烈，或见发热口渴，舌红脉数。

14. 升降散

出　　处　《伤寒温疫条辨》卷四

组　　成　僵蚕、蝉衣、姜黄、大黄。

功　　效　升清降浊，散风清热。

主　　治　温热、瘟疫，邪热充斥内外，阻滞气机，清阳不升，浊阴不降，致头面肿大，咽喉肿痛，胸膈满闷，呕吐腹痛，发斑出血，丹毒，谵语狂乱，不省人事，绞肠痧（腹痛），吐泻不出，胸烦膈热，疙瘩瘟（红肿成块），大头瘟（头部赤肿），蛤蟆瘟（颈项肿大），以及丹毒、麻风。

15. 温胃饮

出　　处　《景岳全书》卷五十一

组　　成　人参、白术、扁豆、陈皮、干姜、炙甘草、当归。

功　　效　温中和胃。

主　　治　主治中寒，呕吐吞酸，泄泻，不思饮食；及妇人脏寒呕吐，胎气不安。

16. 四逆加人参汤

出　　处　《伤寒论》

组　　成　制附片、干姜、炙甘草、人参。

功　　效　回阳救逆，益气固脱。

主　　治　少阴病。四肢厥逆，恶寒蜷卧，脉微而下利，利虽止而余症仍在者。

二、治疗胃癌常用经方

1. 三加减正气散

出　　处　《温病条辨》卷二

组　　成　藿香、茯苓皮、厚朴、陈皮、杏仁、滑石。

功　　效　化湿和中。

主　　治　湿浊郁滞，气机不宣，脘闷，苔黄。

2. 温胆汤

出　　处　《三因极一病证方论》卷八

组　　成　半夏、竹茹、枳实、陈皮、甘草、茯苓。

功　　效　理气化痰，和胃利胆。

主　　治　主治胆郁痰扰证。胆怯易惊，头眩心悸，心烦不眠，夜多异梦；或呕恶呃逆，眩晕，癫痫。苔白腻，脉弦滑。

3. 平胃散

出　　处　《太平惠民和剂局方》

组　　成　苍术、厚朴、陈皮、甘草、生姜、大枣。

功　　效　燥湿运脾、行气和胃。

主　　治　湿滞脾胃证。胸腹胀满，口淡不渴，不思饮食，或有恶心呕吐，大便溏泄，困倦嗜睡，舌不红，苔厚腻。

4. 当归贝母苦参丸

出　　处　《金匮要略》卷下

组　　成　当归、贝母、苦参、生姜、大枣。

功　　效　和血润燥，润肺清热。

主　　治　妊娠小便难，饮食如故。

5. 枳实导滞丸

出　　处　《内外伤辨惑论》

组　　成　枳实、大黄、黄连、黄芩、神曲、白术、茯苓、泽泻。

功　　效　消积导滞，清利湿热。

主　　治　湿热食积。脘腹胀痛，下痢泄泻，或大便秘结，小便短赤，舌苔黄腻，脉沉有力。

6. 丹参饮

出　　处　《时方歌括》卷下

组　　成　丹参、檀香、砂仁。

功　　效　活血祛瘀，行气止痛。

主　　治　血瘀气滞，心胃诸痛。

7. 失笑散

出　　处　《苏沈良方》卷八

组　　成　五灵脂、蒲黄。

功　　效　活血祛瘀，散结止痛。

主　　治　瘀血停滞证。心腹刺痛，或产后恶露不行，或月经不调，少腹急痛等。

8. 柴胡疏肝散

出　　处　《景岳全书》

组　　成　陈皮、柴胡、川芎、香附、枳壳、芍药、甘草。

功　　效　疏肝理气，活血止痛。

主　　治　肝气郁滞证。胁肋疼痛，胸闷善太息，情志抑郁易怒，或嗳气，脘腹胀满，脉弦。

9. 半夏泻心汤

出　　处　《伤寒杂病论》

组　　成　半夏、黄芩、干姜、人参、炙甘草、黄连、大枣。

功　　效　寒热平调，消痞散结。

主　　治　寒热错杂之痞证。心下痞，但满而不痛，或呕吐，肠鸣下利，舌苔腻而微黄。

10. 参苓白术散

出　　处　《太平惠民和剂局方》

组　　成　人参、炒白术、茯苓、山药、薏苡仁、莲子、白扁豆、砂仁、桔梗、甘草。

功　　效　健脾益气，和胃渗湿。

主　　治　主脾虚夹湿证。症见食少便溏，四肢乏力，形体消瘦，胸脘痞塞，腹胀肠鸣，面色萎黄，舌苔白腻，脉细缓。

11. 升阳益胃汤

出　　处　《内外伤辨惑论》

组　　成　黄芪、半夏、人参、炙甘草、独活、防风、白芍药、羌活、橘皮、茯苓、柴胡、泽泻、白术、黄连。

功　　效　升阳益胃。

主　　治　治脾胃虚弱，怠惰嗜卧。时值秋燥令行，湿热方退，体重节痛，口苦舌干，不思饮食，食不知味，大便不调，小便频数。

12. 一贯煎

出　　处　《柳州医话》

组　　成　北沙参、麦冬、当归身、生地黄、枸杞子、川楝子。

功　　效　滋阴疏肝。

主　　治　肝肾阴虚，肝气不舒证。胸脘胁痛，吞酸吐苦，咽干口燥，舌红少津，脉细弱或虚弦。并治疝气瘕聚。

13. 麦门冬汤

出　　处　《金匮要略》

组　　成　麦门冬、半夏、人参、甘草、粳米、大枣。

功　　效　滋养肺胃，降逆和中。

主　　治　胃阴不足证。呕吐，纳少，呃逆，口渴咽干，舌红少苔，脉虚数。

14. 香砂六君子汤

出　　处　《古今名医方论》卷一

组　　成　党参、白术、茯苓、半夏、陈皮、广木香、砂仁、炙甘草。

功　　效　益气健脾，行气化痰。

主　　治　脾胃气虚，痰阻气滞证。呕吐痞闷，不思饮食，脘腹胀痛，消瘦倦怠，或气虚肿满。

15. 当归补血汤

出　　处　《内外伤辨惑论》

组　　成　当归、黄芪。

功　　效　补气生血。

主　　治　血虚阳浮发热证。肌热面赤，烦渴欲饮，脉洪大而虚，重按无力。亦治妇人经期、产后血虚发热头痛；或疮疡溃后，久不愈合者。气虚血亏的面色萎黄，神疲体倦。

16. 人参养荣汤

出　　处　《三因极一病证方论》

组　　成　人参、白术（土炒）、茯苓、炙黄芪、当归、熟地黄、白芍（麸炒）、陈皮、远志（制）、肉桂、五味子（酒蒸）、炙甘草。

功　　效　温补气血。

主　　治　治脾肺气虚，荣血不足，惊悸健忘，寝汗发热，食少无味，身倦肌瘦，色枯气短，毛发脱落，小便赤涩。亦治发汗过多，身振振摇，筋惕肉瞤。

17. 理中汤

出　　处　《伤寒论》

组　　成　人参、白术、炙甘草、干姜。

功　　效　温中祛寒，补气健脾。

主　　治　脾胃虚寒证，自利不渴，呕吐腹痛，腹满不食及中寒霍乱，阳虚失血，如吐血、便血或崩漏，胸痞虚证，胸痛彻背，倦怠少气，四肢不温。

18. 吴茱萸汤

出　　处　《伤寒论》

组　　成　吴茱萸、人参、生姜、大枣。

功　　效　温中补虚，降逆止呕。

主　　治　用于脾胃虚寒或肝经寒气上逆，而见吞酸嘈杂，或头顶痛、干呕吐涎沫，舌淡苔白滑，脉沉迟者。

19. 黄芪建中汤

出　　处　《金匮要略》

组　　成　黄芪、桂枝、白芍、生姜、甘草、大枣、饴糖。

功　　效　温中补虚，缓急止痛。

主　　治　中焦虚寒之虚劳里急证。证见腹中时时拘急疼痛，喜温喜按，少气懒言；或心中悸动，虚烦不宁，劳则愈甚，面色无华；或伴神疲乏力，肢体酸软，手足烦热，咽干口燥，舌淡苔白，脉细弦。

20. 黄土汤

出　　处　《金匮要略》卷中

组　　成　灶中黄土、甘草、干地黄、白术、附子、阿胶、黄芩。

功　　效　温阳健脾，养血止血。

主　　治　治脾虚阳衰，大便下血，及吐血、衄血、妇人血崩，血色黯淡，四肢不温，面色萎黄，舌淡苔白，脉沉细无力。

三、治疗肝癌常用经方

1. 茵陈蒿汤

出　　处　《伤寒论》

组　　成　茵陈、栀子、大黄。

功　　效　清热，利湿，退黄。

主　　治　湿热黄疸。一身面目俱黄，黄色鲜明，发热，无汗或但头汗出，口渴欲饮，恶心呕吐，腹微满，小便短赤，大便不爽或秘结，舌红苔黄腻，脉沉数或滑数有力。

2. 龙胆泻肝汤

出　　处　《医方集解》

组　　成　龙胆草、黄芩、山栀子、泽泻、木通、车前子、当归、生地黄、柴胡、生甘草。

功　　效　泻肝胆实火，清下焦湿热。

主　　治　肝胆实火上扰，症见头痛目赤，胁痛口苦，耳聋、耳肿；或湿热下注，症见阴肿阴痒，筋痿阴汗，小便淋浊，妇女湿热带下等。

3. 甘露消毒丹

出　　处　《医效秘传》

组　　成　飞滑石、淡黄芩、绵茵陈、石菖蒲、川贝母、木通、藿香、连翘、白蔻仁、薄荷、射干。

功　　效　利湿化浊，清热解毒。

主　　治　湿温时疫，邪在气分，湿热并重证。发热倦怠，胸闷腹胀，肢酸咽痛，身目发黄，颐肿口渴，小便短赤，泄泻淋浊，舌苔白或厚腻或干黄，脉濡数或滑数。

4. 逍遥散

出　　处　　《太平惠民和剂局方》

组　　成　　柴胡、当归、白芍、白术、茯苓、生姜、薄荷、炙甘草。

功　　效　　疏肝解郁，健脾和营。

主　　治　　肝郁血虚，而致两胁作痛，寒热往来，头痛目眩，口燥咽干，神疲食少，月经不调，乳房作胀，脉弦而虚者。

5. 柴胡疏肝散

出　　处　　《景岳全书》

组　　成　　陈皮、柴胡、川芎、香附、枳壳、芍药、甘草。

功　　效　　疏肝理气，活血止痛。

主　　治　　肝气郁滞证。胁肋疼痛，胸闷善太息，情志抑郁易怒，或嗳气，脘腹胀满，脉弦。

6. 金铃子散

出　　处　　《素问病机气宜保命集》

组　　成　　金铃子、延胡索。

功　　效　　疏肝泄热，活血止痛。

主　　治　　肝郁化火证。心胸胁肋脘腹诸痛，时发时止，口苦，舌红苔黄，脉弦数。

7. 隔下逐瘀汤

出　　处　　《医林改错》卷上

组　　成　　五灵脂、当归、川芎、桃仁、丹皮、赤芍、乌药、延胡索、甘草、香附、红花、枳壳。

功　　效　　活血祛瘀，行气止痛。

主　　治　　主治膈下瘀阻气滞，形成痞块，痛处不移，卧则腹坠；肾泻久泻。现用于慢性活动性肝炎、糖尿病、宫外孕、不孕症等属血瘀气滞者。

8. 四逆散

出　　处　　《伤寒论》

组　　成　　柴胡、枳实、白芍、炙甘草。

功　　效　　透邪解郁，疏肝理脾。

主　　治　　（1）阳郁厥逆证。手足不温，或腹痛，或泄利下重，脉弦。

　　　　　　（2）肝脾气郁证。胁肋胀闷，脘腹疼痛，脉弦。

9. 小柴胡汤

出　　处　　《伤寒杂病论》

组　　成　柴胡、黄芩、人参、半夏、炙甘草、生姜、大枣。

功　　效　和解少阳，和胃降逆。

主　　治　（1）少阳病证。邪在半表半里，症见往来寒热，胸胁苦满，默默不欲饮食，心烦喜呕，口苦，咽干，目眩，舌苔薄白，脉弦者。

（2）妇人伤寒，热入血室。经水适断，寒热发作有时；或疟疾，黄疸等内伤杂病而见以上少阳病证者。

10. 一贯煎

出　　处　《柳州医话》

组　　成　北沙参、麦冬、当归身、生地黄、枸杞子、川楝子。

功　　效　滋阴疏肝。

主　　治　肝肾阴虚，肝气不舒证。胸脘胁痛，吞酸吐苦，咽干口燥，舌红少津，脉细弱或虚弦。并治疝气瘕聚。

11. 滋水清肝饮

出　　处　《医宗己任编》卷六

组　　成　熟地、当归身、白芍、枣仁、山萸肉、茯苓、山药、柴胡、山栀、丹皮、泽泻。

功　　效　滋阴养血，清热疏肝。

主　　治　阴虚肝郁，胁肋胀痛，胃脘疼痛，咽干口燥，舌红少苔，脉虚弦或细软。

12. 理中汤

出　　处　《伤寒论》

组　　成　人参、白术、炙甘草、干姜。

功　　效　温中祛寒，补气健脾。

主　　治　脾胃虚寒证，自利不渴，呕吐腹痛，腹满不食及中寒霍乱，阳虚失血，如吐血、便血或崩漏，胸痹虚证，胸痛彻背，倦怠少气，四肢不温。

13. 五苓散

出　　处　《伤寒论》

组　　成　猪苓、泽泻、白术、茯苓、桂枝。

功　　效　温阳化气，利湿行水。

主　　治　用于膀胱气化不利，水湿内聚引起的小便不利，水肿腹胀，呕逆泄泻，渴不思饮。

14. 真武汤

出　　处　《伤寒论》

组　　成　茯苓、芍药、生姜、附子、白术。

功　　效　温阳利水。

主　　治　阳虚水泛证。畏寒肢厥，小便不利，心下悸动不宁，头目眩晕，身体筋肉瞤动，站立不稳，四肢沉重疼痛，浮肿，腰以下为甚；或腹痛，泄泻；或咳喘呕逆。舌质淡胖，边有齿痕，舌苔白滑，脉沉细。

15. 肾气丸

出　　处　《金匮要略》卷下

组　　成　干地黄、山药、山茱萸、泽泻、茯苓、丹皮、桂枝、附子。

功　　效　温补肾气。

主　　治　肾阳虚，命门火衰，火不生土，脾胃虚寒，而饮食少进，泄泻；或下元虚衰，阳痿遗精，下腹疼痛，下半身畏冷，夜间多尿，腰酸细软，头晕耳鸣，小便不利或频数，以及痰饮咳喘（吸气困难），消渴、脚气等。

四、治疗胆囊癌常用经方

1. 大柴胡汤

出　　处　《金匮要略》

组　　成　柴胡、黄芩、芍药、半夏、生姜、枳实、大枣、大黄。

功　　效　和解少阳，内泻热结。

主　　治　少阳阳明合病。往来寒热，胸胁苦满，呕不止，郁郁微烦，心下痞硬，或心下满痛，大便不解，或协热下利，舌苔黄，脉弦数有力。

2. 龙胆泻肝汤

出　　处　《医方集解》

组　　成　龙胆草、黄芩、山栀子、泽泻、木通、车前子、当归、生地黄、柴胡、生甘草。

功　　效　泻肝胆实火，清下焦湿热。

主　　治　肝胆实火上扰，症见头痛目赤，胁痛口苦，耳聋、耳肿；或湿热下注，症见阴肿阴痒，筋痿阴汗，小便淋浊，妇女湿热带下等。

3. 茵陈蒿汤

出　　处　《伤寒论》

组　　成　茵陈、栀子、大黄。

功　　效　清热，利湿，退黄。

主　　治　湿热黄疸。一身面目俱黄，黄色鲜明，发热，无汗或但头汗出，口渴欲饮，恶心呕吐，腹微满，小便短赤，大便不爽或秘结，舌红苔黄腻，脉沉数或滑数有力。

4. 茵陈术附汤

出　　处　《医学心悟》卷二

组　　成　茵陈、白术、附子、干姜、甘草、肉桂

功　　效　温阳利湿。

主　　治　阴黄。身冷，脉沉细，小便自利。

5. 鳖甲煎丸

出　　处　《金匮要略》卷上

组　　成　鳖甲、乌扇、黄芩、柴胡、鼠妇、干姜、大黄、芍药、桂枝、葶苈、石韦、厚朴、牡丹皮、瞿麦、紫葳、半夏、人参、䗪虫、阿胶、蜂窠、赤硝、蜣螂、桃仁。

功　　效　活血化瘀，软坚散结。

主　　治　适用于胁下癥块。

6. 大黄䗪虫丸

出　　处　《金匮要略》

组　　成　熟大黄、䗪虫、水蛭、虻虫、蛴螬（炒）、干漆、桃仁、苦杏仁、黄芩、地黄、白芍、甘草。

功　　效　活血破瘀，通经消癥。

主　　治　用于瘀血内停所致的癥瘕、闭经，盆腔包块、子宫内膜异位症、继发性不孕症，症见腹部肿块、肌肤甲错、面色黯黑、潮热羸瘦、经闭不行。

7. 五苓散

出　　处　《伤寒论》

组　　成　猪苓、泽泻、白术、茯苓、桂枝。

功　　效　温阳化气，利湿行水。

主　　治　用于膀胱气化不利，水湿内聚引起的小便不利，水肿腹胀，呕逆泄泻，渴不思饮。

五、治疗胰腺癌常用经方

1. 香砂六君子汤

出　　处　《古今名医方论》卷一

组　　成　党参、白术、茯苓、半夏、陈皮、广木香、砂仁、炙甘草。

功　　效　益气健脾，行气化痰。

主　　治　（1）脾胃气虚，痰阻气滞证。呕吐痞闷，不思饮食，脘腹胀痛，消瘦倦怠，或气虚肿满。

　　　　　（2）用于治疗气虚痰饮，呕吐痞闷，脾胃不和，变生诸证者。

2. 三仁汤

出　　处　《温病条辨》

组　　成　杏仁、半夏、飞滑石、生薏苡仁、白通草、白蔻仁、竹叶、厚朴。

功　　效　宣畅气机，清利湿热。

主　　治　湿温初起及暑温夹湿之湿重于热证。头痛恶寒，身重疼痛，肢体倦怠，面色淡黄，胸闷不饥，午后身热，苔白不渴，脉弦细而濡。

3. 茵陈五苓散

出　　处　《金匮要略》卷中

组　　成　茵陈蒿、茯苓、泽泻、猪苓、桂枝、白术。

功　　效　利湿退黄。

主　　治　湿热黄疸，湿重于热，小便不利者。用于前列腺炎或肥大属肝气郁滞小便不利者。

4. 二陈汤

出　　处　《太平惠民和剂局方》

组　　成　半夏、茯苓、陈皮、甘草。

功　　效　燥湿化痰，理气和中。

主　　治　湿痰证。症见：咳嗽痰多，色白易咳，恶心呕吐，胸膈痞闷，肢体困重，或头眩心悸，舌苔白滑或腻，脉滑。

5. 平胃散

出　　处　《太平惠民和剂局方》

组　　成　苍术、厚朴、陈皮、甘草、生姜、大枣。

功　　效　燥湿运脾、行气和胃。

主　　治　湿滞脾胃证。胸腹胀满，口淡不渴，不思饮食，或有恶心呕吐，大便溏泄，困倦嗜睡，舌不红，苔厚腻。

6. 青蒿鳖甲汤

出　　处　《温病条辨》

组　　成　青蒿、鳖甲、细生地、知母、丹皮。

功　　效　养阴透热。

主　　治　邪热内伏证，表现为夜热早凉，热退无汗，能食形瘦，舌红少苔，脉数。肺结核、贫血，其他慢性消耗性疾病等证属阴虚火旺者，可用本方加减治疗。

7. 大黄䗪虫丸

出　　处　《金匮要略》

组　　成　　熟大黄、䗪虫、水蛭、虻虫、蛴螬（炒）、干漆、桃仁、苦杏仁、黄芩、地黄、白芍、甘草。

功　　效　　活血破瘀，通经消癥。

主　　治　　用于瘀血内停所致的癥瘕、闭经，盆腔包块、子宫内膜异位症、继发性不孕症，症见腹部肿块、肌肤甲错、面色黯黑、潮热羸瘦、经闭不行。

8. 小金丹

出　　处　　《外科全生集》

组　　成　　白胶香、草乌、五灵脂、地龙、木鳖、没药、归身、乳香、麝香、墨炭。

功　　效　　辛温通络，散结活血。

主　　治　　治流注、痰核、瘰疬、乳岩、横痃、贴骨疽、鳝拱头等。

六、治疗大肠癌常用经方

1. 槐角地榆汤

出　　处　　《证治准绳·类方》卷六

组　　成　　槐角、地榆、白芍药（炒）、栀子（炒焦）、枳壳、黄芩、荆芥。

功　　效　　和血解毒，疏风清热。

主　　治　　痔漏，脉芤下血者。

2. 白头翁汤

出　　处　　《伤寒论》

组　　成　　白头翁、黄柏、黄连、秦皮。

功　　效　　清热解毒，凉血止痢。

主　　治　　热毒痢疾。腹痛，里急后重，肛门灼热，下痢脓血，赤多白少，渴欲饮水，舌红苔黄，脉弦数。

3. 桃核承气汤

出　　处　　《伤寒论》

组　　成　　桃仁、大黄、桂枝、芒硝。

功　　效　　逐瘀泻热。

主　　治　　下焦蓄血证。少腹急结，小便自利，神志如狂，甚则烦躁谵语，至夜发热；以及血瘀经闭，痛经，脉沉实而涩者。

4. 薏苡附子败酱散

出　　处　　《金匮要略》卷中

组　　成　薏苡仁、附子、败酱草。

功　　效　排脓消肿。

主　　治　肠痈内脓已成，身无热，肌肤甲错，腹皮急，按之濡，如肿状。

5. 理中汤

出　　处　《伤寒论》

组　　成　人参、白术、炙甘草、干姜。

功　　效　温中祛寒，补气健脾。

主　　治　脾胃虚寒证，自利不渴，呕吐腹痛，腹满不食及中寒霍乱，阳虚失血，如吐血、便血或崩漏，胸痹虚证，胸痛彻背，倦怠少气，四肢不温。

6. 人参败毒散

出　　处　《太平惠民和剂局方》卷二

组　　成　柴胡、甘草、桔梗、人参、川芎、茯苓、枳壳、前胡、羌活、独活。

功　　效　益气解表，散风祛湿。

主　　治　伤寒时气，头痛项强，壮热恶寒，身体烦痛，及痰壅咳嗽，鼻塞声重，风痰头痛，呕哕寒热。

7. 补中益气汤

出　　处　《脾胃论》卷中

组　　成　黄芪、甘草（炙）、人参、当归身、橘皮、升麻、柴胡、白术。

功　　效　补中益气，升阳举陷。

主　　治　（1）治烦劳内伤，身热心烦，头痛恶寒，懒言恶食，脉洪大而虚。

　　　　　（2）或喘或渴，或阳虚自汗，或气虚不能摄血。

　　　　　（3）或疟痢脾虚，久不能愈。

　　　　　（4）一切清阳下陷，中气不足之证。中气下陷证。

8. 参苓白术散

出　　处　《太平惠民和剂局方》

组　　成　人参、炒白术、茯苓、山药、薏苡仁、莲子、白扁豆、砂仁、桔梗、甘草。

功　　效　健脾益气，和胃渗湿。

主　　治　主脾虚夹湿证。症见食少便溏，四肢乏力，形体消瘦，胸脘痞塞，腹胀肠鸣，面色萎黄，舌苔白腻，脉细缓。

9. 四君子汤

出　　处　《太平惠民和剂局方》

组　　成　人参、白术、茯苓、甘草。

功　　效　益气健脾。

主　　治　脾胃气虚证。面色萎黄，语声低微，气短乏力，食少便溏，舌淡苔白，脉虚弱。

10. 四神丸

出　　处　《三因极一病证方论》卷二

组　　成　肉豆蔻（煨）、补骨脂（盐炒）、五味子（醋制）、吴茱萸（制）、大枣。

功　　效　温肾散寒，涩肠止泻。

主　　治　用于肾阳不足所致的泄泻，症见肠鸣腹胀、五更溏泄、食少不化、久泻不止、面黄肢冷。

11. 葛根芩连汤

出　　处　《伤寒论》

组　　成　葛根、黄芩、黄连、甘草。

功　　效　解表清里。

主　　治　协热下利。身热下利，胸脘烦热，口干作渴，喘而汗出，舌红苔黄，脉数或促。

（吴国琳　陈忆莲　李天一）